Combining Neuro-Developmental Treatment and Sensory Integration Principles

An Approach to Pediatric Therapy

神経発達学的治療と感覚統合理論

セラピストのための実践的アプローチ

Erna I. Blanche, Tina M. Botticelli, Mary K. Hallway [著]

高橋智宏 [監訳]

装幀…戸田ツトム・岡孝治

Combining Neuro-Developmental Treatment and Sensory Integration Principles
An Approach to Pediatric Therapy
by Erna I. Blanche, Tina M. Botticelli, Mary K. Hallway

Copyright © 1995 by Therapy Skill Builders, a Harcourt Health Sciences Company.
Japanese edition copyright © 2001 by Therapy Skill Builders.
Translated and published by Kyodo Isho Shuppan Co., Ltd. with permission.
All rights reserved.

献　　呈

　この本を，執筆にあたっていろいろなアイデアの広がりを助けてくれた，私たちの両親，家族，患者，そして同僚らに捧げたい．

著者について

Erna I. Blanche は，University of Southern California（南カリフォルニア大学）から作業療法の修士号を受け，ニューヨーク州の Columbia University（コロンビア大学）Teachers College から特殊教育の修士号を受けている．Blanche 女史は小児作業療法の領域で 20 年以上の経験をもっており，感覚統合と神経発達学的治療（NDT）に関して全米で，そして国際的にも講義を行っている．現在，Blanche 女史はロスアンジェルスにある小児施設 Therapy West の施設長（co-director）であり，また，共同経営者である．

Tina M. Botticelli は，Ithaca College（イサカ大学）から 1980 年に理学療法の学士号を受け，1990 年に University of Southern California（南カリフォルニア大学）から発達領域の臨床専門科目に関して理学療法の修士号を受けている．彼女は，NDT/Bobath の脳性マヒ 8 週間コースを修了しており，Sensory Integration and Praxis Tests（SIPT）の施行と解釈に関しても認定されている．彼女の臨床経験は，カリフォルニア州トーレンスの Ayres Clinic，ニューヨーク州ビングハムトンの Broome Developmental Center，そしてその分院であるニューヨーク州ジョンソンシティの High Risk Birth Clinic で培われてきている．1993 年以来，Botticelli 女史はコネチカット州の Norwalk Hospital で小児理学療法のプログラム・コーディネーターとして勤務している．それに加えて，カリフォルニア州で開催される NDT と感覚統合を組み合わせたアプローチを講師として教え，研究にも積極的に参加している．

Mary K. Hallway は，Western Michigan University（西ミシガン大学）から作業療法の学士号を受けている．Hallway 女史は，NDTA の作業療法認定インストラクターである．彼女は，10 年以上にわたって NDT と感覚統合を子どもたちに特化して使ってきた経験をもっており，広く全米，カナダで講義を行ってきている．1989 年に Hallway 女史は，カリフォルニア州のガーデングローブにある The Children's Therapy Center の共同の創設者となった．

序　文

　セラピストとして，私たちが治療する子どもたちの日常の機能性を阻害している問題を扱っていこうとすると，いくつかの介入方法の知識が必要であることを私たちは理解するようになった．1つの治療アプローチだけを使って，プラスの結果を期待するという余裕は，私たちにはない．子どもたちは，1つの治療アプローチで対応できるような一面的な存在でもなければ，彼らの抱えている問題もまた，そうではない．

　この本は，臨床で最も役立つものとして使われている2つの治療アプローチを組み合わせ，その組み合わせを私たちがごく自然に使えるようになるために書かれている．臨床的には，私たちは神経発達学的治療と感覚統合の理論の組み合わせによる実際の恩恵を目にすることになった．

　この本を書きはじめたときに著者である我々3名は，いずれも南カリフォルニアに住んでいた．当初は簡単に進めていけると思われた仕事が，努力を強いられるようになった．Tinaは東海岸に移り，頻繁に電話で連絡を取り合うことと非常に多くの翌日配達での郵便物のやり取りが必要になった．地震に遭遇したり，非常に厳しい吹雪に見舞われたり，愛する者の死に対面したりと辛いときもあったが，常に前向きに何かを学び，経験に織り込んで行くことができた．

　私たちは，米国全土でワークショップを開き，そのワークショップを通して一連の情報を共有してきた．そしで今，私たちはこの本を同様に共有できることを嬉しく思っている．

監訳者のことば

　子どもたちに対する治療アプローチは，以前からいくつかの提言がなされてきた．それらの多くが，あるときは紹介と同時に大きなインパクトを与えたが，暫く後には熱病がさめるようにその影響が消退していくといったことが，過去に何度か繰り返されてきたように思う．そのような状況を踏まえた上でも，神経発達学的治療（NDT）と感覚統合，この2つのアプローチ法が子どもたちのリハビリテーションに果たしてきた役割は疑うべくもなく，多くのセラピストがこれらのアプローチを取得することを大きな目標とし，今なお各地で講習会等が開催されているのはご承知の通りである．NDTや感覚統合に関する書籍もそれぞれの領域で刊行され，各々のアプローチを充実する方向で知識や技術が集積されている．このような集積は，各々のアプローチの領域で行われてはいるが，相互の技術，知識交流は極めて少ない状況だろう．もちろん，臨床場面や個のレベルではあるだろうし，それ以上もあるだろう．例えば，ロサンジェルス近郊，トーレンス市にあるPediatric Therapy Networkを訪問した際の経験だが，米国の感覚統合のおもだった施設の1つである同施設で臨床場面を見学した際に，プラットフォーム上で治療を行っているセラピストは巧みにハンドリングを行っていた．後で聞けば彼女は理学療法士で，NDTの認定セラピストであるということだった．実際には，このような感覚統合とNDTの融合は進んでいるのかもしれない．

　しかしながら，現実にNDTと感覚統合の間のコンビネーションが本書のように書籍というレベルで表現されることは，ほとんどなかったことであるが，米国においては，訳者が86年に渡米した際にサンディエゴで開催された研修会で，既にNDTと感覚統合を効果的に組み合わせて使う試みがなされていた．当然，こういった試みは，それ以前にかなりの経過を持っていたと思われる．そして本書であるが，本書は訳者が96年から98年にかけて南カリフォルニア大学大学院に在籍している際に，作業療法学科の教科書の棚で見つけたもので，大学の教科書ないしはサブテキストとして使用されていたのであろう．米国では，このように確立されたアプローチをより応用的に，実際的に使おうとする土壌があるようである．米国ではこのような状況が既に進んでいる．

　序文で著者らが述べているように「臨床で最も役立つものとして使われている2つの治療アプローチの組み合わせ」は，1人の子どもを中心に置き，彼の行動・行為に治療的介入をしようとすれば，お互いを補完し合い，かつ，子どもの実際的な能力を支援するために有効なものである．しかしながら実際には，そう簡単ではない．単に良いことだという認識では不十分で，気をつけなければならないことが2つあるように思う．第1に，このような2つの治療アプローチの接近を保守的に受け止めず，第2に治療アプローチの接近が何に向かってなされていくべきかを認識することである．第1点目は大前提である．保守的な視点では本質は見えないだろう．また，第2点目の接近が何のためになされるのかの認識を深めることは，現在急速に進行しているブレインサイエンスからの知識導入なくしてはうまくいかないだろうし，当然のようにテクニカルな部分でも情報導入の努力を要求されるだろう．子どもたちの行っていることを運動や認知の領域からのみでなく，「意識」「心」といった現代的なキーワードと運動，認知という，従来問題とされてきた領域との関係性を見出していくことが要求される．各アプローチの創生を行った人々の発想は斬新で敬服しなければならないが，治療の根拠に神経学的意味合いを求めるのであれば，時代に応じた理論の発展は必須であろう．もちろん，これらは臨床とかけ離れては意味がなくなる．

この本の位置づけは，「臨床で最も役立つものとして使われている2つの治療アプローチの組み合わせ」を喚起するための初端となる役割を担っていると思う．であるから，繰り返しになるが，保守的な視点だけで見ないで欲しい．それから，初端であり完成型ではないということを認識し，完成型に至るには個々人の意識の変革や臨床場面での努力という部分が委ねられていることを知るべきである．更に，従来各治療アプローチが守備範囲としてきた領域を拡げていくように，現代的な情報から各アプローチの進歩・発展のために中心となって活躍されている方々が積極的に取り組まれることを期待している．訳者としては，このような点から本書を翻訳する意味を感じ，取り組んできた．このような意図をくみ取っていただいた上で本書を通読いただきたい．なお，本書の翻訳にあたって協同医書出版社の中村三夫氏，関川宏氏には大いに迷惑をかけてきた．両氏にはこの場をかりて感謝の意を述べさせていただきたい．

2001年4月
高橋　智宏

目　次

著者について　iv
序　文　v
監訳者のことば　vi

第1章　神経発達学的治療と感覚統合理論の基盤にある概念の紹介　1
理論的基盤　2
神経発達学的治療と感覚統合の基本的仮説　4
神経発達学的治療と感覚統合を組み合わせて使うこと　6
神経発達学的治療と感覚統合の臨床的応用　9
子どもとセラピストの役割　10
神経発達学的治療と感覚統合の組み合わせ　14
まとめ　15

第2章　感覚処理と運動の評価　17
背景となる情報　19
客観的測定　21
系統立った観察　25
まとめ　42
観察リスト：脳性マヒ児の感覚処理　44
観察リスト：感覚統合障害児の運動障害　45

第3章　感覚統合障害児の運動障害　47
運動の問題　48
まとめ　63

第4章　脳性マヒ児の感覚処理の問題　65
運動障害の感覚処理への影響　66
脳性マヒ児の感覚障害の臨床的な徴候　72
まとめ　82

第5章　神経発達学的治療と感覚統合を用いた発達障害児の評価と治療　83

ダウン症候群　84

自閉症　99

脆弱X症候群　110

第6章　神経発達学的治療と感覚統合との組み合わせ　119

神経発達学的治療と感覚統合を組み合わせた具体的な活動の紹介　123

文　献　153

神経発達学的治療と感覚統合理論の基盤にある概念の紹介

1980年代はじめに神経発達学的治療(Neuro-Developmental Treatment：NDT)のトレーニングを受けた医師が，A. Jean Ayres博士が評価を行っている場面を観察する機会に恵まれた．評価されていた子どもは，8ヵ月の女の子で，運動発達の遅れがあるために紹介されてきていた．Ayresが行った評価で，この子どもは緩慢な立ち直り反応と保護反応を示し，粗大運動発達には2〜3ヵ月の遅れが存在すると判断された．

Ayresは，この子どもをどのように判断したかを説明したのだが，前庭系の機能障害があることを指摘し，子どもが重力との関係の中で自分の動きを空間内できちんと登録できないため，姿勢を調整できないと説明した．この子の問題を異なった視点で捉えていた医師は，Ayresが説明したことに対して議論を求めてきた．医師は，子どもが重力に応じて運動をつくり出すことに障害を受けており，神経-運動機能障害があるのだと感じていた．それに対してAyresは，この子に対して神経発達学的治療(NDT)の理論と感覚統合(Sensory Integration：SI)を組み合わせた治療を行うことを勧め，終始一貫してこのような姿勢を貫いた．

医師は，この後，5年が経過するまでこのケースについて聞くことはなかった．5年間にわたって子どもは，感覚統合とNDTの両方を使った治療を受けてきていた．子どもは，右片マヒと診断されていた．この診断は反応の遅れが神経-運動器系に基づくものかもしれないということを示唆している．神経-運動器系の障害は，慢性的に存在しているが，子どもは前庭覚／固有受容覚の入力に対して，重度の低反応の状態を示していた．5年前にさかのぼって観察された粗大運動発達の遅れと不適切な姿勢反応は，恐らく神経-運動器系の問題というよりも前庭系の機能障害の結果だったのだろう．

上記のようなケースは，子どもがもっている特定の問題を扱おうとして，最も効果的な治療を決定しようとする際にセラピストが直面するジレンマである．最も適切な関わり方を決める前に，正常発達を妨げる最も根本にあって第一義的な問題を見極めることは重要である．評価を進める際に，その過程を実際に導いてくれる疑問が頻繁に現れてくる．そういった疑問は，例えば，機能障害の徴候は主に感覚処理過程の障害によるものなのか，それとも神経-運動器系や認知能力の障害によるのか，もしくは，情緒-社会的状態によるものなのか，といったものである．こういった疑問に対して出された答えは，子どもに対して治療的に介入する場合に頻繁に使われ，より適切な治療アプローチを決定することへとつながっていく．感覚統合そしてNDT理論は，子どもが抱えている問題の理解を深め，そういった問題がどのように子どもの機能的な能力に影響を及ぼしているのかを知るときに，2つの重要な基準となる考え方の体系を与えてくれるものである．

もしもNDT，感覚統合，もしくはその両者を組み合わせたアプローチのどれが子どもたちに対して，最適な治療的な介入の方法なのかを決めようとしたときに，それぞれのアプローチの理論的な基盤がどういうものであるのか，といった理解が必要になってくる．具体的にいうと，どういった領域を対象として，それぞれの理論は述べられているのか，それぞれのアプローチは，どのようなやり方で子どものもっている問題を分析しようとしているのか，それぞれのアプローチで子どもへの関わり方にどのような方法が使われるのか，そして，2つ

のアプローチは，どう違うのかなどといったことである．第1章では，主に2つのアプローチを有効に役立てていくための理論的な解釈に重きを置きながら，NDTと感覚統合の理論の基礎をなしているものが何であるかを分析し，実際に応用していくということについて検討を進めていく．本書では，NDTと感覚統合アプローチを組み合わせて使うことに注目し，感覚や運動の問題，そして，その問題が子どもたちの日常の活動に及ぼしている影響を考えることに重点を置いていく．

理論的基盤

神経発達学的治療（Neuro-Developmental Treatment：NDT）

NDTは，1940年代初頭に理学療法士Berta Bobathと彼女の夫である医師のKarel Bobathによって開発された．アプローチは，脳性マヒ児（cerebral palsy：CP）の神経-運動器系の機能障害に対して，より効果的な治療法が望まれた結果として発展してきたものである．その当時，もしくはそれ以前に最も頻繁に使われていた方法は，装具の使用や手術，そして肢節の他動的な伸張であった．Bobathらは，そういった時代にあって，脳性マヒ児は，重力に逆らって実行しようとする運動やその運動を実行しようとするときに必要な姿勢のコントロールに問題をもっているのだという，当時としては新しい見解を示した．NDTのこの領域に対する最も重要な貢献の1つは，脳性マヒ児を異常発達という視点から記述し，その対照である正常発達と比較したことである（Bobath and Bobath 1975）．

NDTは，正常な姿勢反射機構の存在が運動スキルの実行に不可欠であるという仮説に基づいている．Bobathらは，立ち直り反応と平衡反応からなる正常姿勢反応が，正常な筋緊張や相反神経支配，協調運動の正常パターンの基礎をなすものとして捉えていた（Bobath and Bobath 1964；Bobath 1971b）．その一方で脳性マヒ児の抱えている問題は，異常な筋緊張と反射群が開放された状態によっていると記述し，その原因は，筋の協調的運動パターンに起きた異常の結果であるとした（Bobath 1959；Bobath 1971b）．さらにBobathらは，筋緊張の異常と緊張性反射群の開放は，正常姿勢反応の獲得に必要不可欠な立ち直り・平衡反応の発達を阻害すると提言した（Bobath 1959）．Bobathらは，彼らのアプローチを発展させていく際の最終段階で治療を実施していく中で，対象者自身が機能的な運動を行う機会を加える必要性に気づいた．Bobathらのこういった考え方は，姿勢面の障害が毎日の生活の中に知らないうちに自動的に刷り込まれていくのだろうという旧来の考え方とは，明らかに異なったものだった（Bobath and Bobath 1984）．Bobathらの仮説の幾つかは，今日でも修整を受けながら引き継がれている．

NDTのはじまりの段階からBobathらは，感覚情報が運動反応が起こる際に重要な役割を果たしていることを十分認めていた．彼らは，正常な中枢神経系システムは，運動を個々人が効果があると判断し，それから習慣的な運動レパートリーに組み込まれるように，システムにフィードバックしていくような形で運動反応としてつくり出すのであると仮説立てていた（Salek 1979）（図1-1を参照）．脳性マヒ児は，異常運動パターンが非常に多くのエネルギーを使うとしても，その異常な運動パターンを使わざるを得ないのである．運動を実行することで生じる感覚フィードバックは，その異常な運動パターンを強化してしまう結果となる（図1-2を参照）．Bobath夫妻は，その人の運動のレパートリーに入っているものと認識された運動が，有効であるかどうかにかかわらず繰り返されるから，全ての運動をつくり出すことに本質的に重要な点になるものは運動の感覚である，と記述している．

NDTは，このような運動の感覚-運動に関する側面に積極的に取り組んで発展してきた．NDTのアプローチは，脳性マヒ児の運動の経験をより多様なものへと導くように適合されて

```
           中枢神経系
         ↗        ↘
感覚フィードバック ←――― 運動反応
```

図1-1 正常な中枢神経系は，正常な動作をつくり出し，正常な動作は感覚経験を通してシステムにフィードバックされ，習慣的な運動パターンに組み入れられる(Salek 1979).

```
           異常な中枢神経系
         ↗        ↖ ←―― NDT治療
異常な感覚フィードバック ←――― 異常な運動反応
```

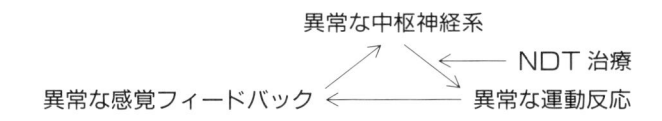

図1-2 異常な中枢神経系では，異常な動作がつくり出され，感覚経験を通してシステムにフィードバックされ，結果として習慣的な運動パターンに組み入れられる．治療は運動を変えることに向けられ，それによってシステムに対する感覚フィードバックを変えられる可能性が出てくるのである(Salek 1979).

いる．つまり，より正常な感覚経験を提供するように工夫されているということである．このような感覚経験は，子どもの運動のレパートリーに組み入れられて，自発的に繰り返される．

　運動学習，運動制御の分野に見られる新たな情報や進歩は，初期のNDT理論の仮説のある部分について変化を与えてきている(Bly 1991)．最近の知見によると，感覚入力は姿勢調節を誘発するのに重要であるが，姿勢調節では，重力に関連した姿勢の変化を求められるような出来事が予測されたような場合であっても誘発されるらしく，フィードバックと同じくらいフィードフォワードに依存しているだろうと指摘されている(Bly 1991)．このような知見は，治療に別の意味での重要性を加え，ある意味では感覚統合へ接近していっているといえる．運動制御と運動学習の領域での進歩が与えたインパクトについては，この章の後半で再度，検討される．

感覚統合(Sensory Integration：SI)

　感覚統合の理論は，1960年代初頭に作業療法士であり，心理学者でもあったA. Jean Ayresによって開発された．脳性マヒ児を治療していたときにAyresは，神経-運動機能の欠陥が原因だというよりは，運動課題の遂行自体が不可能な子どもたちがいるということに気づいた(Ayres 1984)．Ayresは，あるケースでは，運動制御の不適切さよりも不適切な視覚認知機能の方が，子どもたちの能力を妨げてしまうという仮説を立てた．当初，Ayresの興味は，動作に対する視覚認知の影響に関する研究に焦点が絞られていた．彼女の視覚認知に関する研究上の知り得たことが，認知に関する問題の全てに対して答えを与えてくれたわけではないが，動作や学習，行動，情緒などに関わる触覚，運動覚，前庭覚の過程の重要さを認めたうえで研究を進めていったのである(Ayres 1979)．

　Ayresは，学習に困難を示す子どもとそうでない子どもを対象として多くの要素分析の研究を行い，学習に困難を示す子どもでは，触覚，前庭覚，固有受容覚，視覚系に機能障害があることを見出した．感覚処理の過程で発生する機能障害は，運動企画，言語，行動，情緒，認知の発達を阻害することもわかった(Ayres 1972a, 1979, 1985, 1989)．Ayresらの研究を通して，このような仮説が支持され，感覚統合理論の発達にかかわる基盤が確立されていったのである(Ayres 1972a)．

　感覚統合理論がAyres(1972a, 1979, 1985, 1989)の理論から以下の**図1-3**に要約されている．左から右に向かって，この図では子どもの誕生から学齢期までの発達の進み方が示され

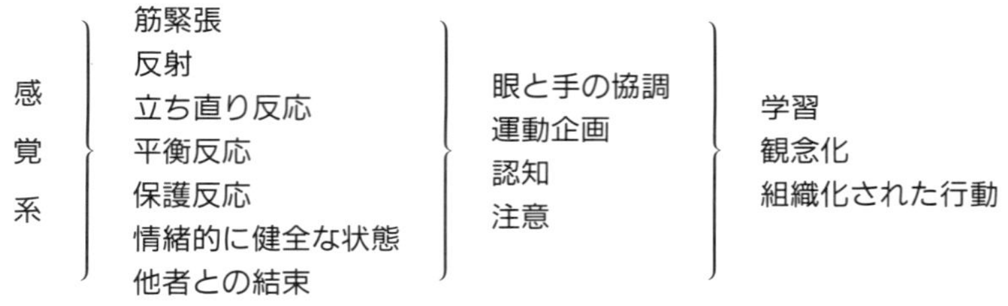

```
              ┌ 筋緊張
              │ 反射
    感        │ 立ち直り反応    ┌ 眼と手の協調    ┌ 学習
    覚        │ 平衡反応        │ 運動企画        │ 観念化
    系        │ 保護反応        │ 認知            │ 組織化された行動
              │ 情緒的に健全な状態│ 注意
              └ 他者との結束
```

図 1-3 感覚系と運動，学習，行動に対するその影響について．

ている．感覚統合理論では触覚，固有受容覚，前庭系が筋緊張，自動反応，情緒などの発達に対して果たす役割を強調している（Ayres 1972a, 1979）．生下時，子どもの活動の多くは，これらの感覚チャンネルへの入力に対応したものとして起こってくる．乳児に見られる反射や反応は，触覚，前庭覚，固有受容覚で誘発される．例えば，吸啜，把握，台乗せ反射などは触覚の入力で起こるし，迷路性の頭部の立ち直り反応，モロー反応，牽引反応などは，前庭／固有受容覚の入力で起こる．

　触覚，固有受容覚，前庭系も情緒や母子関係に関係している．例えば，子どもが毛布にしっかりくるまれたり，優しく揺らされたりすると落ち着いていくが，こういったことは，圧刺激や運動刺激といった感覚入力で情緒が影響を受ける例として挙げられる．子どもの成熟や環境との関わり方が広がるにつれて，視覚系や聴覚系は，より重要となり，他の感覚系と統合されていく．例えば，乳児は物体に対して視覚的に焦点を合わせ，手をそれに向かって伸ばすことを学ぶ．この眼と手の協応は，直立姿勢の維持に関わる前庭覚，固有受容覚，視覚情報の統合，そして目的の物に向かって手を伸ばすときの視覚，固有受容覚の統合といった，いくつかの感覚入力の統合を必要としている．子どもの手が物と接触すると，子どもは物体の手触りに関する触覚情報と大きさ，形，色といった視覚情報とを統合する．これに加えて物体の操作は，物体に対応した手の動きから固有受容覚／運動覚のフィードバックを発生させ，大きさや形に関する情報を明らかにするのに役立っているかもしれない．

　不適切な感覚入力の処理は，運動，認知，社会-情緒的な領域に対して強いマイナスの影響を及ぼすかもしれない．感覚統合に基づいた治療は，不適切な感覚処理過程に関連した運動，認知，社会-情緒的発達上の問題をもっている子どもたちを支援するために開発されてきた．感覚統合が，以前から行われてきているアプローチと異なっている点は，行動に関わる感覚の側面に対して焦点を当てたことである．

神経発達学的治療と感覚統合の基本的仮説

　治療アプローチを組み合わせて使う場合には，それぞれの理論の仮説が，同じ現象に対して一致した説明を行っているかを見極めることが重要である（Parham 1987a）．NDT と感覚統合アプローチは，異なった現象について互いに補うような説明をしている．感覚統合が運動活動の感覚処理について焦点を当てている一方で，NDT は感覚入力に対する運動反応に焦点を当てている．NDT と感覚統合はそれぞれ互いの不十分な点を説明し合っているので，結果として，子どもの問題に対してより包括的なアプローチをつくり出している．**表 1-1** には，NDT と感覚統合の理論に関する基盤を挙げている．

　NDT と感覚統合の間の違いは，理論の目的をどこに据えているかということと，治療の焦点をどこに当てているかといったことにある．NDT は，当初，すでに特定された診断（脳性マヒ）に対する治療アプローチとして開発されてきた．これと比べて，感覚統合理論は，どのように感覚入力の処理過程が正常発達に影響を及ぼし，機能障害の状態に関わっているかを

表1-1 神経発達学的治療と感覚統合の基盤のまとめ

	神経発達学的治療(NDT)	感覚統合(SI)
理論の目的	脳性マヒの異常な運動パターンと姿勢調節とに対する治療アプローチ	感覚処理過程と感覚統合障害の状態の理解
治療の焦点	機能的な運動遂行のために運動出力を増し,改善する	適応反応をつくり出すために感覚の処理と統合を正常化する
評価方法	第1に強調されるのは臨床観察で,標準化された評価は開発の途中にある	最初に標準化された評価が存在(SCSIT, SIPT)し,臨床観察は標準化された評価と一緒に使われる
今後	図1-4と図1-5に詳細を示す	

Blanche, E., and J. Burke. 1991. Combining neurodevelopmental and sensory integration approaches in the treatment of the neurologically impaired child : Parts 1 and 2. *Sensory Integration Quarterly* XIX (1/2). より改変

理解できるよう意図されており,機能障害のタイプが学術論文の中で特に区別されているわけではなかった.NDTの焦点は,機能的な活動を行っている際の運動制御を強調するところにあり,一方,感覚統合の焦点は感覚処理過程を理解し,運動,認知,情緒発達へどのような影響があるのかを理解することに向けられている.

NDTと感覚統合に関する相違点と類似点は,評価方法の中でも見られる.両アプローチの評価技法とも運動反応を臨床的に観察する方法を含んでいるが,NDTは運動出力の機能障害に焦点を当て,感覚統合の方は,感覚処理過程の機能的な障害を中心にしている.さらに感覚統合の理論的な主要部分には,理論と治療を通して発展してきた標準化された評価が含まれている(Ayres 1962, 1989).

最近まで,運動の質を測る標準化された評価はなく,使うことはできなかった.現在では,僅かではあるが,乳児の運動検査(Movement Assessment of Infants:MAI)(Chandler, Andrews, and Swanson 1980),乳幼児の運動評価(T.I.M.E.™)(Miller 1994),アルバータ乳児運動スケール(Alberta Infant Motor Scale:AIMS)(Piper and Darah 1994)といった運動の成分を客観的に分析するものが出てきている.これらの評価はNDTの研究や評価の充実につながり,乳児への早期治療を促すことが期待される.

NDTと感覚統合の比較で最も大きな点は,理論に関する概念の展開の違いである.NDTと感覚統合の発展させるきっかけとなった疑問は,両者とも臨床から起こってきている.Bobathの疑問(1954)は,脳性マヒ児をどのように治療するかに向けられ,Ayresの疑問(1969, 1972a)は,学習,行動,運動の背景をなすものであり,それ以前は十分確認されていなかった感覚処理過程に向けられた.それぞれの疑問へのアプローチの方法は異なっており,Bobathは臨床場面の中で,その疑問に取り組んだ.Bobathらは,治療アプローチを発展させる過程の中で,以前から記述されていたのとは異なった方法で脳性マヒ児の運動の問題を記述してきた.Bobathの治療の成功が臨床的に評価を受けた後に,その効果を説明し,理論の背景となる神経生理学的仮説に関する文献を探していくという過程をとった.**図1-4**はNDT理論の発達の過程を示したものである.

臨床で生じた疑問──→治療概念──→文献の再検討──→治療概念──→研究(米国)

図1-4 NDT理論と治療概念の発展.

感覚統合の発達につながった疑問は，やはり臨床の中で生じてきたが，その解答は文献と研究(Ayres 1962, 1963, 1965)などの再検討を通して，まず論じられた．感覚処理について学ぶ中でAyresは，後に理論を構築する際の輪郭を明らかにするのに役立つこととなった，標準化された評価を発展させていったのである．どのように感覚機能障害を識別するのかということに関して，いくつかの答えを示した後，Ayresは感覚統合の治療の有効性に関してさらに研究を進めるために治療現場に戻った(1972c)．Ayresは1988年に没するまで感覚統合障害の本質について研究を続けた(Ayres 1985, 1989)．図1-5は感覚統合理論の発達の過程を示したものである．

臨床で生じた疑問──→文献の再検討──→研究（評価）──→治療概念──→研究（治療）

図1-5　感覚統合(SI)理論と治療概念の発展．

　NDTの歴史は，理論と治療の発達する初期には研究が行われなかったことを示している．治療効果に関する推論を証明しようとする研究の傾向が強い米国で，NDTの治療アプローチが一般的となってきて，研究の必要性が求められるようになってきた．今の時点でもNDTと感覚統合アプローチの効果に焦点を当てた研究は進められている．

神経発達学的治療と感覚統合を組み合わせて使うこと

　NDTと感覚統合は異なった現象について補足的な説明を与えた．感覚統合の基準系(frame of reference)は，感覚情報の統合と処理過程やスキルの発達に対するそれらの影響について，焦点を合わせている(Ayres 1979)．図1-3にまとめられた感覚統合のモデル(p.4を参照)は，理論を簡単に説明したものとして紹介されている．まず最初に感覚処理過程は，反射，姿勢反応，情緒の発達に影響を及ぼし，次に運動企画，眼と手の協応，言語，目的的な組織化された活動に影響を及ぼす．後になって，感覚処理過程に影響を受けながら獲得されたスキルは，注意や学習，時間と空間に関して組織化された行動を含むようになる．この機能的動作を遂行していく中で，複雑さがさらに増していくために感覚入力の多重的な統合を必要とするのである．
　感覚統合の治療に関していえば，機能的な動作を行うのに関係している感覚統合の領域の発達について論じられている．感覚統合の理論は，感覚処理障害に対する治療の重要さを強調しているが，姿勢面の問題の評価や治療に関する詳細な説明はなされていないのである．感覚処理過程は，環境と目的的に，そして効果的に関わっていくときの適応的なスキルの発達に重要であり，感覚統合理論では，発達のより低いレベルが，より高いレベルの土台となって支えていると考えられている．また，感覚統合理論によると姿勢コントロールは，しっかりとしたより高いスキルの発達に欠かせない基礎をなすとされている．姿勢コントロールと自動的反応の，臨床における詳細な治療や評価は，他の領域の発達に影響を及ぼすものとしてなくてはならないものである．これに対してNDTでは，機能障害を実際に見つけだし，治療を行う手段を提供する．感覚統合障害が明らかに存在する場合，NDTは感覚統合の治療に加えて行われ，感覚統合の治療に置き換わるものとして行われるのではないということを，ここで再確認しておくことが大切である．
　NDTの見方としては，NDTが運動面の機能障害を説明するモデルを提供していると考えている．このモデルは，運動に対する感覚の影響といった要素を念頭に置いているが，異常な感覚処理過程が姿勢コントロールや運動の発達に及ぼす影響に関してまでは論じていない．

感覚処理過程や動機づけ，そして行為などに関する理解を増すことで，感覚統合はNDTを補うものになる(Montgomery 1991)．例えば，感覚情報を適切に処理できない子どもは，NDTアプローチによる治療的なハンドリングに対して期待したようには反応できないだろう．治療に対するこの不適応な反応は，セラピストに運動障害や行動面の問題として誤って解釈されることも少なくない．脳性マヒ児では，感覚統合は感覚処理障害を鑑別し，治療するものとして，そして覚醒レベル，動機づけ，運動反応に影響するものとして活用されるかもしれない．繰り返すが，感覚統合は代償的なものとして使われるべきものではなく，NDTアプローチに加えて使っていくものである．

神経発達学的治療と感覚統合の理論の共有

NDTと感覚統合は異なった学問領域から，異なった研究の背景をもって発展してきたが，両者は，次のような基本的な原則を共有している．
- 中枢神経系の機能障害を論じ，神経学的な説明を試みている．
- 運動と行動の自動的な基盤について論じている．
- 治療過程を示すのに運動制御の理論を活用している．
- 治療の過程で適応的な反応を獲得させようとしている．

中枢神経系の機能障害

脳性マヒと感覚統合障害の両方ともに神経学的な基盤がある．ところが，脳性マヒが運動をコントロールする脳の皮質および皮質下にある中枢の損傷結果として起こる一方で，感覚統合障害は，感覚処理過程に関わる皮質下の機構での機能障害であると考えられている(Ayres 1972a；Moore 1984)．

感覚統合障害のある子どもが示す運動障害は，感覚処理過程に問題があるためであって，大脳皮質へのダメージのためではない．脳性マヒ児で見られる感覚処理障害は複数の背景をもち，一次的もしくは二次的である(Moore 1984)．一次的感覚処理障害は，運動障害の原因となる皮質，皮質下の損傷の結果として起こり，運動を産出する領域の損傷でも，感覚処理過程の領域に対して影響が及ぶかもしれない．二次的感覚処理障害は，正常な感覚経験が奪われて，運動が不足した結果として起こる(Moore 1984；Windsor 1986)．運動経験が少なくなることは，環境から意味のある情報を得ることの障害となって現れる．

運動の自動的な基盤

NDTと感覚統合の治療アプローチは，自動的な姿勢コントロールと運動協調の発達を支持している．NDTは機能的活動を行う間に身体に起きる変化と環境の変化に応じた自動的な姿勢適応を使う能力に焦点を当てている．感覚統合は，遊びや機能的な活動時の多重的な感覚経験の統合と適切な感覚処理技能の発達に焦点を当てている．注意は，新しい課題を学習する際に必要不可欠となるが，正常な感覚統合は，過度に認知を使ったやり方が，課題を行うのに対して求められる感覚を代償することを必要としないように保証している．感覚や運動は，課題が一旦，習慣的なものとなると自動的になっていく．

治療過程を記述するための運動制御と運動学習に関する理論の活用

運動制御と運動学習に関する理論で得られた知見は，作業療法士や理学療法士の治療アプローチに影響を与え，結果としてこれらの理論が進歩することは，即座に感覚統合とNDTの発展につながっていく．

感覚統合ではっきりと運動制御と運動学習の理論が活用されているという例は，実際の疾

患を説明していく中に見受けられる．Ayres(1985)は，実際に制限を受けた発達の状態と，物理的な環境から受ける様々な要請の間の相互関係の中で，統合運動障害を実際の障害として特徴を説明するときに助けるものとして，運動学習に関する文献を引用した(Ayres 1985)．また，Fisher(1991)は運動学習理論の研究の成果を行為に対するフィードフォーワードの役割を説明するのに使っている．Ayresの業績からFisher(1991)は実際の疾患を以下の4つの下位のグループに分類している．①触覚機能の障害を基盤とした疾患もしくは身体統合運動障害(somatodyspraxia)，②前庭機能障害を基盤とした疾患，もしくは両側性統合と順序性の障害，③不適切な視覚認知のためと考えられる構成的な能力の障害，④左側大脳半球の機能障害によって起こると考えられる行為に対する言語的指示への反応の欠損，などである．身体統合運動障害は感覚フィードバック機構への影響による障害であり，両側性統合と(行為の)順序性に関する障害は，不適切なフィードフォーワードによって(Fisher 1991；Cermak 1991)，もしくは，空間と時間の中で予測した活動を行う能力によって影響を受ける．

　運動制御と運動学習に関する最近の知見も，NDTの理論を実際に応用するということに関して影響を及ぼしている．Bly(1991)は，このような最近の知見をNDTの理論に当てはめ，脳性マヒ児の運動の制限は，ある1つの関節での自由度を制限して，他の関節で行われる運動制御を得ようとしていることからきていると述べている．こういった運動のやり方を一般的には固定(fixing)と呼んでおり，NDTアプローチを使うセラピストは，運動に対するコントロールを子どもが獲得するのを手助けするようにキー・ポイント・オブ・コントロール(key points of control)を活用してきたのである(Bly 1991)．上記のように固定することで運動の自由度を減じるような状態は，感覚統合に問題をもった子どもでも同じようなことが観察される．こういった子どもにとってもNDTアプローチを治療に加えることで様々な恩恵が得られるのである．

　従来からNDTは姿勢反応を誘発する感覚入力を用いていくことを強調してきたが，Bly(1991)は姿勢に関する機構は，環境からのフィードバックに依存するのと同じくらい，フィードフォーワードや予測に頼っていかなくてはならないと述べている．私たちは，治療の中でもっぱら子どもに運動を課していくように働きかけるセラピストを期待するのでなく，むしろ機能的な活動を通して姿勢コントロールをはじめるように，子どものやる気を起こさせていく働きかけを行っていく必要がある(Bly 1991)．

　運動学習理論の中で最近強調されている課題-志向性(task-oriented)，そして内容-関連性(context-relevant)をもった活動の中での動機づけの重要さは，感覚統合理論の中でも，そして従来からの作業療法の中でも論じられている．Horak(1991)は，課題志向性のアプローチは対象者に自分自身で行わせることで，何らかの実際的な経験を与えるということ(hands-on)では実用性が乏しいという主張を示している．実際の臨床に置き換えると，前述のような"実用性の乏しい状態"は，環境からの要請に合う運動を使った問題解決の方法を教えたり，機能的な課題志向性をもった内容の中で運動パターンの練習を行うことを通して機能強化していくことを必要とする．NDTでこれらの知見は，押しつけられた運動を他動的に受けるよりも，問題解決に向かう運動に子どもが進んで参加するといった必要性を強調している(Horak 1991；Bly 1991)．

治療の中で適応的反応をつくっていくこと

　Ayres(1984, 1)は適応的反応を環境との"効果的応答もしくは相互関係"と定義した．人は，例えば，姿勢反応をつくっていく際に環境から与えられる感覚入力に反応するか，もしくは，障害物コースから巧みに抜け出すといったように環境からの誘因に応じて感覚運動活動を開始するかのどちらかなのである(Ayres 1984)．NDTは姿勢調節といった下位レベルの

姿勢反応を扱い，感覚統合は時-空間内での複雑な行為の組織化や注意，運動企画など，下位から高位に及んでいる適応反応を扱っているといえるだろう．けれども，運動制御と運動学習理論が目覚ましく進歩してきた結果，NDTアプローチを実際に使って姿勢反応をつくり出す場合にどのように感覚入力を使っていくのかといったことにまで影響が及ぶようになってきた．現在，機能的活動を行っている間に姿勢適応を患者がはじめることの重要性が，強調されてきている(Bly 1991)．

神経発達学的治療と感覚統合の臨床的応用

NDTと感覚統合に関して前にも述べたように，互いが補い合っているような理論の組み立てをもっているということに基づくと，この2つのアプローチは臨床場面で容易に組み合わせていくことができると考えられる．しかし臨床家は，この2つのアプローチが臨床で推論を重ねていく過程で助けになるものだとしても，治療的に応用を行っていく中では，二者の違いに気づいていかなくてはいけない．違いは3つの領域について見受けられる——治療の目的，子どもとセラピストの役割，そして治療環境の役割，以上の3つの領域である．これらについては，**表1-2**にまとめてある．

表1-2　神経発達学的治療と感覚統合の治療的応用の際の差異

	神経発達学的治療(NDT)	感覚統合(SI)
治療の目的	機能に強い影響を及ぼす自動的姿勢反応を誘発する	動作，学習，社会-情緒的健康に影響を及ぼす感覚処理過程を強調する
セラピストの役割	セラピストは治療セッションの方向づけと計画をコントロールする	セラピストは環境をコントロールし，子どもを導く——治療は子どもを中心とする
治療環境	セラピストの体を含めた可動性のある面を使っていく	空間に吊された道具や大きな遊具，それに触覚に関わる触り心地を工夫した遊具——大きなスペースを必要とする

治療の目的

一般的なNDTの治療目的は，感覚統合の治療目的とは全く異なっている．NDTの治療ゴールは，機能的な活動を実行する際に正常な動作の協調を促しながら運動の異常パターンを抑制していくことを含んでいる．こういった異常な運動に対してコントロールができるようになると，子どもは日常生活を行うのに必要な機能を徐々に広げていけるようになる．子どもは，治療を受けることで得られた機能的活動の中で起こってくる動作成分の変化をうまく扱っていけるようになり，自転車に乗ったり，服を着たり，自分で食事をするといった場面に遭遇してもうまくやっていけるようになる(Bobath and Bobath 1984)．

感覚統合の治療目的は，絶えず変化していく環境の中で，物体と空間に対して自由に相互関係を築き上げていく子どもの能力を増していくことにある．具体的な治療目標は覚醒レベル，注意，モチベーションに影響する感覚処理過程の正常化，そして，事象の観念化，運動企画，行為の組織化を強化することにある．こういったゴールが達成できれば，環境の中で複雑な課題を遂行する能力は必然的に改善されていく．

Montgomery(1991)は，動機づけの状態，運動のプログラミング，感覚のフィードフォワード，フィードバック，発達的技能，生体力学的制約などに対する観察からNDTと感覚統合を統合した評価モデルを提案した(Montgomery 1991)．こういったモデルの中で感覚統合とNDTは，それぞれの評価の領域で異なった情報を提供し，単一のアプローチを利用するだ

けの場合よりもさらに広く全体にわたった子どもの状態像を導き出してくれる．

子どもとセラピストの役割

　　NDTと感覚統合を組み合わせて使っていく場合，セラピストの役割が変化するのに気づくのは大切である．NDTと感覚統合の間の違いは，それぞれの治療アプローチの目指しているところや子どもの不足している部分に取り組む際のセラピストがとるスタイルの違いにある．
　前にも述べたように，NDTと感覚統合が目指している部分は，理論的にも，治療的にも異なっている．NDTは機能に影響を及ぼす特定の運動パターンに焦点を絞り，そのため，より直接的な子どもへの関わりを必要とされる．治療場面は，セラピストによって方向づけられ，コントロールされる．セラピストは，治療場面で使う活動を決定し，治療場面をどのように進めるかについて考えることも，決めていくことができるのである．特定の機能的な課題に必要とされる動作ができるようにと，体幹もしくは上部体幹などの特定の身体部位を操作することに集中しなければならない場合もある．このような特定の動作に関連性の強い運動成分は，毎日の活動の中で子どもの運動のレパートリーになっていくのだろう．2つの治療場面があると，その2つは似ているか，ほぼ同一であり，そういった状況でも治療はうまくいっていると見なされる．
　うまくいっている感覚統合の治療は，セラピストから厳格にコントロールされることはない．感覚統合障害(触覚防衛，自閉症，重力不安，身体統合運動障害を含む)の性質とその行動への影響の結果から，セラピストの役割は子どもの障害に対して手がかりを与えるものであり，子どもに治療を行っている間の行動をコントロールするために何が必要かを推測し，最も望まれる適応反応を得るために環境を調整するのである．感覚統合アプローチを使うセラピストは，子どもの覚醒のレベル，注意，動機，運動企画，問題解決などの全体像を把握する能力をもっている．治療は，環境と相互作用を営もうとする子どもの内的欲求と固有の動機を重視しており，治療活動を選ぶときにこの内的欲求と固有の動機が，子どもをもり立てるように治療の中に盛り込まれ，役立てられている．感覚統合治療の順序がどうなるのかは前もって予測できない．最も重要なのは，まず臨床家は子どもの要求していることが何かを理解することなのである．そして，事前に計画された活動を子どもに押しつけることなく，子どもを主役として前面に立て，その後に従っていくことを求められるのである．すなわち感覚統合治療の目標とするところは，治療場面であまり明確にできないことがよくある．臨床家は活動が子どもにとってチャレンジするだけの難しさがあって，反面，確実に子どもの成功を導き出せるものを提供しなければならない．こう考えると，以前から行っていた活動を繰り返し続けるような治療は，その価値が疑問視されるわけである．

セラピストの個人的な治療スタイルの重要性

　　個々の臨床家は自身の治療スタイルを理解し，それを治療や子どもの行動に対して効果的に用いていく必要がある．治療スタイルは，完璧にコントロールを受ける段階から全く自由な段階までの連続したものと見なされる．治療を全体にわたってコントロールしようとする傾向のあるセラピストは，環境を変えることで，また，子どもを操作することで適応反応をつくろうとして，子どもたちに絶えず挑むのである．治療の中で子どもたちの自由を保障するセラピストは，子どもの内的動機を通して，その結果適応反応をつくり出すように子どもたちに働きかけるのである．図1-6は，この連続性に関して描画したものである．
　多くのセラピストの治療スタイルが，図に示す両極のどちらかにあるというよりは，連続した中のある点の上に存在している．セラピストは子どもの行動，環境，そして具体的な治

```
感覚統合治療 _____ NDT治療
より自由 _____ よりコントロール
```

図1-6 感覚統合治療とNDT治療の連続性.

療がどのように進んでいっているかをセラピスト自身がどのように認識しているかで，スタイルを修整していかなくてはならない．治療の中で選択肢を子どもたちに与え，子どもたちの自由度を認めていこうとすることは，自閉的と診断された子どもたちや，引っ込み思案で不安定な子どもたちに対して使われる有効な方法といえる．一方で，よりコントロールを加えていったり，挑戦することを増やしていくことは，より受け身になりがちな子どもや，何かに挑戦する状況を避けようとする子どもを扱っていくときには，よりうまくいくやり方である．

　セラピストが多彩なスタイルをもっていることは，子どもたちに接する際に様々な場面でより成功につながっていく．子どもに関わっている間に，セラピストに自分自身がもっているスタイルを認識し，もし子どもが必要としていることに合わせる必要性が生じたときに，速やかに自分のスタイルを修整していくことは重要である．とはいっても，セラピストが彼らの治療スタイルを子どもの順応を促せるだけ調整できない場合もあるかもしれない．このようなケースの場合では，他のセラピストが担当した方が治療としてより成功するかもしれない．

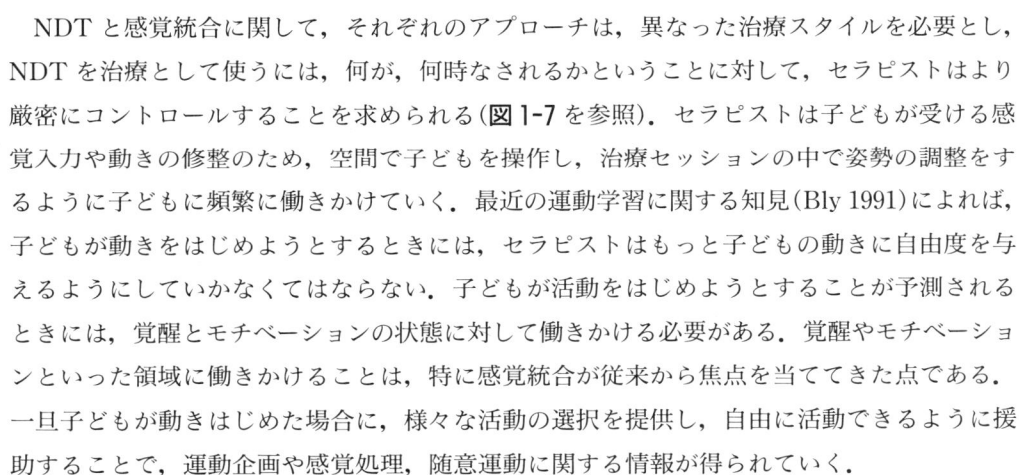

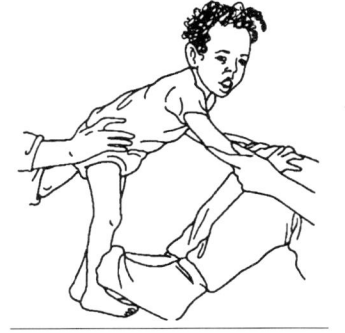

　NDTと感覚統合に関して，それぞれのアプローチは，異なった治療スタイルを必要とし，NDTを治療として使うには，何が，何時なされるかということに対して，セラピストはより厳密にコントロールすることを求められる（**図1-7**を参照）．セラピストは子どもが受ける感覚入力や動きの修整のため，空間で子どもを操作し，治療セッションの中で姿勢の調整をするように子どもに頻繁に働きかけていく．最近の運動学習に関する知見（Bly 1991）によれば，子どもが動きをはじめようとするときには，セラピストはもっと子どもの動きに自由度を与えるようにしていかなくてはならない．子どもが活動をはじめようとすることが予測されるときには，覚醒とモチベーションの状態に対して働きかける必要がある．覚醒やモチベーションといった領域に働きかけることは，特に感覚統合が従来から焦点を当ててきた点である．一旦子どもが動きはじめた場合に，様々な活動の選択を提供し，自由に活動できるように援助することで，運動企画や感覚処理，随意運動に関する情報が得られていく．

図1-7 NDTを使うセラピストは一般的に子どもとより接近した接触をもつ．

　一方，感覚統合アプローチを使うセラピストは子どもに，自由に動き，行われる活動の選択を子ども自身がコントロールしていくことを認める．感覚統合は子どもの内的なモチベーションに注目するので，子どもの活動を行おうとする気持ちが，治療の成功に極めて重要となる．けれども，セラピストが姿勢の障害を扱うときには，よりしっかりした方法を具体化していく必要がある．NDTアプローチのある側面を利用することが，アライメント，姿勢の安定性，運動パターンに関する情報をセラピストに提供してくれる．こういったことを扱おうとした場合，感覚統合で以前から行われてきたことより，さらに高いレベルの直接的な介入が頻繁に必要とされる．その場合のセラピストの治療的なゴールは，子どもが活動を行う内的なモチベーションを失わないような方法でNDTの原則を組み入れていくことである．

治療環境の果たす役割

　環境を利用していくことに関しては，NDTと感覚統合との間で少し違いがある．NDTアプローチでは，子どもの動きを導く際に手で誘導しようとするが，一方，感覚統合アプローチでは，子どもから期待される反応を誘導するために環境を調整する（**図1-7**，**図1-8**を参照）．

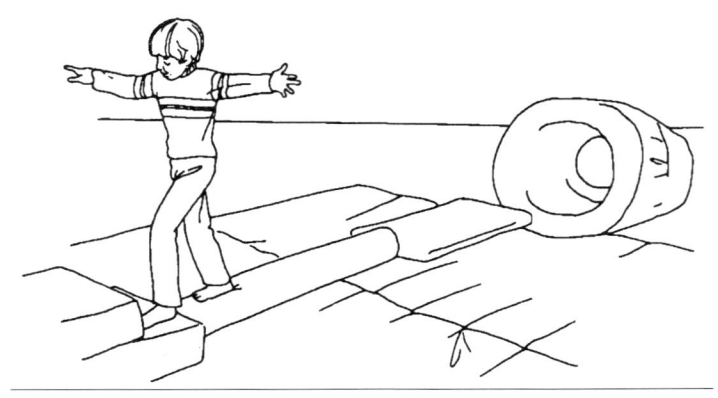

図 1-8 感覚統合アプローチを使うセラピストは，子どもが自分で環境を探索しやすいように子どもから離れた位置に自分を置く必要がある．

つまり，物理的な環境はNDTを使った治療セッションよりも感覚統合アプローチを使った治療セッションで，より重要な役割を果たしている．感覚統合アプローチを利用するセラピストには，新たな適応的な反応をつくり出していく際に様々な感覚入力を経験し，探索できる機会を与えてくれる環境をつくり出すことが必要とされるのである．

NDTアプローチを使うセラピストは，機能的な課題を実行するときに必要とされる基本的な運動パターンと姿勢適応を経験する機会を与えてくれる環境をつくり出すことを求められる．脳性マヒのNDT治療の中に一連の治療の流れを踏まえた上で，前後関係を考えて指示を組み込んでいくような最近の傾向は，環境の果たす役割の重要さを増している．NDTと感覚統合の間にある治療的な環境の大きな差は，治療時の空間の使い方と道具の利用の仕方といった点に見受けられる．

感覚統合アプローチを行うには，子どもを運動や探索することに夢中にさせるような，身体的，情緒的に安全な空間を必要とする．治療に使われる空間の特性としては，他の器具と同じように空間に吊して使う器具では，それを安全に使えるだけの広い空間が必要で，しかも子どもの行動の組織化を助けるために，子どもにとって目新しさを提供する空間であることを必要とする．

運動企画，観念化，そして行動面に問題をもつ子どもたちの治療は，1つの治療場面から他の治療場面へと変化していける空間を必要とする．そのため，対象となる子どもは反応のパターンを記憶しなくて済むのである．他の器具もそうだが，よじ登ったり，何かを構成的に組み立てるといった活動を行えるように，感覚統合クリニックに必要な空間の目新しさや柔軟性に富んだ環境は，治療器具を様々に吊して使えるよう天井にしっかり支えをすることで，十分満足されるだろう．感覚統合治療を受ける子どもたちは，一般的にNDTの治療を受ける子どもたちよりも運動制御が良好なので，治療環境はジャンプしたり，走ったり，ぶら下がったり，滑ったり，押したり，引いたり，揺れたり，回ったりと様々な運動ができるようでなければならない（**図 1-9**を参照）．

NDTはこんなにダイナミックな運動を可能にする大きな空間を必要としないが，治療に必要ないくつかの基本的な道具は必要となる．動作のための姿勢コントロールを促すときには，治療に使われる空間は，治療に使われる道具ほど，その時点では大きな重要度をもっていない．最も一般的な器具として挙げられるのは，あらゆるサイズの治療用ボールとボルスター（円筒状の揺れる遊具）である．小さな子どもを治療する際，セラピストは姿勢反応を促すためにセラピスト自身の体でさえ治療的な器具として使ったりする．例えば，セラピストは子どもの両足をマット上につけて，セラピストの膝の上に子どもを座らせる，といった状態などがこの例として挙げられる．何でもないことだが，セラピストの膝を一側から他側へとゆっ

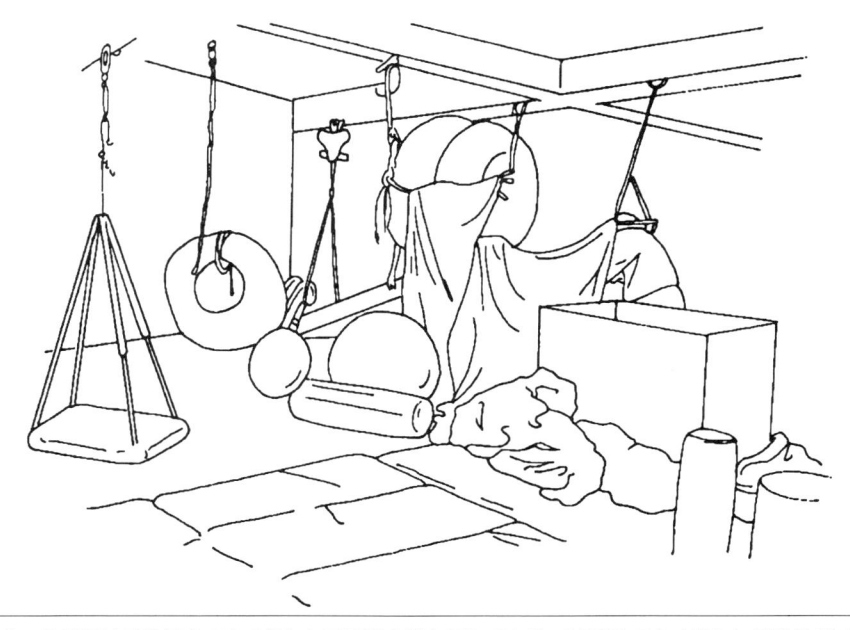

図1-9 この図は感覚統合でよく使われる空間の例を示しており，NDTでよく使われる道具（治療用の，円筒形でクッションの入ったボルスターや大きなボール）もこの空間の中に描かれている．

くり動かすことで，セラピストは子どもの姿勢適応に働きかけることができる．

　NDTアプローチがより小さな空間と少ない器具しか必要としないことは，セラピストに治療の場所を選択する際，より柔軟な選択肢を与えてくれる．NDTの治療を受ける子どもたちは，家庭で，学校で，そして機能的な内容をもった活動の中で容易に治療を受けることができることになる．一方，学校や家庭などで，感覚統合障害をもつ子どもたちにチャレンジする場合には，治療活動を生み出す大きな創造性と適応性が必要とされる．

　さらに，感覚統合クリニックには，触覚や固有受容覚の入力を与えるような素材を使った道具がなくてはならない．固有受容覚入力は，筋群が抵抗に対して活発に収縮した場合に増幅される(Fisher 1991)．例えば，かさばった，重みのある器具で遊んでいる間にこういった入力は促される．触覚の経験の多様さは，様々な素材で包まれた器具で与えられるであろう．他のタイプの体性感覚の入力は，大きな枕，マットレス，不燃性のクッションなどの使用を通して与えられる．こういったものは，子どもたちの保護のためにも使われているのだが，それだけでなく子どもたちに付加的に深い，圧迫される感覚を与えるのにも使われる(Ayres 1979；Slavik and Chew 1990)．

　感覚統合とNDTで治療空間と器具の使用の仕方は，従来から異なってきていたが，感覚統合に使う器具の多くは脳性マヒ児に適合させることができる．DanielsとMattice(1987)は，脳性マヒ児に典型的に見られる問題に対応するように，調整式のプラットフォームスウィングとボルスタースウィングの使用法について記述している．脳性マヒ児は，床に両足をつけてボルスタースウィングもしくはタイヤスウィングに座り，この器具を使用することで運動の可能性がひろがり，下肢で運動をはじめることを可能にする（**図1-10**を参照）．第6章は感覚統合器具を脳性マヒ児に適合させる際の特別のアイデアについて記述している．脳性マヒ児に感覚統合器具を使用するときには，セラピストは子どもの運動の経験を常にコントロールし続けるのだが，こういったコントロールは，子どもを身体的に操作して行うよりも器具の動き自体をコントロールして行われる．ときには，セラピストは子どもと一緒に器具に乗って体重移動を促すように器具を動かすこともある（**図1-11**を参照）．

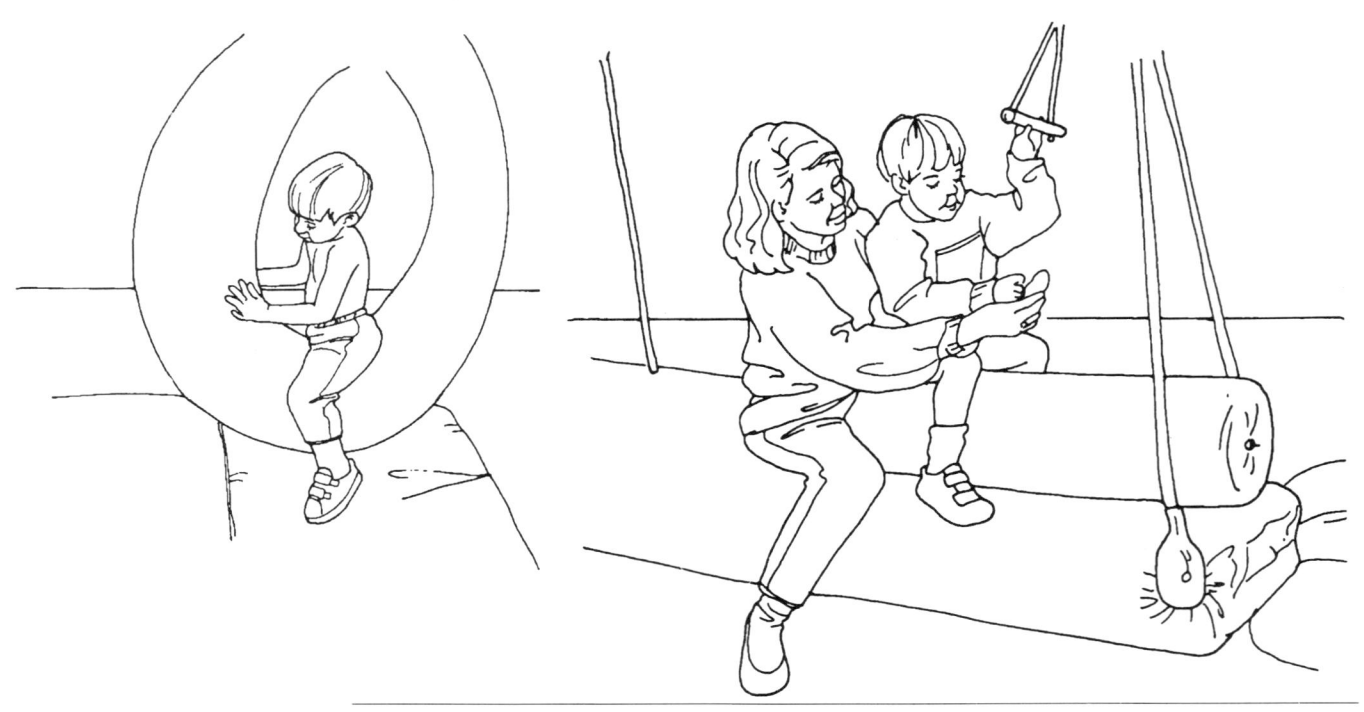

図1-10(左)，図1-11(右)　脳性マヒ児への感覚統合器具の使用例．

神経発達学的治療と感覚統合の組み合わせ

　　NDT と感覚統合アプローチの組み合わせのスタイルは，子どもの障害，セラピストの技術，治療的介入の内容によって変わってくる．NDT と感覚統合は様々に組み合わされるだろうし，両アプローチは，どちらか一方が先行して使われるのではなくて，一緒に使われるかもしれない．NDT と感覚統合のどちらか一方が，補助的な役割をもった他の治療法に対して，もしくは特別の状況では主要な治療アプローチとして使われるかもしれない．例えば，感覚統合は学習障害，注意欠損，自閉症の子どもに対しては主要な治療アプローチだが，NDT は脳性マヒ児に対しては主要なアプローチである．場合により，NDT と感覚統合は2つのアプローチのいずれかを使っている2人のセラピストの間で，組み合わされて使われるかもしれない．この最後のケースでは，セラピスト間の緊密な情報交換が強く求められる．

注意

　　どのような治療アプローチであれ，それに対して意識できないような対象に使おうとする場合，アプローチを使う対象に前もって注意を促すことが大切である．感覚統合障害を示す子どもに NDT を使う場合，いくつもの注意すべき重要な事項があることははっきりしている．治療的なハンドリングに対して過少，もしくは過剰反応を示すときには，十分な考察を行うことが強く求められる．セラピストは，姿勢の変化や要求した運動が重力不安となって子どもたちを脅かしていないかどうかを常に考えなくてはならない．子どものもつ問題点が姿勢に関することを越えているときに NDT を使うことは，他の重要な領域，例えば行為や行動の組織化における進行を制限するかもしれない，ということを念頭に置かなくてはならない．

　　脳性マヒ児に感覚統合を使う際にも，難しいことが起こってくるかもしれない．例えば，直線的な前庭器への入力は伸筋緊張を増すことになるので，脳性マヒの子どもの中には，伸筋緊張を増す必要がないにもかかわらず，異常な姿勢や運動を増してしまうかもしれないの

である．それに脳性マヒ児は，治療的な環境の中ですでに独立した運動性を失っている場合も多い．このようなケースでは，純粋な感覚統合アプローチは困難となり，アプローチとして適切でないかもしれない．

まとめ

感覚統合とNDTは子どもの様々な障害に対して補足的な説明を与えてくれる．NDTは姿勢に関する様々な側面と機能に対する姿勢の影響に重きを置いている．一方，感覚統合は感覚面に主眼を置き，感覚がモチベーション，注意，運動，社会-情緒に健全な状態(socio-emotional well-being)にどのような影響を及ぼしているのかに注目している．両方のアプローチは，脳性マヒと感覚統合障害，またはそのどちらかをもった子どもの治療を実施する際に臨床場面で容易に組み合わせることができるかもしれない．とはいっても，NDTと感覚統合を組み合わせて使うには，両者の理論に関する深い理解とそれぞれのアプローチを臨床的に応用するための理解も要求される．

感覚処理と運動の評価

　治療の成功を導くためには，正確な評価と，子どもの最も重要であり主要な問題を識別することが求められる．多くの子どもたちが評価の目的で訪れるまでに，すでに多くの問題を示しているが，機能的な遂行能力の発達を欠いていることは，多くの場合，機能障害の原因となる主要な問題点のうちの1つか2つに原因をたどっていける．例えば，感覚統合障害をもった子どもが姿勢に障害を示したりするが，この姿勢の問題は，不適切な感覚入力の処理を二次的に反映したものである．子どもの発達のある時点から，姿勢の問題が運動機能の発達が進んでいくことを妨げるような主要な問題となるかもしれない．この場合，姿勢コントロールの障害を感覚処理の障害と同様のものとして論じることが重要なのである．脳性マヒ児の場合，感覚処理の障害は，運動自体を欠くことに比べて二次的な問題なのかもしれないが，子どもの治療のある時点では，感覚処理障害が運動の障害に対してより重要な問題となるかもしれない．障害をもった子どもたちを評価する際に，発達の様々な側面に注目して評価を行うことは重要である．発達の時間軸の中のちょうどそのときに関わらなければならない主要な問題点にターゲットをしぼるため，2つ以上の理論からその問題点を分析すべきである．初期評価の間はもちろん，進行中の治療過程の間も臨床家は子どもの発達の不規則さと遅れの理由を調べ，検討していく必要がある．

　Montgomery(1991)は，運動制御のモデルの中で，神経発達学的治療(NDT)と感覚統合を組み合わせていくときに評価すべき要素を以下のように示している．

- 覚醒レベル，選択的注意，動く欲求，課題の理解，そして行為を含めた，認知-動機づけの要素
- 運動の開始，運動のスピード，機能的，そして自発的に，自分の意志で行う課題を遂行する間の運動協調，そして運動の停止を含む運動プログラミングの要素
- 全てのシステムの感覚処理過程，積極的に意志をもって行う運動，そして自動および他動運動実行時のフィードバックを含む感覚系のフィードフォワードとフィードバックの要素
- 筋の伸張，関節可動域とアライメントを含む生体力学的な拘束の要素
- 反射パターン，姿勢反応そして粗大運動，巧緻運動，行動，認知，セルフケアなどに関するスキルを含む発達的マイルストーンの要素
- チームアプローチに基づく治療ゴール

　Blanche(1988)は神経学的障害をもつ子どもの評価と治療に対して適用される7つの機能レベルを分けた．これらのレベルは，

- 生物学的(機能の基礎を築くもの)
- 感覚処理過程
- 自動的な姿勢調節
- 運動の組織化もしくは単純な運動活動
- 目的
- 習慣

- ●意味づけ

以下のモデルは，Montgomery(1991)の概念とBlanche(1988)のモデルに基づき，クリニカルリーズニング(clinical reasoning：臨床的な意味づけ)の過程を通して説明している．

- ●感覚処理過程は以下のことを含んでいる．
  - ・覚醒レベル
  - ・感覚情報の検出と利用
  - ・フィードバックとフィードフォーワード
- ●生体力学的な拘束は以下のことを含んでいる．
  - ・筋の伸張(筋緊張)
  - ・可動域
  - ・体重支持時，体重移動時，そして機能的運動の間のアライメント
- ●姿勢コントロールは以下のことを含んでいる．
  - ・姿勢反応
  - ・予測性姿勢調節
- ●単純な運動計画と単一過程の目的的課題の開始は以下のことを含んでいる．
  - ・注意
  - ・動機づけ
  - ・開始
  - ・タイミング
  - ・順序性
- ●行動の組織化は以下のことを含んでいる．
  - ・観念化
  - ・多くの段階のある活動
- ●環境は以下のことを含んでいる．
  - ・社会的環境と家族，学校，地域
  - ・身体的環境と家庭，クリニック，学校
  - ・文化的環境

上記のように示されたそれぞれの領域はNDTと感覚統合で，それぞれ異なって強調されている．そのため，この2つのアプローチを組み合わせて使うことで，どの行動が全体のパフォーマンスを妨害しているのかを理解する手助けとなる．最も顕著に機能を障害する行動が識別できると，使われるべき治療が何であるかが暗示される．

以下のケーススタディは主要な問題を選び出すことの重要性を示したものである．

失調型の脳性マヒと診断された3歳の男児Bradが遊びの発達の遅れを指摘され，作業療法を処方された．彼の母親から知らされた病歴は，次のような情報を提供してくれた．Bradは，作業療法処方以前に30ヵ月にわたってNDTアプローチを使った理学療法をすでに受けていた．作業療法士に治療を受ける6ヵ月前には，子どもは約1週間独歩しており，転んでも怪我することはなく，歩いて立ち止まることができていた．子どもは玩具に興味を示さず，母親から促されなければ，周囲の環境と何らかの関わり合いをもとうとはしなかった．

初期評価を行っている間，Bradは1ヵ所にいる傾向を示し，その環境の中に存在している感覚情報のいくつかを登録することができなかった．そして，示された玩具を積極的に探索することに失敗した．彼の身体を刺激したときには環境を探索しようとしたが，目的をもって環境に関わっているとはいえなかった．彼は運動としてリーチしたり，把握したり，物体を容器の中に入れるような能力はもっているようだった．しかし，こういったスキルを機能的に使おうとはしなかった．彼の病歴からすれば，1人で歩けるだけの運動能力はもっている

のだが，こういったスキルを機能的に使うことはなかった．自立面では，彼は食事や着替えをするときはしてもらっている状況だった．感覚入力に対する彼の反応は，入力に対して過敏な状態から入力を快として登録できない状態まで様々であった．彼は触覚入力の登録に失敗していたが，前庭覚や固有受容覚の入力は楽しんでいるようだった．これらの発見で作業療法士は，今まではNDTを子どもの治療の主要な方法としてきたが，この子どもに対しては感覚統合アプローチを使った治療を行うことを決定した．この場合，感覚統合が主要な治療として選ばれたわけである．というのも子どもは環境との目的をもった関わりができず，失調型脳性マヒという診断ではあるが，運動障害というよりは感覚-認知面の問題に影響されていると判断されたからである．

　このケースの場合，脳性マヒという最初の診断で，主に姿勢と運動を強調する治療が適用されることになった．この治療は，生後30ヵ月間に多用される治療アプローチであった．NDTは，子どもに玩具や人，そして物と相互関係を営む基本的な運動機能，そしてこれらの機能を環境と関係していくことに役立てていく能力を育んでいってくれる．作業療法を処方されたときに，子どもの運動の能力に関する問題点は，もはや主要な原因ではなくなっていた．その頃，子どもは運動を開始することができない，感覚入力に対する不適切な反応を示す，そして物や人との目的をもった相互関係の欠如などが，運動障害に対してまさるようになっていたのである．興味深いことであるが，この子どもは後に自閉症と診断された．

　子どもに対して行われる包括的な評価の中には，背景となる情報，機能レベルの客観的測定，発達の中で選ばれた領域の組織的な臨床観察，そして環境と目的的に相互関係を営むことに関して，これらの影響がどのように関わっているかということなどを観察していくことを含んでいる．こういった評価に関する領域のそれぞれについて，この後の節で説明をしていく．

背景となる情報

　子どもの生活に関わっている保護者や専門職の人から得られた情報は，評価の重要な部分である．一般的に次の情報が検討される必要がある．
- 処方の理由
- 処方を含む適切な医療，心理そして教育に関する記録
- 発達歴

感覚処理障害が評価されるときは，感覚障害に関する病歴(sensory history)が決まって利用され，そして運動面で問題をもった子どもを評価するときは，医療情報と運動のマイルストーンの獲得状況をチェックすることに，より重きが置かれる．

診断と処方の理由

　感覚処理障害児を評価する場合に，子どもを日頃から面倒を見ている人，もしくは処方されて子どもを診るようになった専門家によってみつけ出された問題点の中で，最も明確な部分をおさえていくことは非常に重要であるため，処方の理由は一般的に重視される．脳性マヒ児で，治療を処方される場合の理由としては，運動面での問題点が最も多く，はっきりとしている．一方，感覚処理障害をもった子どもたちの処方の理由は行動，運動，学習の問題が含まれている．処方の理由を分析する場合にセラピストは家族の中での子どもの役割，子どもに対する家族の期待，家庭の社会的・物理的な環境も考慮に入れて考察すべきである．

　処方の理由は，子どもの状態を分析するとき最初に注目しなければならない点を教えてくれ，臨床家が評価の準備をする際にも手助けとなる．例えば，注意の問題があるために処方

された子どもたちは，感覚情報の調整に不十分さを示すことが頻繁にあるので，臨床家は子どもを診る際にこういった可能性を考慮に入れておかなくてはならない．運動の不器用さで処方された子どもたちは触覚識別障害を示すかもしれない．処方の理由に関して臨床家の先行する知識は，問題の領域がどこにあるか，ヒントを与えてくれる．

評価の過程で処方の理由に記載されている子どもの行動について，可能な限り適切な説明を加えることが重要である．さらに処方の理由として，保護者から示された子どもの気になるところを改善するよう，治療が適合していかなければならないことを頭の隅に留めておくのは大切なことである．

外部の記録

医療，教育，心理の記録は，子どもの日常の様子について重要な情報を与えてくれる．感覚処理障害の場合，医学的診断もしくは教育的な判断，学校の中で子どもが日常的にやっていること，そして心理学的テストの結果などに関して，質問することが重要なのである．子どもの行動について，他の子どもと比較して考えた場合の情報，身辺自立の能力に関する情報，それと子どもが日常決まってすることをどのように組み立てているかということなどに関する情報を保護者が提供してくれるかもしれない．例えば，感覚処理障害をもった子どもたちは，服を自分1人で着るときに必要な活動を組織的に行うことに困難を示すかもしれないし，日常生活でよく使う道具をごく普通に使うことに困難を示すかもしれないことなどが挙げられる．教師からは，学校での他の子どもたちとの関係や学習の能力に関する子どもの能力について情報が得られるかもしれない．心理学者は，子どもの認知面での発達がどの程度か，というような情報を提供してくれることが頻繁にある．従来から，運動面に障害をもった子どもを評価するときには，医療情報やマイルストーンの獲得がどの程度かといったことに重点が置かれてきた．医療情報の中には，子どもの発達過程に深く関係すると思われる何らかの産前，周産，そして産後の特筆すべき事項を含んでいる可能性がある．子どもの運動マイルストーンの獲得年齢や家庭の中で子どもが見せている運動のレパートリーについての情報を得ることも，動作の発達を理解する上で重要なことである．

発達歴

発達のマイルストーンの到達年齢に関する情報を得ることは，子どもが何かを機能的に行う能力がどのような道筋をたどっているかといった，時間軸に沿った縦断的な記録を与えてくれる．例えば，正常な年齢限界の範囲でほとんどの発達的マイルストーンを獲得してきたと報告され，学校に入学した後に処方されてくる子どもの場合，感覚-認知領域に問題をもっているかもしれない．これとは反対に，年齢相応のレベルで発達マイルストーンを獲得してくることができなかった子どもたちは，運動面でより深刻な問題をもっているのかもしれない．また，子どもに関して，早期の発達に関する質問をすることは，子どもの示している問題に対して保護者の意識がどの程度なのかという付加的な情報を提供してくれるので，念頭に置いておくことも重要である．

感覚ヒストリー（Sensory History）

感覚処理障害を判別するのに従来から使われてきた重要な評価の1つが感覚ヒストリーである．残念なことに感覚ヒストリーは，あまり脳性マヒ児の保護者に使われない．感覚ヒストリーは，様々な感覚情報に対する子どもたちの反応についてはっきりとした，しかも簡潔な質問で構成された記述式の質問紙であり，保護者へインタビューする際に使われることが多いようだ（Dunn and Oetter 1991）．感覚ヒストリーの例としては，それぞれの治療セン

ターで独自のものを開発している状況が一般的なので結構多くのものがある．Cook(1991)は感覚ヒストリーチェックリストの例を挙げており，このリストから抜粋された質問の見本を以下に示している．

- 子どもは，大きな音，または予期しない音に非常に驚いたり，苦痛を感じたりすることがありますか．
- 騒音があるときには，子どもは注意が散漫になったり，きちんと何かをやることができなくなったりしますか．
- 子どもは，人や物に対して注意深かったり，あるいは没頭してしまうことがありますか．
- 子どもは，迷子になりやすいですか．
- 子どもは，あるにおいや味を特に好む傾向を示しますか．
- 子どもは，体が空間にあるような場合に怖がったり，苦痛を示したりしますか．
- 子どもは，運動を多く含んでいるような活動を求めますか．
- 子どもは，疲れやすいですか．
- 子どもは，手が汚れるようなことを避けようとしますか．
- 子どもは，特定の手触り，物，もしくは玩具を触りたいという過度の欲求を示しますか．
- 子どもは，他の子どもに比べて物を壊しやすかったり，怪我をしやすかったりしますか．
- 子どもは，かんしゃくを起こしますか．
- 子どもは，期待していることや計画していることを変化させられことに我慢することが難しいですか．

感覚ヒストリーは，質問紙に記入する人の解釈による，子どもの刺激に対する感覚反応の様子を示してくれる．感覚に関する質問紙に多く含まれている質問を分析していくと，そのほとんどが身体的な問題をもった子どもたちに対して適用しにくいものである．例えば，感覚入力に対する子どもの反応について触れる感覚ヒストリーでは，子どもが与えられた刺激から逃げ出すかどうかについて頻繁に尋ねられており，こういった質問が脳性マヒ児の両親に対して尋ねられたとしても役に立つ情報が得られないかもしれない．であるから，特定の診断のためには子どもの機能レベルに関係している運動や感覚の側面を反映した質問を含んでいることが重要である．ReismanとHanschu(1992)は発達障害をもった人のために改訂された「感覚統合調査記録―発達障害児のための改訂版(Sensory Integration Inventory―Revised for Individuals with Developmental Disabilities)」を開発したが，脳性マヒ児にそのまま使えるように十分適合させられていない．この章の終わり(p.44〜)に掲載されている質問紙は脳性マヒ児に使えるようになっており，子どもを観察するときに適切にガイドしてくれるかもしれない．

客観的測定

包括的な評価は，子どもが何かを実行する能力について，客観的に測定された情報を提供するべきである(Cook 1991)．こういった客観的測定は，子どもと同じ年代の他の子どもたちと比較して，その子どもが示している機能レベルの情報を提供するような標準化されたテストを含んでいるべきである．客観的な評価は，発達のそれぞれ特定の領域ついて実際に子どもが行っている情報を提供すべきである．例えば，前述のBradの場合，発達評価の結果は彼の認知スキルが発達的に彼の運動スキルよりも下回っているという事実を示した．この結果は別の治療アプローチを行う必要性を示している．

標準化されたテストは，特定の集団のために開発を進められてきている．例えば，感覚統合と行為に関するテスト(Sensory Integration and Praxis Tests：SIPT)(Ayres 1989)は

脳性マヒを評価の対象にしていないし，こういった子どもたちが評価を実施されたとしても限られた情報しか得られないだろう．ある特定の集団のために開発された(標準化された)テストを他の集団に適用する際には，得られた結果は注意深く分析されなければならない．

標準化された評価は感覚処理障害と行為障害を識別していくように利用されてきた．いくつかの評価が感覚処理障害と行為障害を特別に判定するのに利用されてきており，そのうちのいくつかを以下に示す．

- 感覚統合と行為に関するテスト(The Sensory Integration and Praxis Tests：SIPT)(Ayres 1989)
- ミラーによる就学前児の検査(Miller Assessment for Preschoolers：MAP)(Miller 1988)
- 小学校就学年齢の子どもたちの触覚に関する調査(Touch Inventory for Elementary-School-Aged Children：TIE)(Royeen and Fortune 1990)
- 乳児の感覚機能テスト(Test of Sensory Functions in Infants：TSFI)(DeGangi and Greenspan 1989)

脳性マヒ児の運動スキルは臨床観察を通して効果的に評価されるが，正式な評価は，こういった臨床的なデータを同時に取っていくといった形で行われる．運動スキルの評価は，運動の質的な側面を考察するような評価であるが，質的な側面だけに限定されない評価というと以下に示すような評価が挙げられる．

- 乳児の運動検査(Movement Assessment of Infants：MAI)(Chandler, Andrews, and Swanson 1980)
- 発達学的把持機能評価(Developmental Prehension Assessment)(Erhardt 1982)
- アルバータ乳児運動スケール(Alberta Infant Motor Scale：AIMS)(Piper and Darrah 1994)
- 乳幼児の運動評価(T.I.M.E.™)(Miller 1994)
- 手掌内での操作に関するテスト(The Test of In-Hand Manipulation)(Exner 1992)

さらに機能はいくつかの大きな領域から成り立っているが，その個々の大きな領域のそれぞれがどのように関係しているかといった情報を得るのに発達評価は使われる．そういった評価の例を以下に示す．

- Bayley Scales of Infant Development(Bayley 1969)
- Bayley Scales of Infant Development, 2d ed.(Bayley 1993)
- Revised Gesel Developmental Schedule(Knobloch, Stevens, and Malone 1987)
- Peabody Developmental Motor Scales(Folio and Fewell 1983)

これら個々の評価の原典に関する参考文献は，それぞれの評価ツールのより詳細な説明や理解のために必要なものとして勧められる．これらの評価は，子どもの機能のレベルに関しての量的な情報を与えるが，運動の質的な面や感覚処理に関連した情報は，限られている．

感覚統合と行為に関するテスト
(The Sensory Integration and Praxis Tests：SIPT)

SIPT(Ayres 1989)は4歳から8歳11ヵ月の間の子どもたちの学習と行動の基盤にある感覚処理の機能と個々の子どもが実際にもっている能力を評価するのに使われ，17の標準化されたテスト群から構成されている．この評価を実施することで前庭覚，固有受容覚，運動覚，触覚，視覚に関するそれぞれのシステムにおける感覚処理過程の様々な状態とこれらの感覚領域に存在するおもだった行動の障害が評価される．このテストでは，それぞれの子どもの機能性は，同性，同年齢の正常被検児データと比較される．テストの結果はコンピュータ上

で得点化され，テストの得点が図表として示される．そしてさらに様々な診断上のグループとの比較が含まれた詳細なレポートが与えられる．

　SIPT は，学習の困難な子どもたちについて標準化されているが，マニュアルには脳性マヒと診断された 10 名の子どもたちのテスト結果が含まれている．この子どもたちのテスト得点は，平均より明らかに低いところにあった．SIPT のテスト項目の多くは脳性マヒの子どもたちが通常もっている運動機能以上の能力を必要とするので，SIPT で示されるこういった得点が，脳性マヒ児の感覚処理や行為を評価する道具として適切であるということを即保証するものではない．けれども，障害の軽い子どもの中には，学習障害児から得たスコアよりも結果の信頼性が多少低いとはいえ，その結果から，感覚処理機能と実際の子どもたちの能力についての貴重な情報を与えてくれる子どももいるかもしれないのである．自閉症，脆弱 X 症候群，精神発達遅滞といった他の疾患の子どもたちは，SIPT のテスト対象になる子どもたちではない．再度いうが SIPT は，高い機能性を示し，テストに関する指示を理解する能力のある子どもたちで前述のような診断を受けた子どもについては重要な情報を与えてくれるかもしれない．しかし，SIPT がこのような群に関して標準化されていないことを強調しておくことが重要である．

ミラーによる就学前児の検査
(The Miller Assessment for Preschoolers：MAP)

　MAP(Miller 1988)は，年齢が 2.9 歳から 5.8 歳の間の就学を前にした子どもたちの発達的な遅れを判別するための標準化された評価である．加えて，障害があるとされた子どもに対して発達上十分な点と不十分な点を判断し，かつ評価するのにも使われる．テストは 27 項目からなり，25～35 分で検査される．このテストには，検査対象となる子どもの行動に関する指数が 5 項目含まれている．

- 基礎的な指数：感覚処理や運動パターンなどの発達に関する，神経学的そして神経運動学的側面
- 協調的な指数：粗大，巧緻そして口腔運動課題
- 言語的な指数：順序，表現，記憶，そして指示に従うことなど，認知的な言語機能を測定するもの
- 非言語的な指数：順序，記憶，知的操作，そして視覚化など，音声言語を必要としない認知能力を含むもの
- 複雑な課題に関する指数：視-空間情報の解釈と同じような感覚，運動，認知的機能の相互作用について

　これに加えて，"テスト中の行動"チェックリストが学校で問題となるリスクをもった就学前児を探し出す手助けとして使われる．

小学校就学年齢の子どもたちの触覚に関する調査
(Touch Inventory for Elementary-School-Aged Children：TIE)

　TIE(Royeen and Fortune 1990)は，6～12 歳の子どもの触覚防衛反応に関する 26 項目のスクリーニング・スケールから構成されている．対象となる子どもは，少なくとも 6 歳の言語能力があり，最低でも IQ 80 以上で，脳性マヒ，盲，そして二分脊椎など身体的障害のないものに限定される．評価は，スクリーニングにだけ使うようにつくられており，診断的な意図はない．評価者は，子どもに触覚に関連した質問をし，子どもは質問に対して「いいえ」「すこし」または「ずいぶん」といったような反応を求められる．TIE でより高い粗点を示す子どもは，子どもが自分で報告した行動がより触覚防衛と関連しているといえる．粗点は，正

常児のサンプルと比較されたパーセンテージスコアにも換算される．また，TIEが発達障害児に使えるように標準化されていないことを知っておくことは重要である．この評価は，前述のような対象児の評価の中で専門家としての臨床的な推論を導く際に補助するものとして使われる．

乳児の感覚機能テスト（Test of Sensory Functions in Infants：TSFI）

TSFI（DeGangi and Greenspan 1989）は，生後4〜18ヵ月の子どもの感覚機能に問題がないかを評価するものである．深部への触圧覚，視-触覚統合，適応的運動機能，視運動制御についての反応性，前庭器への刺激に対する反応性といった領域の機能について詳細に測定するだけでなく，感覚処理や反応性に関して全体的な測定を行う．テストは24項目で構成され，20分程度で実施できる．このテストは，より全体的な子どもの状態の理解を得るために他の発達検査と一緒にスクリーニングのためのテストとして利用される．

乳児の運動検査（Movement Assessment of Infants：MAI）

MAI（Chandler, Andrews, and Swanson 1980）は，乳児の運動の質的な成分を評価するものである．このテストは項目として，筋緊張の評価，原始反射，自動反応，随意運動が含まれている．このテストは，乳児（誕生から12ヵ月まで）の運動機能障害を判断する際に手助けとなる．発達遅滞のリスクのある乳児の運動に関する問題を早期に判別するのに有効な評価である．

発達学的把持機能評価（Developmental Prehension Assessment）

発達学的把持機能評価（Erhardt 1982）は，誕生から生後15ヵ月までの把持機能の発達に関する詳細な評価である．このような評価に加えて，1〜6歳までの鉛筆の把持に関する評価項目も含んでいる．この評価で調べられる上肢機能は，上肢のアプローチ（上肢の物への接近），把握，握った物をはなす（release），操作などである．この評価は，把持スキルの発達がどれくらいの基準に達しているのかを決め，未成熟もしくは異常なパターンを調べるのに使われる．年齢相応の把持スキルの発達をしている子どもに比べて，発達の遅れのある子どもたちを区別していくのに役に立つ評価である．

乳幼児の運動評価（Toddler and Infant Motor Evaluation：T.I.M.E.™）

T.I.M.E.™（Miller 1994）は，運動の質的な面を検査するのに貴重な評価として臨床家に使われている．この検査では以下の領域について評価を行う．
- 運動性（mobility）：姿勢の変化，1つの肢位から他の肢位への移行，運動の頻度
- 安定性（stability）：抗重力肢位や姿勢を維持する能力がどの程度かという推定を行う
- 運動の組織化（motor organization）：運動企画と活動の順序性
- 非定型的な肢位（atypical positions）：原始的，もしくは異常な運動の存在と異常姿勢筋緊張

このテストは脳性マヒ児や感覚処理障害で軽度の運動の遅れを示す子どもの運動面での問題を調べるのに役立つ．

アルバータ乳児運動スケール（Alberta Infant Motor Scale：AIMS）

AIMS（Piper and Darrah 1994）は，新生児から生後18ヵ月までの乳児で，発達的な遅れがリスクとしてあったり，運動発達の未熟やその疑いのある場合，ないしは，運動発達の遅れを症状として含む診断を受けた乳児の運動発達の遅れを判断するように工夫されている．

AIMSは，運動発達の長い間の変化を絶えず見ていくのには役に立つ評価であるが，将来的な発達の遅れを見極める場合の予測に関する妥当性は，まだ知られていない．このテストが導入されるときには，セラピストがどのように運動スキルが確立されているかを分析する間，子どもたちは自発的に運動を開始し，実行していなければならない．運動を観察するときに乳児の運動を励ますように何か物を使うようなことは最小限に留めておくことが求められる．評価を実施するのに要する時間は20～30分である．

手掌内での操作に関するテスト(The Test of In-Hand Manipulation)

　手掌内での操作に関するテスト(Exner 1992)は，巧緻運動機能の発達に関して危険性をもっているかもしれない就学前児，もしくは学齢期児童の手掌内での操作スキルを評価するものである．子どもに手の中で小さな物体(コインなど)を動かすように求めて，以下のような操作スキルを検査する．

- 置き換え(translation)：手掌から手指方向へ，そして，その反対に手指方向から手掌に向かって直線的に動かすこと．
- 移し換え(shift)：物体を適切な使用のために手の中で最終的な位置の補正を行うこと．
- 回旋(rotation)：物体を軸に沿って方向転換させたり，回転させたり，動かしたりすること．

　このテストの標準化は，現在進行している．このテストが，感覚統合障害，動作，行為障害をもった子どもたちの手掌内操作スキルの評価としてきっと役立つものになると期待される．

　感覚処理，運動，行為を観察するのに利用される標準化されたテストで他に挙げるとすれば，DeGangi-Berk Test of Sensory Integration (TSI) (Berk and DeGangi 1983)，Bruininks-Oseretsky Test of Motor Proficiency (Bruininks 1978)，Developmental Test of Visual-Motor Integration (Beery 1989)，Test of Visual-Motor Skills (Gardner 1982)，そして，Test of Visual-Perceptual Skills (Non-motor) (Gardner 1982)などがある．これらのテストや他の多くのテストは，感覚運動機能や行為に関しての情報を提供してくれる．実際，セラピストはより詳細な説明の情報が何からきているのかについて説明を求められることも多い．全ての標準化されたテストは，たとえそのテストが運動の質的な面を扱うものでなくても，運動パターンの質を観察する機会を与えてくれるものである．こういった場合，評価から派生してくる情報は系統立った観察の一部として捉えることができるだろう．

系統立った観察

　系統立った観察は，運動，感覚処理，実際的な能力の評価に重要である．運動は，発達的肢位の中で，そしてある肢位から別の肢位へ移っていくときの運動パターンの中で，それと子どもの姿勢を観察した上で分析されることが必要である(Bobath and Bobath 1958；Wilson 1984)．観察は，粗大運動，巧緻運動，口腔運動，身辺自立の能力を見る必要がある．運動に関する情報は，機能的課題を実行しているときの自発的運動を観察したり，操作活動の観察を通して集められる．自発運動の観察は，運動性や機能性のために使われている子どもの運動パターンについて正常なもの，原始的なもの，そして異常なものといった情報をもたらしてくれる．ハンドリングを行うことで，立ち直り反応，平衡反応，全般的な可動域などの姿勢反応に関連した情報が得られ，筋緊張の性状に関する観察を実際に確認することもできる(Benzie-Levine 1982；Bobath and Bobath 1956)．運動学の理解をはじめとして，運動の生体力学に関する理解や運動発達の正しい順序に関する理解は，運動パターンのうちで獲得

できないでいる運動成分を明らかにするのと同時に，正常，未熟，異常な運動パターンや代償的運動パターンを効果的に区別していくのに非常に重要である．神経発達学的治療（NDT）では，子どもの運動行動を構成し，機能的発達に影響する成分が何であるかを知ることが如何に重要であるかを強調している．

感覚処理に関して観察を行う場合には，学習，行動，そして運動に対する感覚処理の影響を考慮に入れなければならない．感覚処理障害を検査するときに検査を補ってくれる臨床観察に関する報告がAyres（1972a, 1979）によって最初になされたが，後にMontgomery（1985）やBauer（1977）などを含めた人々の努力によって臨床観察はさらに詳細に示され，しかも明確なものになっていった．子どもが様々な感覚-運動経験を与えてくれる遊びを自発的にしているときに観察が行われることもあれば，また一方では，より枠にはまったテスト場面で観察がなされることもある．

以下の節では，感覚統合障害児，または運動障害を示す子どもたちの特徴をよく表している記述に関して，特に臨床や他の場面でよく観察されることを中心に再検討を行っている．けれども，こういった観察は，普通一般的には見られないような状態を示す子どもたちの集団に対して，利用できるように改良されている．情報は，評価の間に観察を記録する臨床家のクリニカルリーズニングの過程を反映した順序で系統立てられる．まず最初に子どもは環境と自発的に相互の関係を営むことを認められ，その後，環境が反応を促すためにセラピストによって操作を加えられる．最終的に子どもは，セラピストから身体に対して操作を加えられ，運動と感覚入力が反応を誘発するように課される．

運動の観察

運動を分析する際に運動を典型的，非定型的，もしくは原始的パターンであるといったようにきちんと区別していくことは重要である．運動の典型的な構成要素は，まさに治療の間に強調されるそのもの（Wilson 1984）であるのに対して，非典型的なパターンは，発達過程を阻害し，より高いレベルへのスキルの発達を妨げる．Bobath（1975）は，運動の原始的パターンを正常発達の早い段階で観察されるものとして定義づけた．例えば，非対称性緊張性頚反射は，発達の早期に観察される典型的なパターンである．脳性マヒ児の多くは，この反射を機能的に使うことを学習し，非定型的な運動のレパートリー，もしくは運動のプログラムの一部となっていく（Bly 1991）．別の例としては，乳児が安定性とコントロールのため運動スキルの発達が進んでいく中で，固定したパターン（fixing pattern）を使うことが正常発達の中で見受けられる（Bly 1991；Bly 1983）．固定（fixing）は，関節部で自ら自由度を制限するように行われ，子どもが最初に運動機能を学んでいるときに起こってくる（Bernstein 1967；Bly 1991；Tuller, Turvey, and Finch 1982；Turvey, Finch and Tuller 1982）．脳性マヒ児の場合，この固定パターンは運動制御と安定性のためにも使われるが，非定型的な運動パターンと変形がさらに進むように使われていく（Bly 1991）（**図2-1**を参照）．感覚統合障害をもつ子どもたちの多くは，運動に関しては僅かな非定型性しか示さないが，彼らのほとんどが原始的な運動パターンを頻繁に垣間見せている．この章の最後に掲載した複製可能な質問紙は，感覚統合障害をもった子どもたちの運動の観察を手助けするように工夫されている．

典型的，原始的，または非定型的な運動要素を観察する場合，観察しなければならないのは，運動の変動性や個別性，筋緊張，抗重力運動，そして非対称性などであるが，観察はこういったものだけに限定されるわけではない（Rosenzweig-Hinchcliffe 1984；Scherzer and Tscharnuter 1990）．また，運動を検査するときに，連合運動が存在するかどうかを観察することも重要である．連合運動は，運動を行ったときに，運動しているのと反対の肢節に意図的でない運動が漏れ出たように現れたり，子どもの口とその周辺で観察される無関係な運動

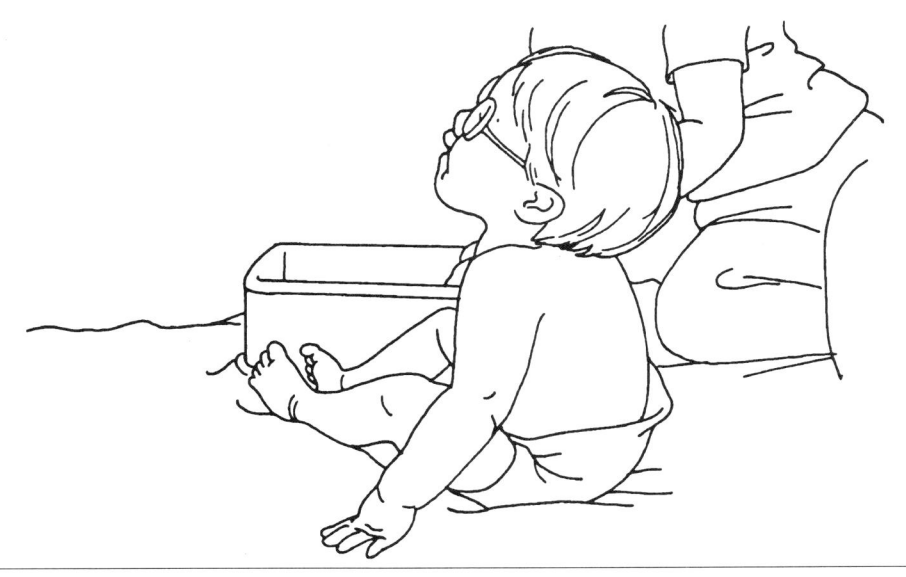

図 2-1 この脳性マヒ児では姿勢的な安定性が不十分な結果として，頸部の過伸展と肩甲帯の挙上が使われている．

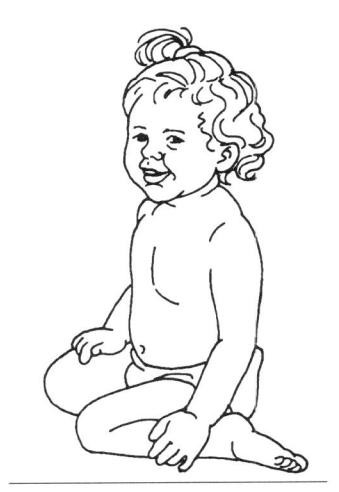

図 2-2 子どもは四つ這いからトンビ座りへと姿勢を移すように後方へ動く．

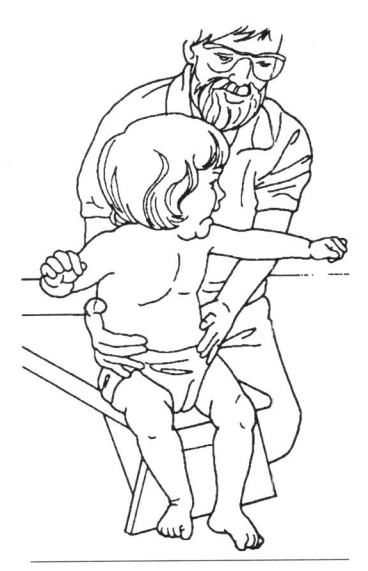

図 2-3 この子どもは，姿勢の安定性が不十分なため，リーチングのときに上肢で粗大なスワイピング運動を使っている．

である(Roley 1989)．より重度のケースでは，運動の漏出は子どもの体全体に観察されるようになるかもしれない．連合反応(運動成熟の遅滞)は，"鏡像運動"として出現することもあるだろう．連合反応は課題を行うときに実行を妨げたり，神経-筋系の成熟の遅れを暗に示していると指摘されるかもしれない(Roley 1989)．連合反応は，脳性マヒや他の発達遅滞でもよく観察されるが，必ずしも感覚処理障害の一因であることの証明となっているとはいえない．

運動の変動性や個別性

変動性(variability)は，課題や環境からの要請に応じて運動を変化させる能力であり，実行する運動をいつも紋切り型の同じものに制限してしまわないための能力でもある．正常発達の1つの特徴は，使える習慣的運動の順序をいろいろ取り揃えていくことである．運動の変動性は，子どもが自発的に動いたときや何かを自発的に操作したときに評価される．運動分析を通してみると，使われた運動の方向性(前後，側方，回旋)と一致するような優位な運動が確認される．例えば，四つ這いからトンビ座り(w-sitting)にいつも姿勢を移していく子どもの場合，動きは前後方向に行われるのみで，これによって動きの変動性を欠くことになる(図2-2を参照)．

身体部位の動きを分離して行う子どもの能力は，機能的活動を行っている間に評価できる(Rosenzweig-Hinchcliffe 1984)．分離運動を行う能力，中でも肢節を分離して運動する能力は，姿勢のコントロールを必要とする(Bly 1993；Scherzer and Tscharnuter 1990)．リーチングしていくときに運動を導くように頭部や体幹を使うのではなく，純粋に物体に向かって手を伸ばしていくときに把握からリーチングを分離して行う能力は，分離運動の一例である．分離運動ができないことは，姿勢コントロールが十分ではないことを示唆しているかもしれない．そのような場合には姿勢を外から支えるように四肢を突っ張って使うことが頻繁に起こるようになる(Bly 1993)．さらに運動の代償的なパターンの例としては，肩で粗大なスワイピング運動(gross swiping movement：肩関節を急激に内転し，リーチしようとする対象物を打つような上肢の運動)を使ったリーチングを行うのに，上肢の位置を維持しようとして体幹を側屈する状態が結果として現れるかもしれないが，これが代償的なパターンの例として挙げられる(Bly 1993；Vogtle 1990)(図2-3を参照)．

筋緊張

筋緊張の評価と解釈は，ともすれば議論の的になり，ときとして誤解を招くことがある(Gordon 1990)．筋緊張は，生体力学的には筋を他動的に伸張した際に生じる抵抗であると定義づけられる(Gordon 1990)．臨床的には，他動的に関節を動かすことで筋緊張は評価される．また，運動パターンや運動を実行する際に筋緊張がどのように影響しているかという観察を中心にして，動作時と休息時に分けて評価される(Gordon 1990；Stengel et al. 1984)．筋緊張は正常，低緊張，過緊張，動揺といったように分類される．正常な筋緊張は，筋緊張が正常の範囲にありながら，しかも低い筋緊張から高い筋緊張まで幅をもって様々なレベルにわたって存在している．

筋緊張の減少は，運動ニューロンの興奮性が減少したことによる二次的な結果として，他動運動に対する抵抗の減少として現れる(Gordon 1990)．筋緊張の増加は，筋の静止時の硬さの増加と繰り返して与えられる他動運動への抵抗の増大として現れる(Gordon 1990)．失調型の子どもたちに見られる企図振戦の存在も臨床的な場面で観察される(Bobath and Bobath 1975；Gordon 1990；Scherzer and Tscharnuter 1990)．

感覚統合障害の子どもの筋緊張を評価することは，脳性マヒ児の場合と比べて，筋緊張の問題がはっきりと現れないので一般的に評価が難しい．前庭-固有受容覚系の入力に対する低反応性は，低筋緊張の状態があって，その結果生じたものとも考えられる．特にこの場合，低緊張の傾向を示しやすいのは伸筋である(Ayres 1972a, 1979；Fisher 1991；Montgomery 1985)．関節の過剰な可動性，触診したときの柔らかい筋腹，腰椎の前弯や膝関節の過伸展で特徴づけられる立位姿勢などは，低緊張を示唆しているものと考えられる(Ayres 1972a；Fisher 1991)．屈曲筋の弱さは，触覚に関する感覚処理の問題やそれに関連した問題が実際に表面化したことと関係があることが示されている(Ayres 1963, 1977, 1985, 1989)．

脳性マヒ児や他の発達障害に見られる低筋緊張は全て，中枢神経系がいくつかの領域で障害され，その結果筋緊張が影響されているのであり，低緊張であることがすぐに感覚処理障害を示しているということにはならない．それに筋緊張の変化は，子どもの覚醒のレベルとも関係している．

子どもたちに見られる過緊張または筋緊張の動揺は，神経-運動障害を示しているが，感覚処理に問題をもった子どもたちの一部には，身体のより中枢に近い部位を固定する傾向があり，このようにして増した筋緊張を間違って過緊張として判断されるほどになる場合がある，ということを専門家は知っておくべきである．こういった場合には，末梢の手や足部の筋緊張を観察することが大切である．

運動の経験に応じた筋緊張の変化も評価されなくてはならない．一例として挙げれば，直線的な前庭系への入力は，伸筋緊張に影響する．子どもの直線運動に応じた筋緊張の変化は，恐らく，その入力が感覚処理され，きちんと登録されたからだろうと判断しても差し支えないだろう．こういったことを脳性マヒ児に置き換えると，彼らは直線運動に対して，はっきりとした反応を示さないかもしれないといった可能性を踏まえておくことが大切である．

可動性と可動域

運動性，可動性，そしてアライメントは関節の可動域で制限を受けるので，自動そして他動運動時の可動域を評価しておく必要がある．他動的に受ける関節の制限は，代償的な運動パターンを行うときに必要とされる．運動性の制限がどうして起こるのか，というきちんとした理由を見つけなくてはならないが，これには生体力学的な知識が役に立つのである．加えて，運動の異常パターンが，拘縮，変形を将来どのように強め，可動域を制限していくかについて予測することも大切である(Benzie-Levine 1982；Rosenzweig-Hinchcliffe 1984；

Scherzer and Tscharnuter 1990）．

体重支持と体重移動

　体重支持と体重移動のパターンは，姿勢筋緊張，姿勢コントロール，感覚処理で影響を受ける．これに反して，神経-運動障害をもった子どもでは，体重支持と体重移動は主に姿勢筋緊張と姿勢コントロールに影響される．感覚統合障害の子どもたちでは，体重支持と体重移動は感覚処理から主に影響を受ける．体重支持と体重移動のパターンは，自発的で組織的な機能的課題を行う間に評価される（**図 2-4**，**図 2-5** を参照）．支持面やアライメントなどについての運動学的および生体力学的な分析は，課題を実行しているときに行われる（Bly 1993）．身体部位の相互関係の中で近位-遠位そして遠位-近位でそれぞれのコントロールについて見ていくべきである（Bly 1991）．例えば，立位姿勢で近位の体幹，骨盤，股関節のコントロールが十分でなければ，結果として股関節の屈曲，内転，内旋が生じ，そのために遠位の膝，足関節，足部にマイナスの影響を及ぼすようになる（**図 2-6** を参照）．

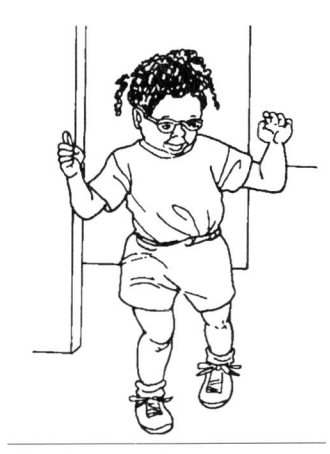

図 2-4 下肢と体幹のアライメントは歩行時の体重支持と体重移動の中で観察される．

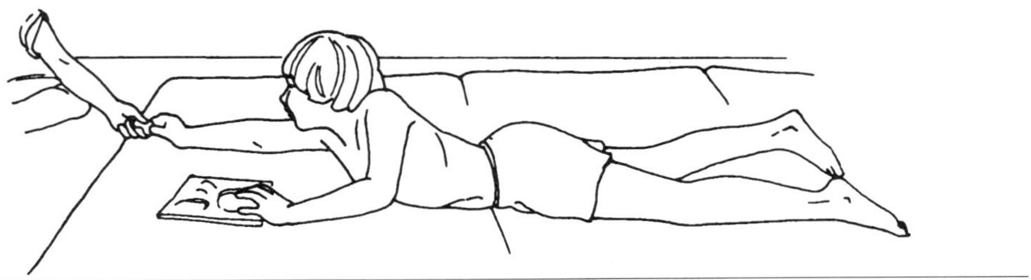

図 2-5 腹臥位で子どもは，体重支持側（左側）への側方体重移動の困難を示す．

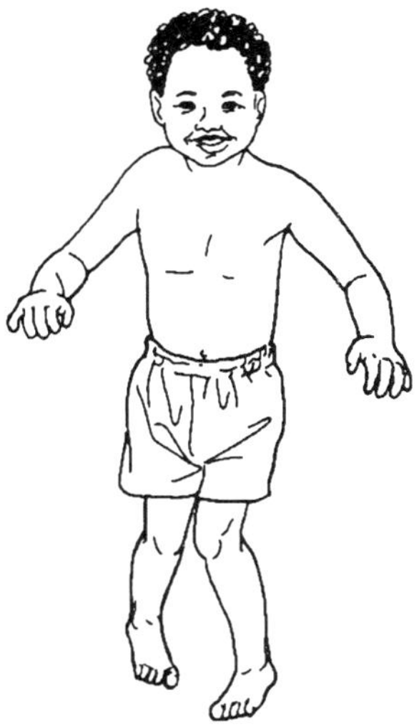

図 2-6 子どもの骨盤や股関節といった近位部のコントロールが不十分な場合，歩行の間に遠位のアライメントは影響を受ける．図に示すように子どもの膝関節が屈曲し，足関節が底屈，足部が回内しているのに気づいて欲しい．

近位関節の安定性

　Ayres は同時収縮について，関節を固定するように筋が同時に収縮した状態として記述している（Ayres 1972a, 1979）．しかしながら，現在では，関節の安定性は緊張性の姿勢に関係する伸筋が収縮して，その結果，体重支持を経験している間に近位関節を安定させる能力と定義されてきており，Ayres の示した定義は，多少誤解を招くかもしれない（Fisher 1991）．Ayres が示した同時収縮の定義は姿勢安定性に関する要素を含んでいるが，このような状態は，関節の安定性が正常な状況下では普通起こり得ない（Roley 1989）．関節の安定性を評価するには，子どもに四つ這い位をとらせ，肘関節の過伸展，肩甲骨の翼状肩甲の状態（winging）または肩甲骨の内転，そして体幹の前弯などの観察が必要とされる（Fisher and Bundy 1989）（**図 2-7** を参照）．同時収縮の評価を行うことから，筋緊張に関する情報が得られるのと同じように，前庭-固有受容覚の感覚処理にも影響しているものとして，感覚統合の評価でも重要な部分を占めている．適切さを欠く関節の安定性は，脳性マヒ児で頻繁に観察され，この疾患の運動に関する側面を見ていくには重要なポイントとなる．

姿勢調節

　姿勢調節は運動活動を実際に行っていく際には重要な要素である（Frank and Earl 1990；Stengel et al. 1984）．2 つのタイプの姿勢調節が運動と関連しており，その 2 つの姿勢調節は，姿勢に附属して起こる姿勢調節（postural accompaniments）と姿勢反応（postural reaction）である（Frank and Earl 1990；Gahery 1987）．この 2 つの姿勢調節の間にある違いを理解することが重要である．姿勢に附随して起こる姿勢調節は，運動を行うことで生じてくる力に対して釣り合いをとるのに必要な巧緻な姿勢調節を意味している（Frank and Earl

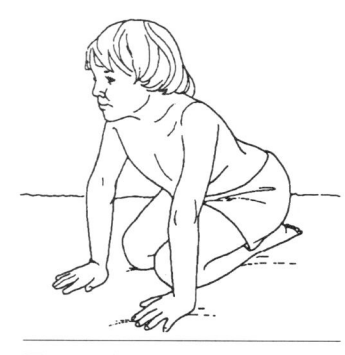

図 2-7 体重支持しているこの子どもの肘関節が過伸展し、手を平らに床につけている。四つ這いを維持するのに困難を伴いながらも股関節の屈曲筋を姿勢の安定性のために使っている。

1990). 姿勢に附随して起こってくる姿勢調節は、運動するときの直前か運動と同時に生じ、運動に対する予測を含むものとして考えられる(Frank and Earl 1990；Gahery 1987；Cordo and Nashner 1982).

自動的な姿勢反応は、非常に敏感な反応であり、外部から課せられた運動や、自分で開始した運動から生じる感覚性のフィードバックに応じて起こる反応である(Frank and Earl 1990；Gahery 1987). 簡単にいうと、移動しているときに何か障害物につまずいたり、バランスを崩しかけてふらついたときにバランスを取り戻そうとした場合、姿勢反応は必要とされる。姿勢反応を簡単に説明していくと、姿勢反応は発達の順序に沿って現れ(Weisz 1938；Bobath 1971)、反応はダイナミックで、しかも運動は協調されている。そして、分離された運動パターンを基盤とし、重力に逆らって動く能力といえそうである(Bobath 1971；Bobath 1978；Stengel et al. 1984). 自動的姿勢反応は、視覚、前庭覚、固有受容覚、触覚受容器からの感覚的フィードバックに依存している(Frank and Earl 1990). であるから、脳性マヒ児が示す不十分な姿勢反応は運動制御から影響を受けるだけでなく、感覚処理障害からも同様に影響を受けるかもしれない。

自動的な姿勢反応は、立ち直り反応、平衡反応、保護反応を含んでいる。立ち直り反応は、頭部と体を動かしたり、もしくは逆に動かされているときに、頭部と体幹を空間の中で姿勢と適切な位置関係にもっていくのを助けてくれる(Magnus 1926). 平衡反応は、身体が動いたり、支持面が動いたりしたときに支持面に対して重心を維持したり、回復したりするように身体全体を適応させてくれる反応である(Weisz 1938；Scherzer and Tscharnuter 1982). 保護伸展は、転倒を防ぐための身体反応である(Ayres 1979；Bobath 1971). 保護反応では、バランスを失った方向に向かって体重支持をしていない肢節の伸展が起こる(Ayres 1979).

平衡反応、そして立ち直り反応は、前庭覚、固有受容覚、視覚などの機能と関係している(Ayres 1972a；Shumway-Cook and Horak 1986). 平衡反応の評価は、ずっと以前から前庭-固有受容覚機能を評価するための最も有効な方法の1つであった(Fisher 1991). 前庭-固有受容覚の処理に問題がある場合、遮眼されるとバランスが悪くなってしまうので、大抵明らかになる(Ayres 1989).

感覚統合障害をもった子どもを評価するときに、不適切な姿勢調節が観察される場合には感覚処理障害の徴候を示していると予測される。例を挙げると、前庭覚そして固有受容覚の情報に対して低反応を示す子どもたちは、多くの場合、立ち直り、平衡反応といった適切な自動姿勢反応を獲得できていない。一方、脳性マヒ児の不適切な姿勢反応は、必ずしも前庭系の障害を示しているわけではない。感覚処理の問題は、脳性マヒ児で姿勢反応の障害をさらに悪化させるかもしれないが、こういった場合に専門家は、感覚処理障害の他の徴候について子どもを観察することが望まれる。

感覚統合の評価では、姿勢調節の観察に加えて姿勢背景運動に注目する。姿勢背景運動は、手の活動を有効にするために身体に現れる、巧みで、しかも自動的な運動として以前から定義づけられてきた(Ayres 1979). 運動制御に関する文献の中で姿勢背景運動は、随意運動に必要な機能的活動を行うときに加えられる姿勢調節として捉えられている(Fisher 1991). 感覚統合障害を示す子どもたちでは、姿勢調節が不十分であると、身体運動はおおげさで、ぎこちなく、そして不適切な状態を示すか、あるいは、身体運動の減少が観察されるようになる。そして、こういった状態は低い姿勢-筋緊張、不十分な平衡反応、そして身体近位部の安定性が十分でないことなどと関連するかもしれない(Fisher 1991). 姿勢背景運動は随意運動を実行しているときに観察される(Fisher and Bundy 1989). この場合の随意運動は、子どもが巧緻な運動や、より視覚を要する運動活動をうまく行っていくのに、手の位置に対して体幹を調節する必要性が生じるような机上の活動などを意味している(Ayres 1972a, 1979).

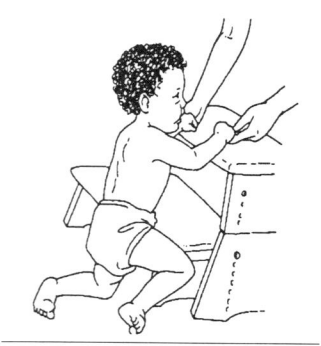

図 2-8 姿勢調節での難しさは、膝立ち位から片膝立ち位へと姿勢を移行していくときに観察される。

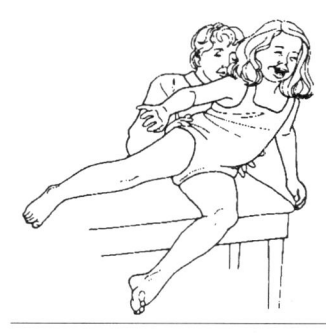

図2-9 座位の成熟した平衡反応．体幹の伸展活動と回旋，そして四肢が積極的に反応に参加していることに注意．

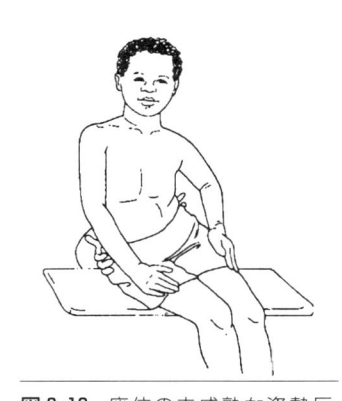

図2-10 座位の未成熟な姿勢反応の例．肢節のバランス反応が欠けているのに注目．体幹が側方に屈曲している最中に子どもは，バランスを維持するのに上肢を使ってもちこたえようとしている．

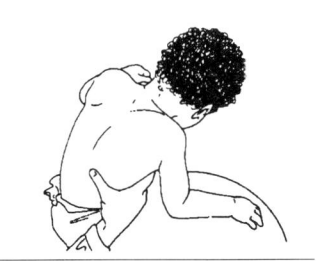

図2-11 脳性マヒ児の不適切な姿勢反応が，座位姿勢をとったセラピーボール上で与えられた運動を通して観察されている．

　姿勢調節は，自発運動を行っている間や物を操作している間に観察される．特に姿勢に附随して起こる姿勢調節（postural accompaniments）は，自分ではじめた運動の中で観察される必要があるが，一方では姿勢反応は対象者に課せられた運動の中で観察されなければならない．感覚統合障害児や軽度脳性マヒ児の姿勢調節は，足もとのあまり整っていないところで，ともすればバランスを崩すかもしれないようなところを移動しているときの様子を観察すべきである．こういった状況の中で歩いたり，物体の上や中を通って，ときには物体を越え，よじ登るなどの活動を行うと以前にも増して固有受容覚的な情報を提供してくれる．そうした活動の中で臨床家は，子どもが身体の位置や動きに対してどの程度の認識をもっているか一層の注意を払って観察するべきである．脳性マヒ児の場合は，姿勢調節は，様々な肢位の中から自発的に運動し，他の肢位に移行していくときに観察されるかもしれない（図2-8を参照）．

　姿勢調節は移動時のみでなく，物体を操作しているときにも確認される．また，子どもが様々な姿勢をとっているときや，ある運動を求められて実際にその運動を実行している際に，こういった観察は行われるだろう．反応を観察するためにいくつかの方法が，観察時に使われることがある．こういった方法は，姿勢調節のいろんな側面を見ていくように的を絞っている．1つの例として一般的なものでは子どもをバランスボードの上にのせて，子どもの重心を変化させるといったやり方が挙げられる．この観察から子どもの姿勢反応に関する情報が得られる（図2-9，図2-10，図2-11を参照）．

　脳性マヒ児の場合，姿勢に附属して起こる姿勢調節と同じように，すでに姿勢反応が障害されていることは決して少なくない．しかし，実際に運動を行う前に固定してしまうような代償的なやり方で予測運動が現れていないか，注意深く観察することは大切である（Bly 1993；Bly 1994）．感覚統合障害をもった子どもでは，もっぱら姿勢を調節する必要性を予測する能力が障害されるのである（Fisher 1991）．

　感覚統合障害を示す子どもは，不十分な保護反応を示す場合が多く，こういった保護反応に問題があるということは，前庭覚と固有受容覚の感覚処理が障害を受けているという，さらに進んだ証明につながる（Ayres 1979；Fisher 1991）．保護伸展は脳性マヒ児でも評価されるが，平衡反応や立ち直り反応の場合のように，脳性マヒ児の不適切な保護伸展は，必ずしも感覚処理の問題を反映したものとは限らないのである．ただ可能性としては，感覚処理の問題が脳性マヒの保護伸展の能力をさらに悪化させることはあり得る．

　評価を行っているときに治療者として，子どもに感覚入力を与えた場合，それに対応した姿勢コントロールを十分観察していかなくてはならない．また，姿勢調節を必要とする随意運動をはじめるように子どもに指示し，子どもが行う運動の中から姿勢反応と姿勢に附属して起こる姿勢調節の二者間の区別をできるように十分観察しなくてはならない．

抗重力運動

　子どもの抗重力運動を分析すると，筋のコントロールや協調，そして感覚処理に関する情報が得られる．抗重力運動の質的な面は，機能的な活動を実行する間に観察される．こういった評価を行うにあたってのポイントは，協同運動的な筋コントロール，運動のスピード，タイミング，そして段階づけなどである（Bly 1988, 1993；Sugden and Keogh 1990）．非定型的な運動パターンを示す子どもたちの中に，重力に逆らった運動が乏しい子どもたちがいることが明らかにされているが，例えば，筋緊張の増加している子どもたちでは，必然的に運動の範囲が制限されている（Bobath and Bobath 1969）．こういった子どもたちと違って，運動の乏しさを示さない子どもたちで，抗重力運動の力，速度，範囲を調整するのが不十分だったり，もしくはアテトーゼ運動のような不随意運動が観察される場合がある（Gordon 1990；

Sugden and Keogh 1990). 全ての子どもたちで，機能的な運動を実行する能力と，それに加えて抗重力姿勢コントロールを身につけ，維持する能力が観察される．

腹臥位で伸展した姿勢を維持する能力があることは，適切な前庭-固有受容覚に関する感覚処理機能が備わっていると判断される(Ayres 1972a, 1979；Montgomery 1985)．腹臥位伸展が観察されている間中，子どもは重力に逆らって腹臥位の状態から頭部，四肢，上部体幹を連続してもち上げておくことを求められる(Ayres 1972a；Gregory 1981；Gregory-Flock and Yerxa 1984；Harris 1981；Longo-Kimber 1984)(**図2-12**，**図2-13**を参照)．こういった姿勢をとる場合に，股関節の屈曲筋が硬いと，マイナスに作用するかもしれないということを念頭に置くことが大切である．

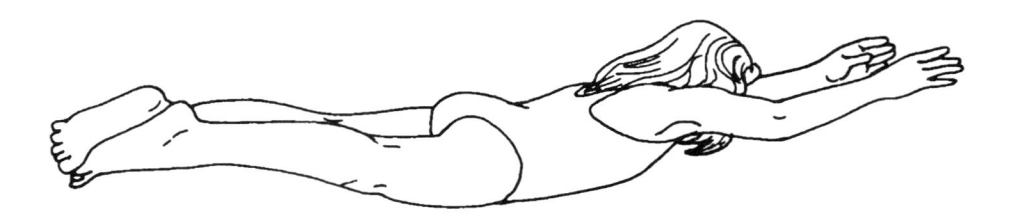

図2-12 正常な腹臥位伸展反応．支持面から離すように頭部，上部体幹，四肢をうまくもち上げ，維持していることに注意．

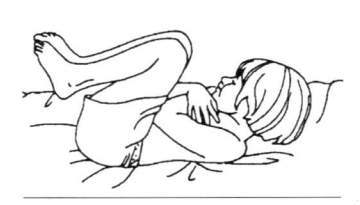

図2-14 正常の抗重力屈曲反応．

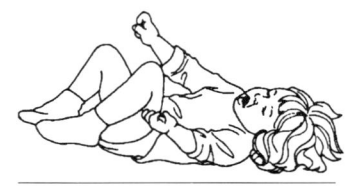

図2-15 不完全な抗重力屈曲反応．重力に逆らって，体幹と頸部を十分屈曲できていないことに注意．

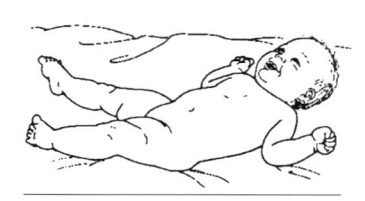

図2-16 脳性マヒ児で重力に逆らった最小限度の下肢の屈曲が見受けられている．重力に逆らって下肢を動かそうとしたときに背臥位での安定性を得るために上肢を使っていることに気づいて欲しい．

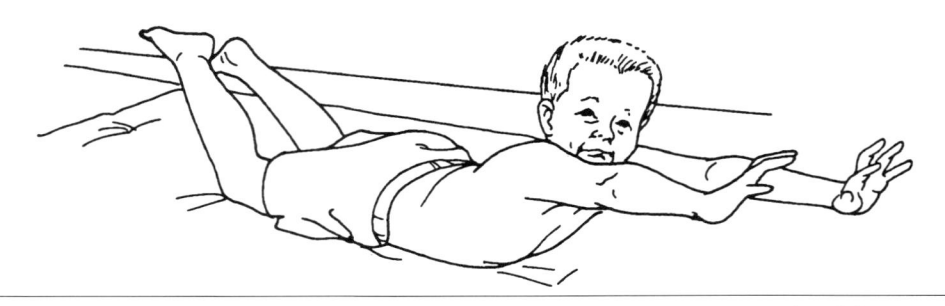

図2-13 不完全な腹臥位伸展反応．支持面から大腿部をもち上げて，離せないでいることに注意．

腹臥位伸展は，通常の方法では脳性マヒや他の発達障害をもった子どもたちは評価できない．しかし，このような子どもたちで前庭覚の情報に対して低反応を示す子どもは，直線的な運動を経験したときに運動に応じて伸展が増す反応が遅れたり，欠如することがよくある．

抗重力屈曲は，子どもが背臥位から膝関節，股関節，体幹，頸部を同時に屈曲することで評価される(Ayres 1972a)(**図2-14**，**図2-15**を参照)．背臥位屈曲は，触覚の感覚処理と身体能力に関連する(Ayres 1963, 1977, 1985, 1989)．十分に背臥位屈曲が行えないからといって，脳性マヒや他の発達障害をもった子どもたちが即，触覚の感覚処理に問題をもっていたり，実際に機能障害をもっているということを意味するのではない．脳性マヒ児の抗重力屈曲の弱さは，可動性の制限と不十分な筋の活性化の結果なのかもしれない(**図2-16**を参照)．

対称／非対称

評価しなければならない他の領域として，姿勢や運動の中で対称と非対称な状態を不適切に使っていないかということがある．正常な運動の中で，対称性そして非対称性のパターンは，同時に存在している．非対称な状態を評価する際には，次の疑問を治療者が自らに投げかけることが必要である．

- 非対称は，安静時に存在するのか，それとも多くの運動を行った際に見られるようになるのか．

- どの肢位で非対称性は観察されるのか．
- 身体のどの領域に非対称は存在するのか．

非対称は全身にわたって観察されるか，もしくは，身体のある部分に観察されるかもしれない（Bobath and Bobath 1984）．身体に非対称が観察された際に，特に片マヒ児で重要なのだが，身体の左右で状態が比べられなければならない（図2-17を参照）．身体部位のそれぞれで観察される非対称は，頸部（Bobath and Bobath 1975）または口の領域（Wilson 1984）に多くは限定されるかもしれない．同様に体重支持したときの状態を観察することも重要である．

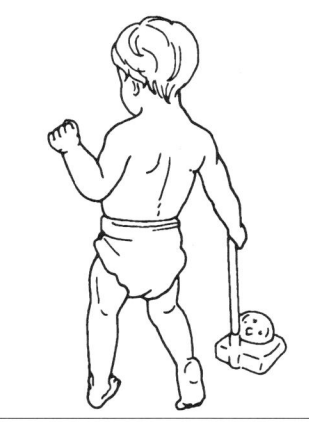

図2-17 非対称が片マヒ児の左側に観察される．

感覚処理の観察

感覚処理の観察は，これによって影響を受ける全ての領域を考慮に入れて行う必要性がある．臨床場面で容易に観察される領域は，覚醒，注意，情緒反応と運動である．

覚醒，注意，そして活動レベル

外部から入ってくる刺激に対してフィルターをかけながら，課題に対してどれくらいの注意を払っているかは，子どもの覚醒のレベルがどの程度で，それによって注意がどれくらい散漫になっているかを判断しなければならない．こういったポイントは評価の際に必ず見ておく必要がある．覚醒レベルを判断する場合のポイントとしては，言語の増加，注意散漫の状況，多動性，衝動性，そして通常では考えにくい運動および言語活動のレベルを子どもが示す場合などがある．こういったサインは，触覚防衛反応を加えた感覚調整障害に関係があるとされ（Ayres 1965, 1966a, 1966b, 1969, 1972b），感覚統合障害をもった子どもたちでより分かりやすい．というのも，このような障害をもった子どもたちの多くは，自分のまわりの環境とより自由に接し，動き回ることができるからである．脳性マヒ児では，覚醒レベルの増加は子どもの言語化が増したり，課題のあまり重要とは思えないようなところに注目する傾向など，微妙で判断しにくい点で見ていかなくてはならないかもしれない．

覚醒の低下は，低緊張の子どもで観察されることが多く，注意を払う能力や目的をもって何かと相互の関係を築いていこうとすることなどに影響する．覚醒の低下は，1つの場所にじっとしている傾向の子どもや，活動に参加するように何度も働きかけられる必要のある子どもで現れている．

触覚入力に対する反応

主要な感覚の1つである触覚は，母胎内から成人にいたるまでの過程の中で重要な感覚であり（Ayres 1972a），私たちが物理的世界と"接触する"際の最初のシステムである（Royeen and Lane 1991）．触覚に関係する感覚処理を体系づけて観察する目的は，刺激に対する子どもの反応が問題を示しているかどうかと，そのような問題が日常の機能性を阻害していないかどうかを決めることにある（Royeen and Lane 1991）．触覚情報の処理に関する問題点は，子どもの行動を通して明らかになり，両親や学校の先生，そして子どもの保護者から，子どもが"正常"と思われる範囲からどの程度逸脱しているかというように表される．標準化されたテストからも触覚の処理過程について役に立つ情報が得られることが少なくない．例えば，SIPT，TFSI，MAP，TIEなどは，触覚の感覚処理について測定し，まとまった情報を提供してくれる．標準化された検査を脳性マヒ児に行うこと自体難しいと予測されるが，触

覚に関する感覚機能について系統的な観察を行うことが，特に脳性マヒ児にとって重要なポイントとなる．

触覚の感覚処理を臨床的に観察するときには，自発的に行われ，しかも構成的な遊びを実際に子どもが行いながら，様々な素材のものを経験する機会に恵まれるように工夫すべきである．容器に入ったお米，豆類，または砂，そして柔らかい毛布，敷物，泡石鹸，絵画用の筆，それから手洗い用のブラシなどが，触覚に関して感覚経験の機会を与える物の例である．こういった物とのやり取りを通して，子どもが触覚情報をきちんと登録しているか，刺激を定位しているか，識別しているか，避けているか，もしくは，刺激をしきりに欲しがっているかどうかなどを見ることができたりするし，どのように感覚経験が子どもの覚醒レベルに影響するかも観察することができる．触覚入力の登録の状況は，感覚経験に対して子どもが示す反応ではっきり現れてくる．活動を止めたり，注意を増したり，または，目をそらしたりといった状態は，たとえ子どもが刺激の位置を特定できなかったとしても，子どもが入力を登録したという証である．触覚入力の定位は，触られた体の部分を動かしたり，入力の方向を探ったり，刺激部位を掻いたりといった行動から理解できる．識別に関しては，子どもが触覚入力に対して調整を行ったということがわかるような高いレベルの適応反応を示さなければならない．そういった適応反応として考えられるのは，入力の位置を定位したり，触覚情報を与えてくれる物体に対して手の位置を調整したり，手触りを区別したり，逆に手触りや触って感じた形で同じものを合わせたり，といったことが例として挙げられる．触覚識別に障害をもつ子どもたちは，感覚入力の量的な不足をきたしているのではなく，入力を処理したり，統合することが困難であったりするのである．さらにこういった問題が行為の発達を妨害するようになるという問題ももっている(Ayres 1972a, 1979)．触覚入力からの逃避は，四肢もしくは身体のどちらかを入力から避けるように動かそうとする傾向で観察でき，こういった状態は触覚経験に対する過剰な反応性として理解できる．

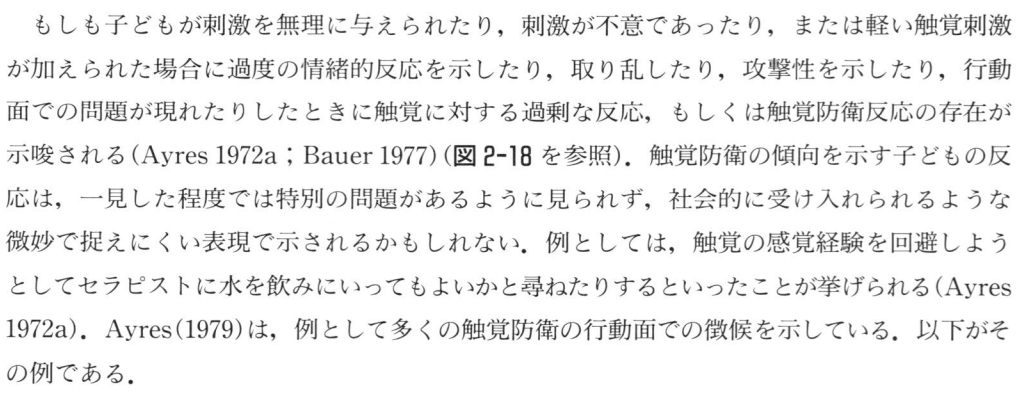

もしも子どもが刺激を無理に与えられたり，刺激が不意であったり，または軽い触覚刺激が加えられた場合に過度の情緒的反応を示したり，取り乱したり，攻撃性を示したり，行動面での問題が現れたりしたときに触覚に対する過剰な反応，もしくは触覚防衛反応の存在が示唆される(Ayres 1972a；Bauer 1977)(図2-18 を参照)．触覚防衛の傾向を示す子どもの反応は，一見した程度では特別な問題があるように見られず，社会的に受け入れられるような微妙で捉えにくい表現で示されるかもしれない．例としては，触覚の感覚経験を回避しようとしてセラピストに水を飲みにいってもよいかと尋ねたりするといったことが挙げられる(Ayres 1972a)．Ayres(1979)は，例として多くの触覚防衛の行動面での徴候を示している．以下がその例である．

- 触れられることの逃避
- 触れられるよりも触れることをより好む
- ちょっと人にぶつかったり，転倒したりしたときに示す過剰反応
- 洗顔のときや顔をタオルで拭かれたり，髪にブラシをかけたり，歯磨きをするときに不快を示すこと
- ある種の肌触りの服や舌触りのする食べ物に対して敏感であること
- 砂遊び，フィンガーペイント，それらに類する物を避けようとする
- 1人遊びを好む
- ぴったり寄り添われたり，抱きしめられることを避けようとする
- 裸足で歩くことに抵抗を示す
- 長ズボン，長袖を着ることを好む

触覚防衛の理由としては感覚調整の障害，もしくは触覚に関連した抑制機構の不十分さ，

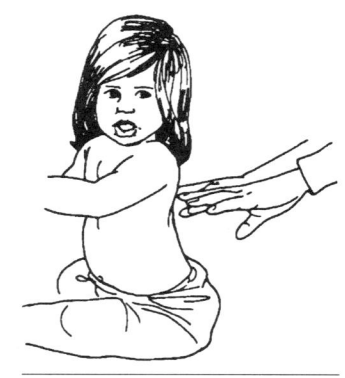

図2-18 この子どもは，セラピストの予期しなかった接触に対して，その刺激を避けようとして背中を反らすように姿勢を変えている．さらに不快そうな情緒反応に注意．

そして脳幹網様体もしくは大脳辺縁系の機能の問題が考えられている(Royeen and Lane 1991)．触覚防衛は，必ずしも学習を妨害するというわけではないが，刺激に対する不快感やその結果として生じた行動などが学習過程を阻害する(Ayres 1972a, 1979)．

防衛的触覚反応が触覚識別テスト(Ayres 1972a)を施行している間にも観察されるかもしれない．子どもは，刺激から逃げたり，刺激されたところをずっと掻き続けたり，精神的に興奮するか，または攻撃的になったり，ないしは，"くすぐったい"一見もっともらしい微妙で捉えにくい表現をするかもしれない．触覚的な防衛行動の存在に関する証拠が，感覚ヒストリー(sensory history)を使うことで確認された(Larson 1982)．そしてスクリーニング・スケール(screening scale)も触覚防衛の存在を決定するのに利用された(Royeen 1985；Royeen and Fortune 1990)．

触覚経験を強く求める傾向は，子どもが触覚入力に対して低反応であることを示唆している(図2-19を参照)．触覚刺激に対して低反応を示す子どもは，接触，痛み，または，通常なら何らかの行動を誘発する程の温度に対して，気づくことや反応自体の低下を見せる場合がある．触覚情報に対して十分な反応を示さない子どもたちは，触れられたことを登録することに失敗しているのである．特にこういった失敗は，子どもたちの視野から外れたところで触覚刺激が加えられたときに起こりやすい(Parham 1987b)．子どもは，米や小さなプラスチックのボール，または，乾燥した豆をいっぱい入れた容器の中に隠された物を識別することが難しかったり，手の中の物体を積極的に探索する際に触覚を使うことが困難になる(Parham 1987b)．こういった子どもは，人に軽くぶつかったり，転倒したときに反応が不十分だったり，特定の手触りの物を触れようとして通常では考えられない強い欲求を示したりする(Ayres 1979)．

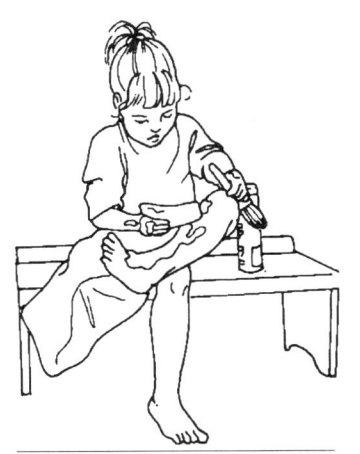

図2-19 この子どもは，タワシや絵の具ブラシ，シェービングクリーム等からいろいろな触覚入力を求めている．

重力と運動に対する反応：前庭-固有受容覚系

前庭-固有受容覚系は空間の中で行う自分自身の運動の知覚に関係している．以前から前庭入力に関係する感覚処理が，姿勢調節，視運動反応，運動と重力の間で効果的な反応をつくり出すことなどに影響を及ぼすものとして記述されてきた(Ayres 1972a；Fisher 1991；Montgomery 1985)．固有受容覚の入力の処理は，姿勢調節や空間内での身体部位の知覚，タイミング，力の加え方に影響を及ぼす(Fisher 1991)．前庭覚系と固有受容覚系の2つの感覚システムは，相互に強い関連をもっており，この2つを別にして評価するのは困難である．最近の知見でも運動プログラミングの発達や両側性の計画された運動の順序に貢献するものとして前庭-固有受容覚系を位置づけている(Fisher 1991)．

幾つかの標準化された評価は，前庭-固有受容覚の感覚処理について役立つ情報を提供してくれる．例えば，SIPT(Ayres 1989)は，前庭-固有受容覚の機能の幾つかの領域について情報を提供してくれる．例えば，運動覚テストは上肢の位置と運動を測定するもので，回転後眼振テストは，前庭感覚入力を処理する中枢神経系の1つの側面を評価するものであると考えられている．この回転後眼振テストは，頭部の回転に続いて起こる眼-運動反射の間隔を測定するものであるが，低い回転後眼振のスコアが示された場合，即それが前庭-固有受容覚の機能障害の存在を確実なものとするというわけではない(Montgomery 1985)．こういった理由から，系統立った観察をきちんと行うことは，子どもを評価するのに重要である．SIPTの中のテストで前庭-固有受容覚系からの入力に密接に関係しているのは，立位／歩行バランスと両側性運動協調である(Ayres 1989)．一方の上肢を優位側として発達させていく能力が，SIPTの中の運動正確度と空間視覚化テストの施行の間に観察される．これは，前庭-固有受容覚系の感覚処理によって影響を受ける可能性をもった能力である．TSI(Berk and DeGangi 1983)の姿勢コントロールと両側性運動協調下位テスト(The Postural Control and Bilateral

Motor Coordination subtests），TSFI（DeGangi and Greenspan 1989）の前庭覚刺激に対する反応性の下位テスト（Reactivity to Vestibular Stimulation subtests），そして MAP（Miller 1988）の中の垂直書字と手-鼻検査（Vertical Writing and Hand-Nose）等は，このようなシステムに関してさらに詳しい情報を提供してくれる．脳性マヒ児に対して，このような標準化されたテストを施行するのに困難が伴うことは少なくない．そのため，脳性マヒ児に対して，臨床家は子どもが自分の周りの環境とどのように関係をもっているかといった，臨床の場面から得られる情報に十分留意する必要がある．

　前庭-固有受容覚系の感覚処理の能力に関して評価する際に利用される系統立った観察には，ゆっくりとした運動（ランプ動作）や指-鼻試験などがある．ゆっくりとした運動の観察の間，子どもは肩関節を 90° 外転位に維持したまま，検査者を真似ながらゆっくりと肘関節を屈曲し指先を肩に触れ，そして肘関節を再度伸展し，最初の肢位に戻るように交互の屈伸を求められる（Roley 1989）．1 回の屈伸が約 5 秒程度で実施されなければならない．肘の屈伸をしている間に運動がギクシャクして分節化するような不規則性は，固有受容覚の感覚処理過程の問題や身体シェマ（身体図式）の乏しさを示唆している（Roley 1989）．脳性マヒ児の場合，求めに応じてできる運動が限られるし，課題となる運動を実行するにしても協調性が障害されているので，こういった観察が評価の間に行われること自体が無理かもしれない．指-鼻試験は，四肢の力と感覚が問題ない場合に（Swaiman 1989）運動の協調性と小脳の状態が問題ないかを評価するために，一般的に臨床で利用される（Roley 1989；Swaiman 1989；Menkes 1990）．この検査は，遮眼した状態で子どもに両肩を 90° 外転位に維持し，一側の示指で自分の鼻を触れるよう求め，それから他側も同じように自分の鼻を触れるように行うものである（Menkes 1990）．示指がターゲットである自分の鼻に向かうときに目立った振戦が観察された場合，小脳の機能障害を示す徴候として特に注目して観察される（Menkes 1990）．子どもの指を動作するたびに違った場所に動かすと小さな異常が観察されるかもしれない（Menkes 1990）．このような機能の障害は，身体シェマの乏しさと関係している固有受容覚の感覚処理過程の問題とも関連づけられる可能性がある（Roley 1989）．指-鼻試験は，脳性マヒ児にとっては神経-運動系の障害があるので，二次的に運動の協調性が障害されたり，求めに応じて運動を実行することができないといった困難が予測される．他にもっと簡単に行える観察としては，遮眼した状態でセラピストが子どもの一側の上肢をある位置に動かし，子どもに反対側の上肢でセラピストが指示した上肢の位置を再現させることでも行えるだろう．言語による意志疎通が可能な子どもでは，遮眼した状態で子どもの身体部位をセラピストが動かして，その動きの方向を子どもが"上"とか"下"といったように識別して応えることでも判断できるかもしれない．前庭-固有受容覚の感覚処理過程に関係する姿勢調節の評価は，すでにこの章で示されている．

　直立位から頭部の位置を変化させることや運動の経験に対して示される感情的な反応も評価されなくてはならない（Parham 1987a）．重力と運動に対していくつか異常な反応が観察されると思うが，それぞれについてきちんとした区別をしていくことは必要不可欠である．課せられた運動に対する子どもの感情的な反応については，姿勢をある程度支えてあげるか，支えないかの状態で分けて評価されるべきであり，そうすることで重力不安と姿勢コントロールの不適切な状態を区別して見ることができる．重力不安を示す子どもは，たとえ適切に外部から姿勢面で支持を与えたとしても，頭部の位置の変化に対してマイナスに反応する．こういった子どもは，刺激に対して不安を示すことが観察され，特に空間で頭部の位置が後方に向かって動くとさらに反応は顕著となる（May-Benson, Koomar, and Coster 1994）．これに対して，姿勢的に不安定性を示す子どもは，外部からの姿勢の支持が不適切な場合にのみマイナスの反応を示す．このように区別していくことに関しては，脳性マヒ児の場合には，

姿勢変化や運動に対して示す不安の反応が，姿勢コントロールが障害されていることによる二次的なものであると不正確に理解されていることも少なくないので，注意して論じられる必要性がある．

以下に示す行動が，重力不安を示すものかもしれない．
- 頭部や身体の位置変化に対する過度の不安や心配
- 足が地面から離れることに不快を示したり，そのような状況を避けようとする
- 転んだり，高さに対する異常な不安を示す反応
- 高いところから低いところへジャンプすることを避けようとする
- 何かに登るような活動を避けようとする
- 空間で後方に向かって動くことに対して不安を示す

(Ayres 1979 ; Fisher 1991 ; May-Benson, Koomar, and Coster 1994)

このように過度に示される情緒反応は，前庭-固有受容覚，脳幹網様体，大脳辺縁系などに関係する不適切な調節機能や抑制機能が原因として考えられている(Ayres 1979 ; Fisher 1991 ; Fisher and Bundy 1989)．重力受容器が関係していると思われるので，たとえ子どもが動いていないときでも特に頭の位置は，子どもを不快にさせることがあるかもしれない(Ayres 1979)．子どもは，今まで経験したことのない新しい肢位に対してか，もしくは，誰かが子どもの動きをコントロールしようとした場合に，恐らく不安を経験するだろう(Ayres 1979)．頭の位置を逆さまにしたままにすると，重力受容器に対して最大の刺激を与えることになり，それは取りも直さず子どもを脅かすことになる(Ayres 1979)．天井に吊されて動きのある遊具や不安定な状態をつくり出す遊具に対したときの評価，もしくは姿勢反応そのものに対して行われる評価などと同じように，子ども，もしくは親から得られた情報から，重力不安の評価はなされる(Fisher 1991)．

運動に対して過敏な子どもは，回転する刺激または加速されたり減速されていくときに，それを嫌うような反応を示す(Ayres 1979)．こういった反応は本質的に自律神経系からのものであり，吐き気，嘔吐，立ちくらみ，めまいなどが含まれる．こういった状態は，前庭系の情報の調整や抑制の不十分さに関係づけられると想定されていて(Fisher 1991)，子どもは，他の人や物が回っているのを見たときでさえ，その刺激に対して嫌悪を示すかもしれないのである(Ayres 1979)．子どもが運動を経験させられた場合に示す過敏な反応を評価するには，子どももしくはその親に対して，自動車に乗ったときの様子，メリーゴーラウンドや遊園地の乗り物に乗ったときの様子，シーソーや公園にある遊具に乗ったときの反応などを質問することで一番よく把握できる(Fisher 1991)．臨床の場面では，運動への過敏な反応は，回転後眼振テストを施行している間か(Ayres 1989)，動いている，不安定な状態の遊具に関わっている間(Fisher 1991)に観察することができる．運動が楽しいと感じられない子どもは，幼少時に経験していなければならない社会的な遊びの多くを経験し損なうだろう．

子どもが，もしも運動刺激に対して起こってくる，めまいや吐き気，そして，その他の生理学的変化などについて，通常の反応を示していないようであれば，そういった子どもは運動経験に対して過剰，もしくは過少な反応を示していると考察されるのである(Ayres 1972a)．こういった場合，示されている問題から，前庭系入力の感覚処理が十分でないと考えて差し支えない(Ayres 1972a)．このような子どもたちは，回転後眼振の間隔がより短い傾向を示すのと，遊びの中でより多くの運動の経験を探し求める傾向がある(Ayres 1972a)．

子どもが運動経験に対して過少反応を示しているかもしれないと考察する際に参考となる徴候としては，以下のような状態が考えられる．
- 他の子どもよりもつまずいたり，転びやすい
- 両側性統合の乏しさ，不十分さ

- 回転後眼振反応の減少
- 抗重力伸展と姿勢調節コントロールの減少
- 直線運動に応じた筋緊張の変化が不足
- 著しい量の運動を行ったときにのみ覚醒が増す
- 予測運動に問題をもつ
- 眼球と頭部の間の協調的運動が乏しい
- 予測された活動の順序を計画したり，実際に行う際に困難を伴う

(Ayres 1979；Fisher 1991；Montgomery 1985)

行為の観察

　行為は，人に独特な能力であり，目的的活動の根本である(Ayres 1989)．統合運動障害は，感覚入力の不十分な組織化で影響を受けた中枢神経系の機能障害であり，運動企画，予測，概念化といった能力や非習慣的な運動活動を行うことを阻害する(Ayres 1972a, 1979)．行為が障害された状態ついては，古くから体性感覚の感覚処理過程の不十分さ，特に触覚識別や抗重力屈曲の問題と関係づけられてきた(Ayres 1963, 1977, 1985, 1989)．統合運動障害の徴候は，運動が妨害される形で発現するかもしれない．こういった障害をもつ子どもたちは，特定の運動スキルを学習することはできたとしても，馴染みのない運動活動から学んだことを一般化することができなかったりする．Ayres(1972a, 1979)は，統合運動障害をもった子どもの様々な運動に関連した問題について記述しているが，その代表的なものを以下に挙げる．

- 不器用さ
- 災難や事故に遭いやすい傾向
- 構成的で，しかも操作的な遊びを行う際に困難がある
- 効率のよくないやり方で運動活動を行う
- 巧緻運動スキルの乏しさ
- 書字に困難が伴う
- 運動活動の順序性やタイミングのコントロール不十分
- 運動模倣の困難
- 言語指示を運動反応へ随時移していくときに困難が伴う

　さらにFisher(1991)は，両側性統合障害を前庭-固有受容覚性入力の不適切な処理に関連して現れた行為障害として記述している．両側性統合と順序性に障害をもつ子どもたちは，両側性活動を行う際に問題を示し，特に予測に基づいたり，計画された運動の順序に沿って行われる運動の中で問題が明らかとなる(Fisher 1991)．

　現実的な能力(practic abilities)は従来から感覚統合障害をもつ子どもで評価されてきた．現実的な能力を脳性マヒ児で観察するのは，神経-運動系の問題があるという前提の中では，容易なことではない．現実的な能力を評価するのに使われる標準化されたテストには，SIPT (Ayres 1989)やMAP(Miller 1988)がある．他のテストの中には，行為について，ある特定の側面を評価するのに使われるものもあるかもしれない．組織的な観察が必要で行為に関係する要素としては，行為の概念化や観念化，行為の予測性や活動の順序の計画性，運動企画，そして運動の開始や実行などである(Ayres 1985；Fisher 1991；Parham 1987b)．

　観念化(ideation)は，環境と相互関係を組み立てていく際に，無限にある可能性の中から事象に対する観念をつくり出す能力を意味している．観念化は，認知機能と密接に関連しており，子どもにとって目新しい玩具や治療器具を扱う場面を設定すると最も適切な評価ができる．観念化に問題をもった子どもは，目新しい物が与えられたときに年齢相応の扱い方をす

るというより，単純に押したり，引いたり，叩いたり，投げたりといった扱い方をするかもしれない．脳性マヒ児の観念化の能力は，実行する活動を概念化するように求め，その様子から評価することもできる．しかし，言葉が制限され，運動に障害をもつ子どもの場合，観念化の能力を評価することは非常に難しくなる．

　感覚統合障害をもつ子どもの評価に適用される観察は，子どもの現実的な能力と活動の順序の両者が，どのように計画立てられて実行されているか(projected action sequences)について行われる．予測された活動を順序立てて実行していくには，計画された活動を実行する際に躊躇したり，止めたり，修整することのないよう，活動を開始する前に企画し，ゴールの組み立てを行うことが求められる(Fisher 1991)．予測される活動の順序を企画したり，つくり出したりする能力は，前庭-固有受容覚の感覚処理過程と行為を順番に配列する能力と関連し，中でも両側性の運動パターンが含まれている場合にその傾向が強くなる(Fisher 1991)．予測された活動の順序性を観察する場合の参考として，このような要素を含んでいる活動の例を挙げると，床に連続して描かれた四角を子どもにジャンプさせたり，弾みの予測ができないボールを取らせたり，転がるボールを蹴ったり，転がっている物の上を走ってジャンプして越えたり(Fisher 1991)，上肢を挙上しながらの跳躍(jumping jack)や対称的な開脚位でのジャンプ，側方への交互ジャンプ(Magalhaes, Koomar, and Cermak 1989)などが挙げられる．予測に基づく活動の順序性は，フィードフォワードに依存している(Fisher 1991)．こういった活動の中に最も求められることは，活動の中にフィードフォワードを含み，活動の中で子どもと物の両者が動きをもっているということである(Fisher 1991)．予測活動に基づくの順序性に関しては，子どもの運動のスピードや相手になる物体との関係の取り方を観察することで評価されるかもしれない(Fisher 1991；Koomar and Bundy 1991)．不適切な予測活動の順序性を示す子どもたちは，緩慢に動く傾向を示し，走りながら飛んでくるボールを受け取ったりするといった，動いている物体と自分の身体の位置を関係づけて予測することに困難が伴う(Fisher 1991；Koomar and Bundy 1991)．Goodgold-EdwardsとGianutsos(1990)は，痙性を示す子どもたちのケースでは，この問題は外の世界で起こったことに一致した反応をつくり出す能力に関係しているといっている．予測活動の順序性(Projected action sequences)は，感覚統合障害児(Koomar and Bundy 1991)や脳性マヒ児の多くで障害されていることが判っているが，中等度もしくは重度の神経-運動器系の問題をもった子どもたちでは，評価することが難しい．軽度の脳性マヒ児の場合には，感覚統合障害をもった子どもと類似した予測活動の順序性の問題が観察されることも少なくない．

　子どもたちで見受けられる問題点が，観念化，運動企画，運動遂行の中でどの部分にあるのかを区別していくことが重要である．子どもは，運動企画に困難を示すかもしれないが，ゴールは何であるかという概念自体はもっているかもしれない．こういった子どもの場合，多くは自分の考えを言語化することができるのである．結局，こういった子どもたちは，課題をやり終えるのに必要な段階があるのを知っており，運動活動に関する概念ももっている可能性があるが，それでも必要な運動活動を実行できないのである．運動を遂行することが，行為の最終的な表現型であることを認識しておくことが重要である(Ayres 1985)．疾患の性質上から，脳性マヒと診断された子どもの全てが運動活動の遂行に何らかの問題を示すことになる．運動遂行が行為の最終的な表現型であることを念頭に置くと，運動遂行の問題が脳性マヒの神経-運動器系に起因するのか，もしくは，実際に運動遂行に関係したものに起因するのかを判別していくことが重要である．行為の障害が識別され，判断されるには，臨床家は何回かの治療場面を通して子どもが運動を実行する際の様子を注意深く分析することが必要である．

上肢の機能

上肢機能や巧緻運動機能の分析は，子どもの運動を評価するときには欠かせない．こういった評価は，子どもが自発的に，しかも構成的な機能的課題を実行している間に行うことが求められる．上肢機能や巧緻運動機能は，これまで説明されてきた全ての領域との関係を念頭に置いて評価されることが必要である．

上肢の肢位と運動制御に関する評価は，安静時，体重支持時と体重移動時，そして空間運動時に行われる．こういった評価は，様々な発達的姿勢の中で，そして，運動が移り変わっていくときに行われる．様々な発達的姿勢の中での上肢コントロールについて特筆される違いは，きちんと見極められなければならない(Danella et al. 1980)．

安静時の上肢の肢位は，他の身体部位との関係性の中で観察していくべきである．例えば，観察している子どもが，適切な体幹コントロールをもっていないために座位姿勢で上肢を支持に使わなくてはならないのか？といった観察をすることが重要である(図2-20を参照)．こういった状態は，感覚統合障害児と同じように神経-運動器系の障害をもった子どもで頻繁に観察されることである．上肢での体重支持や体重移動に関して，以下に示すものが，身体の他の部位との関係性を考えた場合，運動に影響する可能性のあるものとして評価される必要があるものであり，近位部のコントロール，アライメント，手の開排，そして感覚処理などが挙げられる．近位部のコントロールと体重支持時のアライメントに関して，次のような疑問がさらに評価を導いてくれる．

- 子どもは，肘を肩と適当な位置に維持するだけの肩甲帯の適切なコントロールを身につけているのか？
- 子どもは，体重を移し換えているときに体重をかけた上肢に対して身体を動かせるか，そして，そうしたときに姿勢が崩れることはないか？

手掌での体重支持と体重移動は，手の開排の発達に役立っていく(Boehme 1988)．手の開排は把握，操作，リリース，そして姿勢移行時の体重支持に必須である(Boehme 1988)．であるから，評価に際して体重を支持したときに手の位置を観察しておくことは重要である．例えば，筋緊張が減少した結果として，手は広げられているのか(図2-21を参照)，もしくは手掌が平らについているのか(p.30の図2-7を参照)，それとも筋緊張の増加の結果として，手指の屈曲(図2-22を参照)で手の運動が制限されているのだろうか？ 加えて，触覚や固有受容覚入力の不適切な処理過程が，上肢での体重支持や体重移動に影響を及ぼすのである．体重を移動させるときに，支持している上肢の筋緊張は変化し，体重支持面と接触をもっている身体部位の積極的な姿勢調節が起こる．こういった調節が起こるにあたって，各肢節は感覚の変化を認めるほどに敏感でなければならない．

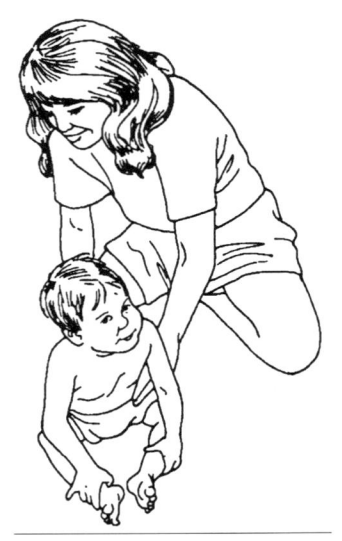

図2-20 上肢は座位での支持に使われている．

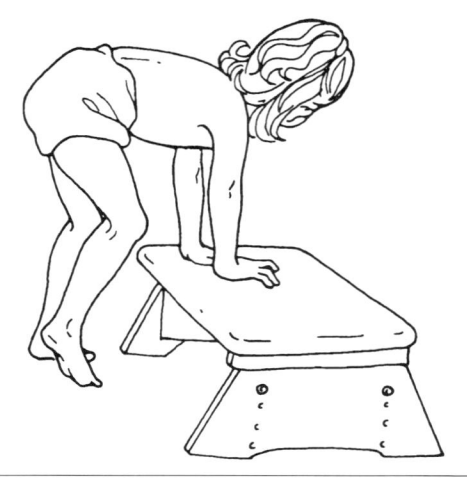

図2-21 伸展した上肢で体重を支持したときに手の開排が観察される．

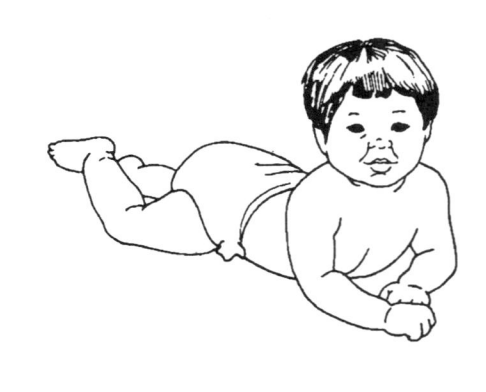

図2-22 手指の屈曲が手の開排を阻害している．

安静時，そして体重支持したときや体重移動のときに上肢を観察することに加えて，上肢の中でも手の動きのパターンを抗重力運動や巧緻運動課題が行われている間に観察する必要がある．巧緻な運動スキルに必要な上肢運動のパターンは，それぞれが共同して働くという視点で分析していくのと同様に，個々に関しても分析していかなくてはならない．そして，分析するときには，リーチ，把握，運搬(何かを運ぶ)，リリース(物体をはなす)，手掌内操作，両側性の手の使用，両側の手先を使った操作などを見ていかなくてはならない(Boehme 1988；Elliot and Connolly 1984；Erhardt 1982；Exner 1980；Vogtle and Boger 1989)．

　ビーズに紐を通したり，三輪車のハンドルを切ったり，ブランコを揺らしたり，粘土を丸めたりといった上肢の活動の間や反体側の空間にある物体の操作を促したときに，上肢の両側性使用や正中線交叉を必要とする上肢の活動が調べられる．両側性協調の障害は，前庭覚入力に対して示される低反応と結びつけられるかもしれない(Ayres 1972a, 1979；Fisher 1991)．もし，こういった状態が脳性マヒ児にあったとしたら，多分，最も可能性としてあるのは，神経-運動系の問題のためであろう．

　上肢機能を観察するときに，物体の輪郭に合わせて手の形を変えていく能力や，手と上肢の間の動きについて，同調の状態が評価されなければならない．物体の輪郭に手の形を合わせていくことは，触覚のフィードバックが重要であるのと同様に，手掌内のアーチを構成する掌内筋と掌外筋の運動の活性化に依存している(Boehme 1988；Exner 1980)．さらに手の機能は前腕と手関節のコントロールに影響されており(Boehme 1988；Kapandji 1982)，手掌アーチの活発な働きを確認するのと同様に，前腕，手関節，手の動きとの間の動きについて，同期の状態に注意をしておくのも重要である．このような例としては，子どもは空間で手の位置を変えるのに前腕を回旋できるのか？　物体を把握する際に手関節はどういったポジションをとっているか(**図 2-23** を参照)？　手掌は把握するときに物体の周囲に対して調整されているのか？　そしてまた，手指は把握するときに使われているのか？　といったことなどである(**図 2-24** を参照)．子どもたちの探索や遊び，身辺のケア，学習活動にこういったパターンが，どのように使われているかを年齢や認知能力という点を考え合わせた上で，評価していかなくてはならない．脳性マヒ児の上肢機能の評価と発達に関する詳細な記述が，文献の中で見つけ出せるだろう(Boehme 1988；Erhardt 1982；Exner 1980)．

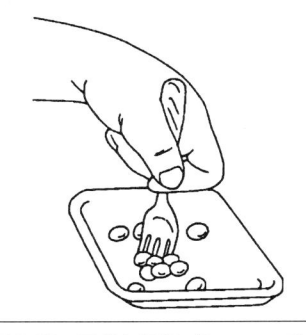

図 2-23　異常な把握パターン．手関節が屈曲し，母指が内転位のままになっていることに注意．

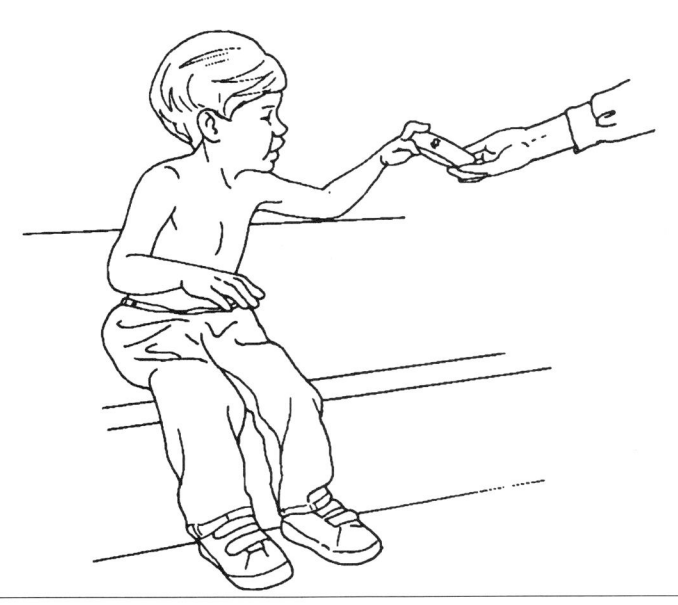

図 2-24　不適切な手掌の調節．輪を握ろうとする際に手指の屈曲が使われている．

口腔運動機能

　　口腔の評価は，複雑な過程を伴う．摂食や会話に必要とされる口腔運動制御の障害は，感覚と運動に関する機能の障害に基づくものと考えられる．口腔運動機能評価についてはこの章で扱う範囲を超えており，摂食や言葉の発達に関係する口腔運動機能の評価は文献の中に広く記述されている (Levin-DeFazio 1986 ; Locke 1993 ; Morris and Klein 1987 ; Wilson 1977 ; Wolf and Glass 1992)．これらの中でも，特に興味を引くのは，Palmer と Heyman (1993)のもので，生後1年間の感覚と運動に関する発達の観点から，口腔運動機能の評価について示している．彼らの知見のうち，幾つかについてはこの章の後半で触れられる．

　　口腔運動制御の基盤となる動きの評価を行う場合に，口腔周囲の分離した運動と同じように，子どもの姿勢コントロール全般も検討される．全身を通して見た場合，身体近位部の安定性は，摂食中の頬，顎，口唇，舌や口蓋の分離した口腔運動を支えている (Morris and Klein 1987)．口腔内の運動が分離していくときに影響を及ぼしている安定性と可動性の間の相互関係は，吸啜，嚥下，咬み，咀嚼を行っている間に観察される (Morris and Klein 1987)．観察が必要なポイントは，口腔の運動が，それ以外で起こっている身体運動や運動が行われている箇所と比べたときに，どのような分離を果たしているのかといったことである．

　　口腔領域での感覚処理過程は，十分に考察されなければならないが，中でも触覚と固有受容覚-運動覚のフィードバックの処理過程を考えていくことが求められる．これらの感覚系に関して，低反応と過剰反応のどちらを示しているのか，見極めていくことが重要である．触覚と固有受容覚-運動覚の入力に対する低反応性の指標は，

- 口腔領域に触れた際の気づきの減少
- サクサクした咬み心地のように感覚入力を増幅する食物を好んで求める傾向
- 口の中に物を詰め込みすぎる傾向
- 過度の流涎
- 食い散らかす癖

口腔周囲の触覚と固有受容覚-運動覚の入力に対する過剰反応性の指標．

- 柔らかな，または，うらごしした食物を避けること
- 食物に吐きそうになる (Palmer and Heyman 1993)
- 水を飲むことができても，ジュースや他の飲み物を飲めないことがある (Palmer and Heyman 1993)
- 自分自身の指を口に入れるが，他人の指は受け入れられないといった傾向 (Palmer and Heyman 1993)
- 食物を口に入れた後に，口の中で食物を動かすと刺激を受けるので，それを避けようとして口を開けたままにする (Palmer and Heyman 1993)

　　摂食に関する問題を運動と感覚の両方の観点から評価していくことは重要である．母乳の摂取，哺乳瓶からの摂取，コップからの飲水，スプーンを使った摂食など，様々なタイプの食物を咬んだり，咀嚼したりといった場面で口腔運動の分析を行うのが望ましい (Morris and Klein 1987 ; Wolf and Glass 1992)．次に口腔運動パターンが摂食の口腔相に及ぼしている影響を評価する必要がある．

まとめ

　　感覚処理過程，運動，行為に関して情報を集めるには，背景となる情報，標準化された評価，クリニックでの組織的な観察等を含む客観的，そして，主観的な測定からデータを集めることが必要となってくる．標準化された評価を使ってきちんと行う評価は，重要であるが，

子どもが評価を実施する場合に，子どもがより構成された評価場面に耐えられないことも考えられる．そういった場合，検者は子どもが日頃から慣れているか，それとも，彼らにとって，経験のない全く新しい道具や玩具を使って，様々な感覚と運動経験が得られる環境の中で，自発的な，そして構成的な遊びを観察していかなくてはならない．標準化されたテストに堪えられる子どもたちに対して，セッティングされた中で行われる観察は，よりフォーマルな形で行われるテストから得られる情報を補う貴重な情報を提供してくれる．こういった評価から得られた全ての情報は，再検討され，統合されていかなくてはならない．1つの情報源から得られた情報だけでは，感覚，運動，そして臨床的な問題について何らかの決断を下すには不十分で，複数の意味のある情報がまとめられていくことが非常に重要である．我々が特定の問題点に対して仮説を立てる際に頼りにするのは，こういった意味のある情報がまとまったものである．評価の結果は，子どもの学習，遊び，社会生活への適応の状態，意志疎通の能力，機能的活動，そして行動の組織化等に関係する能力に対してマイナスの強い影響を及ぼすような"問題点"が見られるかどうか，注意深く検討されるべきである．脳性マヒ児やその他の発達障害児を評価する場合には，感覚処理に関する評価は，触覚，固有受容覚，前庭覚の入力に対して起こる行動反応の状態に基づいてなされる．

観察リスト：脳性マヒ児の感覚処理

この質問紙は，観察を進めていく際に助けとなるように工夫されている．「はい」がどれくらいあれば機能障害を示すのかというような，はっきりとした目安は得られていないが，「はい」という回答の数と感覚処理障害に関連したリスクが増していく傾向との間に，直接的な相互の関係が存在する．

	はい	いいえ	どちらともいえない
触覚入力の処理			
不十分な調整／触覚防衛			
子どもに以下のような状態がありますか？			
1. 歯ブラシまたはヘアブラシをもつことを嫌いますか？			
2. 服を着ていないときに触れられることを嫌いますか？			
3. 抱きしめられるのを避けようとしますか？			
4. 手や身体等が汚れることを避けようとしますか？			
触覚識別の不十分もしくは接触に対する低反応			
子どもに以下のような状態がありますか？			
1. 視覚が遮られたときに触覚入力に対する反応／定位の失敗がありますか？			
2. 物体を口に入れますか？			
3. 視覚を遮断された状態で触った単純な物体がわからない．			
4. 髪の毛をブラッシングされたり，身体を触れたり，扱われることを喜びますか？			
5. 硬い物体を扱うことをより好みますか？			
6. 振動を好みますか（バイブレーターのようなもの）？			
固有受容覚入力の処理			
子どもに以下のような状態がありますか？			
1. 食物でない物を咬んだり，口に入れて咀嚼したりしますか？			
2. 自分，もしくは他の人をつねったり，叩いたりしますか？			
3. NDTを行っているとき，ハンドリングしているあなたにもたれかかってくることがありますか？			
4. 身体の位置の変化に応じて，身体の調整を行うことがうまくできないといった状態がありますか？			
前庭覚入力の処理			
重力，運動の一方もしくは両方に対して過剰な反応			
子どもに以下のような状態がありますか？			
1. 頭部と体幹が支えられていても，空間で後方に動かされることを嫌いますか？			
2. 大きな治療ボールに乗せられると怖がりますか？			
3. 足が地面から離れるのを嫌いますか？			
4. 空間で動くときに大袈裟な動きを見せますか？			
運動に対する低反応			
子どもに以下のような状態がありますか？			
1. 人から揺らされたり，動かされたりすることを楽しみますか？			
2. 直線的に加速度がつくような運動が与えられたときに，伸展筋の筋緊張がうまく増大しないといった状態がありますか？			
3. 空間の中で姿勢をうまく保持できず，のけぞってしまうことがありますか？			
4. 空間内で動くときに，その動きに気づけないことがありますか？			
5. もし子どもが運動の能力をもっていたとして，身体をぐるぐる回すことを好みますか？			

Copyright © 1995 by Therapy Skill Builders, a division of The Psychological Corporation / All rights reserved　1-800-228-0752 / ISBN 0761643346

観察リスト：感覚統合障害児の運動障害

この質問紙は，観察を進めていく際に助けとなるように工夫されている．「はい」がどれくらいあれば機能障害を示すのかというような，はっきりとした目安は得られていないが，「はい」という回答の数と感覚処理障害に関連したリスクが増していく傾向との間に，直接的な相互の関係が存在する．

	はい	いいえ	どちらともいえない
運動実施中の抗重力コントロール			
1. 子どもは，体幹のコントロールが不十分な状態を示していますか（例えば，過剰な腰椎の前弯，腹部の前方への突出など）？			
2. 上肢の位置に関係なく，肩甲骨が外転位に位置する傾向がありますか？			
3. 子どもは，背臥位で頭部を床から離すようにもち上げることが難しいですか？			
4. 子どもは，頭部を過伸展して腹臥位から背臥位への寝返りをはじめようとしますか？			
5. 子どもは，垂直な面で動こうとしますか？			
6. 子どもは，重力が働いている方向に姿勢が崩れていくことが多いようですか？			
7. 子どもは，立ち直り反応や平衡反応に依存するよりも保護的反応に依存しているようですか？			
体重支持時の身体姿勢			
1. 全ての姿勢で子どもは広い支持面を取っていますか？			
2. 立位で，			
子どもの上部脊柱は円背の傾向を示していますか？			
子どもは，膝を過伸展してロックしていますか？			
体重を側方から側方へと移動させるのが難しいようですか？			
体重移動の間に子どもは足部で調整するのがうまくいっていないようですか？			
3. 座位で，			
子どもは，上部脊柱の円背と骨盤が後傾する傾向を示していますか？			
子どもは，活発な体幹の回旋を示しますか？			
子どもは，支持面の変化に適応していますか？			
上肢			
1. 子どもが腹臥位になったとき，頭部挙上が弱く，頭部が肩甲帯に吊り下げられたように見えますか？			
2. 伸展した上肢に体重をかけているときに，子どもは，肩甲帯の周辺で近位関節の安定性が低下しているような状態を示すことがありますか（例えば，肩甲帯の挙上，翼状肩甲など）？			
3. "手押し車"で進むときに，一側から他側へ簡単に体重を移動させることができないといった状態がありますか？			
4. 体重移動を起こす際に，手の位置を調節することで体重移動にスムーズに対応できないことがありますか？			
巧緻運動活動の間に，			
1. 三角ブランコの握り柄などの大きな物を握るときに，子どもは母指を強く内転位に維持しようとしますか？			
2. 子どもは，3～4枚のコインを手掌に握り，そのコインを一度に指の方向に向かって動かせないですか？*			
3. 子どもは，3～4枚のコインを拾い上げて，一度に手掌の中に握っておくことができないですか？			
4. 子どもの手は，平べったいですか？			
5. 子どもは，ちゃんとした指先を使ったつまみ（指尖つまみ）ができないですか？			
6. 力が必要な活動をするときに子どもの指の関節は過伸展しやすいですか？			
7. 子どもは，物を握ったり，はなしたりするときに自分の前腕を何か物の上や身体につけて安定させることがありますか？			
8. 把握活動時に母指と中指を使っていますか？			

＊：Exner, C. 1992. Development of hand functions. In *Occupational therapy for children*, edited by P. N. Pratt and A. S. Allen, 235-259. St. Louis：Mosby. より改変

Copyright © 1995 by Therapy Skill Builders, a division of The Psychological Corporation / All rights reserved 1-800-228-0752 / ISBN 0761643346

感覚統合障害児の運動障害

　Ayres(1972a, 1979)は，感覚統合障害をもった子どもの主要な問題点は，感覚に基づく障害であると記述した．これは，環境や子どもたちの体からの感覚情報が，組織化されず，効果的でない方法で処理されているということを意味している．その結果，こういった情報に対応した運動，行動，認知に関する反応は，不適応なものとなる(詳細な説明に関しては，Ayres 1972a, 1979, 1985 と Fisher 1991 を参照)．感覚統合障害は，注意，行動，学習，言語発達，運動，協調などに影響する(Ayres 1979)．こういった領域に生じる問題は，感覚入力の処理障害の最終的な産物として見られている．感覚統合障害の症状に関する記述は，広範囲にわたる研究と臨床経験に基づいている(Ayres 1965, 1966a, 1966b, 1969, 1972b, 1977)．

　感覚統合障害児は，感覚情報に対して過剰反応を示したり，それとは逆に過少反応を示すと記述されている．感覚統合障害は，調整障害，もしくは識別障害としても分類されている(Koomar and Bundy 1991)．調整障害は，感覚入力に対して過剰反応もしくは過少反応を示すか，あるいは過剰と過少の両者の間で極端な動揺を示す反応などから明らかである(Koomar and Bundy 1991)．"調整"というのは，ある重要な情報を受けているときに，他のあまり重要でない情報，または，外部からのメッセージを抑制しながら，感覚情報を機能的に使っていけるように特定の神経系のメッセージを促す中枢神経系の能力として定義づけられる(Ayres 1972a, 1979)．"識別"は，触覚，運動，力，空間内での身体位置に関する情報を区別していく能力として定義づけられる(Koomar and Bundy 1991)．

　感覚調整と識別に起こる機能障害は，触覚や固有受容覚，前庭覚などの感覚系で見られる．こういった領域に機能障害をもった子どもたちは，同じように視覚や聴覚情報の処理にも問題が現れるかもしれない．全ての感覚系の統合は，個々人が健全であり，環境と目的をもって相互関係を営むのに必要不可欠である．感覚統合障害を有する子どもでは，様々な感覚経験を統合，合成，受容する能力が障害される．

　この章では，感覚統合障害の結果として見られるようになる運動障害に焦点を当てていく．前庭覚，固有受容覚，触覚といった感覚系からの情報を処理することが困難な子どもたちは，運動に関係する問題を頻繁に示す．こういった子どもたちは，低い筋緊張を示したり，バランスや協調性の障害，姿勢の問題，不器用な動作，未成熟な運動パターン，それに運動のレパートリーの乏しさなどを状態として示すかもしれない．これに加えて，こういった子どもたちは，問題を解決するための方法として代償的な運動パターンを使うようになるかもしれない．こういった代償は，脳性マヒ児では詳細について記述されてきた(Bobath and Bobath 1975；Scherzer and Tscharnuter 1982；Bly 1983)．感覚統合障害児では，もっている問題点は脳性マヒ児より小さいにしても，脳性マヒ児で見受けられる代償的運動パターンの多くを同じようにもっているのである．

　組織的な感覚情報の処理ができていない子どもは，筋，腱，関節から過剰な，しかも不適切な，あるいは不正確な情報を受け取っている可能性がある．運動からの不正確な感覚フィードバックは，すでに存在している運動の問題を助長したり，誇張したりする．Karel Bobath (1980)は，子どもたちは，特別な運動を学習する存在というよりも，むしろ運動にまつわる

感覚を学習する存在であると記している．子どもたちは，繰り返し運動スキルを練習し，そのときの感覚経験を通して学習するのだが，感覚統合障害児は，"組織化されていない"情報をもとにして学習し，まとまりのない結果を経験するのである．感覚フィードバックは不正確となり，それは運動学習に影響を及ぼし，運動は原始的で，ときには異常なものとなる (Bobath 1980)．原始的な運動は，通常であれば誕生から3〜4ヵ月の間に見られ，先ではより成熟し，コントロールされたパターンに取って代わられていく，未成熟なパターンとして定義されている．

前庭系に障害をもつ子どもたちの姿勢に関する問題は，保護反応，立ち直り反応，平衡反応には，前庭覚入力が非常に重要な役割を果たしているため，文献に広く記述されている (Ayres 1972a, 1979；Fisher 1989, 1991；Fisher and Bundy 1982；Montgomery 1985)．とはいっても，感覚統合障害児で見受けられる運動障害は，前庭覚の処理に問題のある子どもに限られたものではない．以下の節では，感覚統合障害をもった子どもに多く見られる運動の問題について触れていく．

運動の問題

機能的な運動に関係する様々な情報の組織化は，複雑に入り組んでおり，しかも，相互に緊密な関係をもっている．結果としていえることだが，特定の運動障害が，1つの原因だけから起こることはまれであり，それに加えて運動の問題が単独で存在することは，通常考えにくいことである．以下に示したポイントは，感覚統合障害児が示す最も一般的な運動面の問題を明らかにしていく際に，考察の手がかりとなるポイントとして捉え，考えていく必要がある．

不十分な姿勢コントロール

Ayres (1972a) は，生存に必要不可欠で，系統発生的に最も古い反応の1つである地面と重力の相互関係の中で組み立てられる個々の感覚運動反応について記述している．重力に逆らって直立姿勢を維持する能力は，緊張性の自動的な反応である．"緊張性"という用語は，骨性の安定性の維持に必要な筋緊張をもたらす安定した筋収縮と示される (Sherrington 1961)．姿勢コントロールは，支持面の変化に対する微妙な調節と自分の姿勢を随意運動に先行して調整したり，もしくは随意運動を行っている間に姿勢を調節する必要性を予測する能力に依存している (Frank and Earl 1990)．前庭覚，固有受容覚，視覚情報の処理が難しい子どもたちでは，十分な姿勢コントロールを発揮できないことはありがちなことである (Ayres 1972a, 1979；Nashner, Shumway-Cook, and Marin 1983)．

抗重力伸展：重力に逆らった伸展

前庭覚や固有受容覚に関する情報に対して低反応を示す子どもたちでは，低筋緊張であることが多く，腹臥位で伸展姿勢をとったり，維持することが困難な場合が多い (Ayres 1972a, 1979)．視覚情報の処理が困難な場合，視覚系は姿勢調節に密接に関与しているので，姿勢の調節はさらに妨げられることが考えられる．以前から，子どもの重力に逆らって伸展位を維持する能力は，腹臥位で頭部，そして上肢と下肢を同時に床から離してもち上げる姿勢 (腹臥位伸展姿勢) を取らせることで評価を行ってきた (Ayres 1972a；Gregory 1981；Gregory-Flock and Yerxa 1984；Harris 1981) (p. 32 の**図 2-12**，**図 2-13** を参照)．この姿勢をとっている間に，以下の項目について観察が進められる．見た姿勢の特性 (姿勢がとれなかったり，部分的に姿勢がとれたり，また，滑らかな姿勢であったり等)，姿勢の維持 (頭部，体幹，四

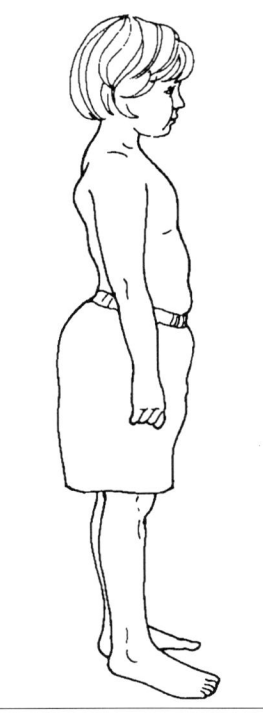

図 3-1 不十分な立位姿勢．上部脊柱の円背傾向，腰椎前弯増強，突き出た腹部などに注意．

肢の位置および姿勢の維持に必要な努力の程度），そして姿勢の持続時間について観察が進められる（Ayres 1972a；Gregory 1981；Gregory-Flock and Yerxa 1984；Harris 1981；Longo-Kimber 1984）．

抗重力伸展は，様々な姿勢の中で観察されるが，腹臥位伸展で抗重力伸展の能力を観察することに加えて，前庭-固有受容覚情報に対して低反応を示す子どもたちでは，前庭-固有受容覚への対応を多く求められる姿勢を避けようとする傾向がある．こういった理由から，子どもは全体的に腹臥位を避けようとするかもしれない．直立した姿勢は，頭部や体幹への重力の影響を少なくすることができるので，子どもたちには，より快適な姿勢であるようだ．抗重力伸展の機能に重度の障害がある場合は，直立位をとる能力にも問題が見られるようになる．こういった子どもたちは，肩甲骨の外転と典型的な胸椎部の強い後弯（円背）を示す（**図3-1**を参照）．股関節の伸展が十分でないのに加えて，骨盤の前傾が起こり，腰椎前弯の増加が頻繁に観察される．こういった子どもは，重力に引っ張られて，"崩れた"ようであり，姿勢以外にも疲れやすいといったことが，頻繁に観察される．こういった問題は，長い時間立位を維持したり，座位姿勢を保持していると，より強調される．身体を支える能力が不十分なのを補うように，他の人やしっかりした物に寄りかかったりする様子が頻繁に観察される．

感覚統合理論の中で，前庭覚の感覚処理の不適切さを示すものとして，抗重力伸展のことが触れられている．治療の中で，子どもがブランコやスクーターボードに腹臥位で乗ると，姿勢の中で伸展が必要とされる．こういった活動の中で，頭部と体幹の肢位は注意深く観察されなければならない．場合によっては，運動をコントロールするのに頸部を過伸展したり，肩甲骨の過度の内転を使ったりするかもしれない．そういったケースでは，様々なレベルに段階づけられた伸展が促されなければならない．つまり，子どもたちに必要な伸展は，様々な方法で，様々なレベルに段階づけられて治療の中で，場面として提供される．段階づけは，身体全体を面で支える活動からはじめ，徐々に支える面を小さくしていくことで行われる．伸展は，腹臥位で子どもを揺らすときの角度を変化させたり，より治療でとる姿勢を最初，垂直位に近い姿勢からはじめ，徐々に水平になっていくように変えていくことで段階づけることができる（第6章の活動10を参照）．段階づけとしては，腹臥位は疲労しやすい姿勢であり，身体を必要以上に固めたり，代償的なパターンを増すことになる可能性があり，不十分な近位関節の安定性を促してしまう恐れもあるので，腹臥位で活動する時間を限定していくことが，治療的には別の選択として考えられる．伸展を促すには，直線的な運動経験が重力に逆らった自発的な伸展を促す作用があるので，抗重力伸展が乏しい場合に取り入れるように注意を払っておくべきである（Ayres 1972a, 1979）．

抗重力屈曲：重力に逆らった屈曲

抗重力伸展の不十分さに加え，感覚統合障害児は，屈曲筋を使って重力に抗して自分の身体をもち上げることが困難な場合がある（Ayres 1972a）．抗重力屈曲は子どもを背臥位にして頭部，上下肢を床から離してもち上げるように求めることで評価できる（p. 32の**図2-14**，**図2-15**を参照）．評価としては，背臥位の抗重力屈曲姿勢を維持する時間が測定される（Ayres 1972a；Fraser 1986）．抗重力屈曲の能力は，発達の極めて早い時期に観察することができる（Scherzer and Tscharnuter 1982；Bly 1983）．乳児は，生後6ヵ月までに重力に対して頭部や四肢を屈曲するようになり，手-膝（hand-to-knee），手-足（hand-to-foot），足-口（foot-to-mouth）の遊びに熱中する．このような遊びのパターンは，自分の身体に関する重要な触覚情報となる一方で，腹部の筋活動を強化する．不十分な抗重力屈曲と，不適切な触覚入力の処理からフィードバックが乏しくなるといった状態は，挙げられた問題点の一方，もしくは両方が，子どもの手や足部の触覚的探索を抑制してしまうのかもしれない．つまり，

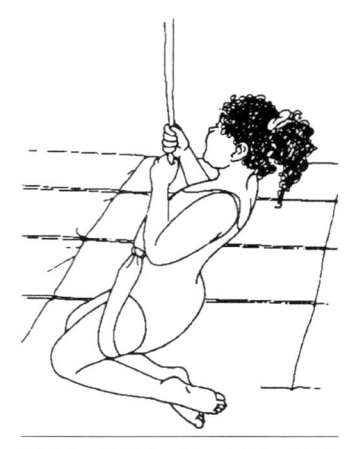

図3-2 抗重力屈曲の不足．過伸展した下部脊柱と内転を強めた下肢に注意．

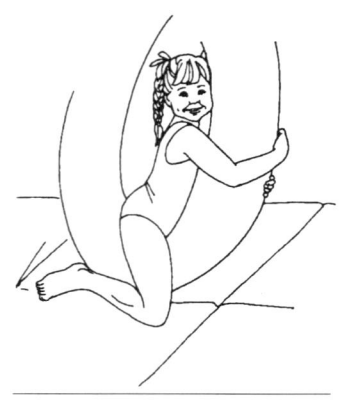

図3-3 抗重力屈曲の不足．骨盤を前傾位で固め，上肢と下肢でチューブに"しがみついている"パターンに注意．

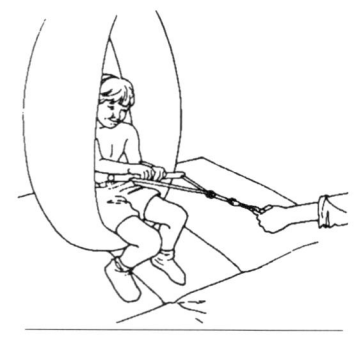

図3-5 腹部筋の活動を高める．図のようにチューブに横座りし，握り柄をつかんだ姿勢をとることで課題の難しさは増し，より活発に活動が励まされる．

抗重力屈曲の不十分さは，ちょうど，不十分な触覚の処理過程が抗重力屈曲にマイナスに強く影響するように，触覚の処理過程に強いマイナスの影響を及ぼすのかもしれない．触覚情報の処理に困難を示す子どもは，足部を触れることで起こる触覚機能の強化が起こらない場合も考えられ，そのために結果として活動が続かないのかもしれない．

触覚情報の適切な処理は，身体シェマの発達や，将来より実際的な機能の基になる身体の自己認知の発達に必要不可欠である．抗重力屈曲から生じる問題点と不適切な触覚の処理過程は，統合運動障害に結びつけられていく（Ayres 1963, 1977, 1985, 1989）．

腹部筋筋力の減弱に対して，二次的に生じる不十分な抗重力屈曲は，統合運動障害を含む，他の疾患で起こるのと同じように，触覚に関係する処理障害を示す子どもたちで観察される．不十分な抗重力屈曲と腹部筋の弱さが存在していることは，気づかれないことも多く，そのため治療の中で問題として扱われないことも多い．腹部筋が弱いことは，子どもの姿勢にマイナスの影響を及ぼしており，背臥位で重力に逆らって，頭部や上胸部をもち上げる能力や三角ブランコにしがみついて体重を支えたときに正中位で下肢をもち上げる能力の障害として観察されることがある．腹部筋の弱い子どもは，腰椎部を過伸展したり，下肢を過度に内転もしくは外転して，このような問題を代償しようとすることが頻繁に見られる．こういった代償は，ブランコに乗って遊んでいるときに頻繁に観察される（**図3-2**，**図3-3**を参照）．腹部筋の活動の不足は，子どもが**図3-4**のような姿勢（pro-gravity）で遊具に乗った際にも観察されるかもしれない．このようなパターンを習慣的に使っていると腹部筋が強くなっていくことはなく，下部脊柱の伸展を強めてしまう結果となる．このようなアンバランスは，脊柱上部の円背傾向，腰椎部の前弯の増強，突き出た腹部といった未成熟な立位姿勢をさらに増強してしまうことになる（**図3-1**を参照）．

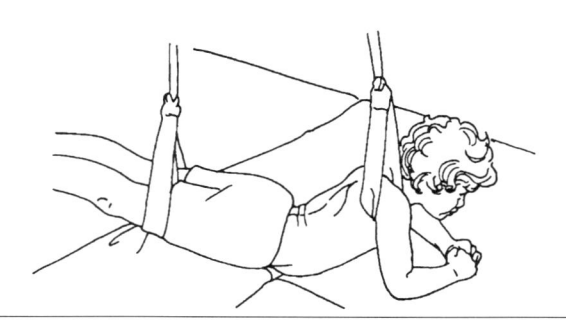

図3-4 pro-gravity肢位（図に示すような肢位）での腹部筋の活動の不足．突き出た腹部，過伸展した下部脊柱，肩甲帯の安定性の不足に注意．

幾つかのテクニックが，活発な腹部筋の活動を促すように治療で使われる．治療として使われる活動と道具の選択は，子どもの能力と必要性に応じて段階づけられていくだろう．治療的なハンドリングを行うことで，より中間位に近いアライメントに骨盤の位置が整えられ，より正常な姿勢について，多くの体性感覚情報を与えることができるようになる．腹部へのタッピングを行いながら，骨盤のアライメントを中間位に整えて，子どもの背中を傾けることが，腹部筋をほとんど収縮させることのできない子どもたちに有効な刺激になり，腹部筋が活動しやすくなる．治療的なハンドリングを段階づけていくことで，習慣的な運動のやり方をすでに運動のレパートリーとして行っている子どもたちの腹部筋活動の活性化が助けられる．活発な腹筋の活動を促すことは，チューブに座ること（**図3-5**を参照），三角ブランコをしっかり握って，邪魔なものを越えるのに脚を重力に逆らって曲げることや，いろいろな種類の揺れの中で遊ぶこと（**図3-6**，**図3-7**を参照）などを子どもたちに促すことができるだろう．ブランコで後方に傾いた姿勢になったときに，少しだけ止めてみるとよいかもしれない．

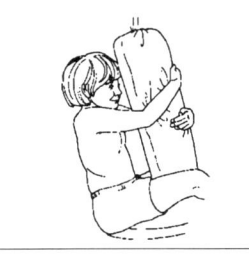

図 3-6 運動活動は抗重力屈曲を促す.

そうすることで，重力に対して頭部や体幹を屈曲位に維持するように腹部筋の活動が高められるかもしれない．こういった場合，子どもたちは腹部筋筋活動の弱さを自分自身の上下肢をもつことで，頻繁に代償しようとすることに注意を払わなければならない．腹部の抗重力屈曲が促されると思われる活動には，この他に取っ手を握って，空間を滑走していくグライダー（図 3-8 を参照）につかまるとか，ボルスタースウィングに下方からしがみついて（図 3-9 を参照）揺らされるといった活動がある．

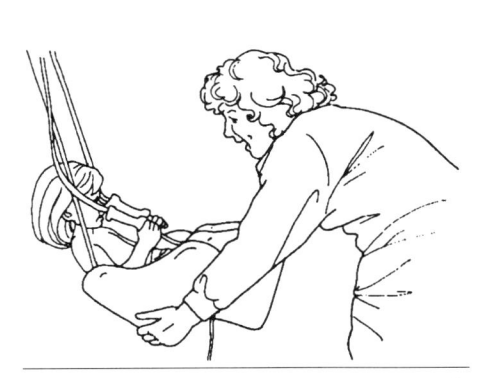

図 3-7 運動活動は，抗重力屈曲を高める．ブランコを少しの間止めることで腹部筋に対する収縮を高めていける．

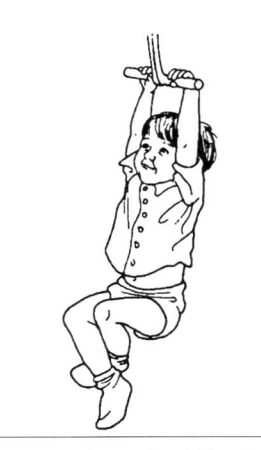

図 3-8 グライダーを使った活動は，抗重力屈曲運動を高める．この場合，子どもは下肢を屈曲する．

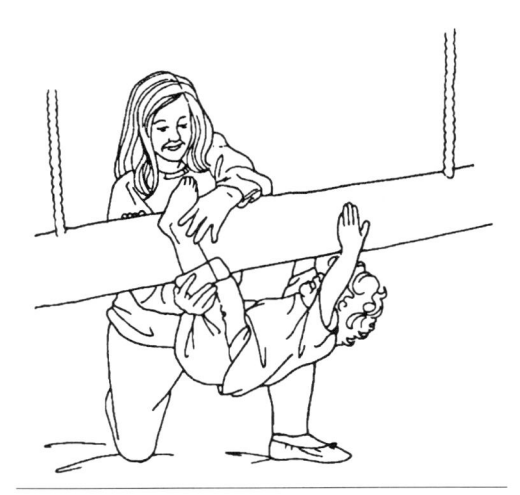

図 3-9 ボルスタースウィングに，下からしがみついて揺れることで，抗重力屈曲が促される．

回旋

　機能的で，しかも適切な抗重力伸展，屈曲の両方，もしくは一方が欠如すると，体幹の回旋コントロールを含め，より成熟した運動パターンを獲得するための能力が損なわれるようになる（Scherzer and Tscharnuter 1982；Bly 1983）．感覚統合障害のある子どもたちは，まっすぐな面，つまり矢状面（前後）や前額面（側方）に沿って動くことが多く，こういった面の中で行う運動は，安定はしているが，未熟なものと考えられる．さらに体幹の回旋運動が成熟しないと，身体のアライメントを整えることや，重心移動への反応性に影響が出てくる．つまり，重心移動への反応が不安定だと，二次的にバランスに影響を及ぼすようになる．体幹の回旋を欠いた状態は，体幹の回旋を必要とする運動の中で肩甲帯と骨盤帯が同じ面で一緒に動こうとする，丸太様の動きとして観察される．回旋が失われがちになるのは，体幹だけに限られておらず，四肢でも影響が観察されるのである．感覚統合障害児，中でも前庭系の処理過程に問題のある子どもでは，自分の身体の正中線を越える運動を避けようとする（Ayres 1972a, 1979）．正中線を越えることに，体幹の回旋に関連した何かが影響するのかもしれない（Koomar and Bundy 1991）．空間に向かって手を伸ばしていくときに，上肢の動きとともに不十分な回旋が観察されることがある．回旋が失われることの影響は，手でも観察されることがあり，子どもが何かを把持しようとしたときに母指の内転が起こることが，その例である．ハサミや鉛筆の握りには，回旋のパターンを交えて，母指を示指に対して対立させていくことが求められる．つまり，不十分な回旋が，手の機能に対してマイナスに作用するのである．

　体幹の回旋は，治療中に様々なやり方で促されるだろう．体幹の回旋は，子どもをボールプールの中に幾分背臥位になったような寝かせ方をしたり，姿勢反応を促すようにボールプール自体を傾けたりして促すこともできる（図 3-10 を参照）．体幹の回旋は，ボルスタースウィングに乗って，対角線方向に揺らすことでも促通することが可能である．治療的な意図があっ

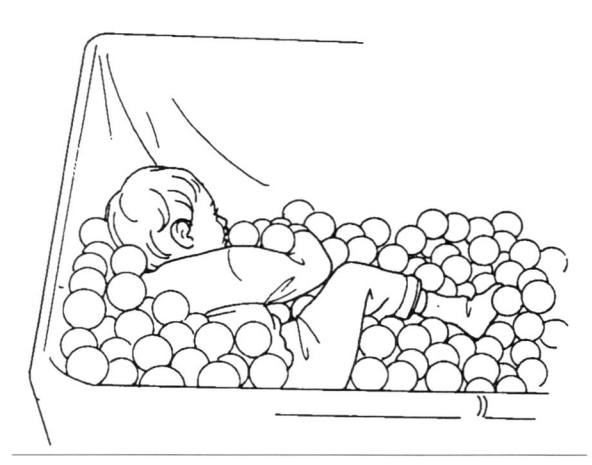

図 3-10 子どもは，ボールプールが傾けられたことに対して，姿勢を調節しようとして体幹の回旋を使う．

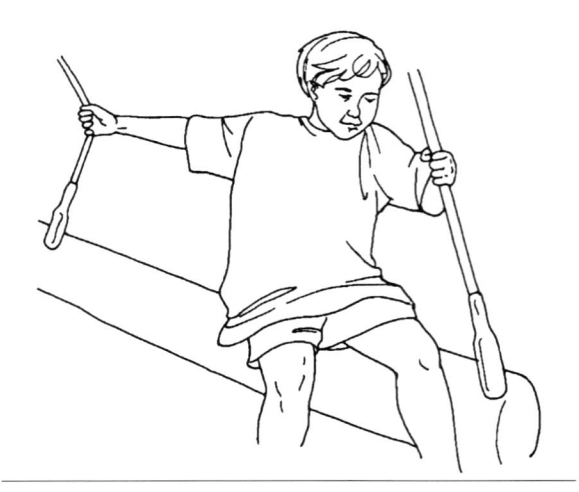

図 3-11 揺れる遊具に横に座ることで体幹の伸展，回旋，上肢の交互運動が促される．

て床に置かれた物体を蹴ったり，それに向かって手を伸ばしていく活動なども，揺れを伴う中で体幹の回旋が増すように利用してもよいだろう．加えて，子どもにはプラットフォームやボルスタースウィングを動かすときに横向きに座るよう求めることでも体幹の回旋を改善できる（**図 3-11** を参照）．

　自動的な姿勢適応には，感覚入力の処理を必要とするので，感覚統合障害児は姿勢調節に関して障害を示すのである．こういった子どもたちの姿勢調節はスムーズさに欠け，反応が遅れがちになるようだ．その結果として，姿勢背景運動に障害をもつ子どもは，体幹をより機能的に調節することや四肢をより効果的に使うこと，加えて，これら全てを自動的に行うことに失敗してしまうことになる．一般的にこういった子どもたちは，直立した姿勢の中で体幹を積極的に使ったり，自動的な姿勢反応が求められたときに，そういった場面を避けようとする傾向がある．その代わりに他の人や物体，もしくは治療的なハンドリングそのものに，外部から支えられるようにもたれかかってしまうことがある．

　前庭-固有受容覚情報に対して低反応を示す子どもは，運動経験をしきりに求める傾向がある（Ayres 1972a, 1979）．こういった子どもは，天井から吊された器具を動かす場面で，自分の身体を支えている面に対して，重心を維持し続けようとして，体幹で姿勢の調節を行うことを避けようとする．子どもは，より積極的に体幹を姿勢調節に使おうとするよりも，器具を吊しているロープをしっかり握り締めるような"保護的な"反応の方に頼るかもしれない．それに加えて，バランスが求められる活動の中では，ハイガード肢位（high-guard：肩甲帯の内転）を頼りにすることも少なくない．この姿勢をとることで上肢の保護反応や巧緻運動機能は，発揮され難くなってしまう．

　前庭-固有受容覚情報に低反応を示す子どもたちは，フィードフォーワードの不十分を示していると判断される（Fisher 1991）．これとは対照的に，前庭-固有受容覚情報を調整できない子どもたちは，前庭覚に関連した運動を経験することに過剰な反応を示し，こういった状態は，重力不安，もしくは運動に対する耐性の問題として考えられる（Ayres 1972a, 1979）．このような子どもたちは，前庭覚の情報に圧倒されるらしく，適応的な方法で反応することはできず，その代わりに不安や恐怖を募らせるようである．子どもは，重力と自分の関係性を認知することに失敗したり，バランスを維持する能力をうまく発揮できなかったりする．その結果，彼らは転倒から自分自身を守ったり，空間で自分の姿勢を変化させるのに多くの時間を費やす羽目になる．このような子どもたちは，人から課せられたり，自分自身でつくり出した重心移動に対して，おおげさなやり方で，非常に素早く反応することがよく観察さ

れる．こういった状態は，特に上肢や下肢の保護伸展反応でいえることである．

　調整障害を示している子どもの姿勢コントロールに対処するにあたっては，注意して扱われる必要がある．子どもが運動を行っている間，安定した支持面と接触を保ちながら，実行している運動に対して，子ども自身がコントロールしているように配慮しておくことが重要な点である．例えば，小さなボールに座り，足を床につけて上下に弾んだり，足を床につけてボルスターに座った状態で横に動かすといったことが，例として挙げられる．神経発達学的治療（NDT）のハンドリングを利用して運動の促通を行う場合は，前庭覚や固有受容覚の入力と組み合わせることが強く求められる．

近位関節の安定性

　同時収縮や姿勢関節の安定性は，座っている子どもに肘関節を屈曲した状態で検者の母指を握らせて，上下方向に交互に検者の手を動かしても，肘関節の屈曲位を続けるように子どもに指示する．その上で，検者が手を動かしたときに，通常は子どもがどのような状態を示すかを評価する（**図3-12**を参照）．子どもは，上肢と体幹を動かさないように，筋を同時収縮させるよう求められる（Ayres 1972a）．同時収縮に関するこの評価は，子どもに静的な関節の位置を維持するように求めるが，実際の同時収縮もしくは近位関節の安定性は，静的に起きるとは考え難い．同時収縮の動的な性質は，機能について考えるときに深く検討されていかなくてはいけない．機能的同時収縮は，筋群，腱，関節からの適切な固有受容覚フィードバックや筋自体の収縮の能力に大きく関わっている．Fisher（1991）は，固有受容覚フィードバックを発生させるのに最も効果的な手段は，抵抗に逆らいながら行われる適応的な行動であると記述している．加えた力に対して，抵抗が生じるような活動は，それが重力によるものであれ，物体によるものであれ，動的な同時収縮の状態や近位関節の安定性を観察するのに相応しいと述べている．感覚統合障害児では，肩甲帯や骨盤帯に不適切な同時収縮の状態を観察することはまれではない．

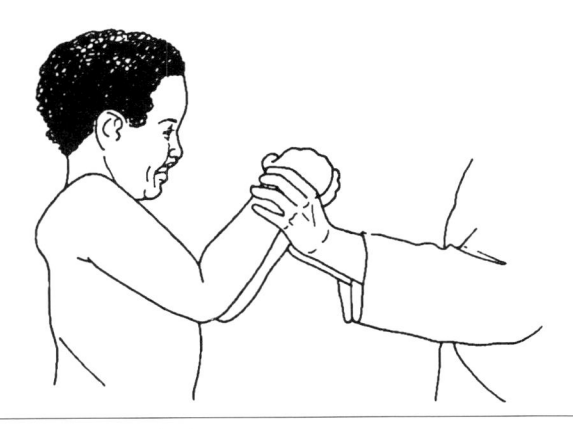

図3-12　同時収縮の従来の評価法．

上体

　近位関節の安定性は姿勢コントロール，そして抗重力伸展と屈曲の間のバランスと密接に関連している．同時収縮に問題をもつ子どもは，屈筋と伸筋の間の活動のバランスを欠いているかもしれない．屈筋と伸筋の間の活動のバランスを欠いた状態は，子どもが腹臥位になって，前腕で体重支持したときに観察されることがある（**図3-13**を参照）．重力の受容器が不適切な情報を受け取ると，子どもは重力に対して頭部をもち上げ続けることが難しくなり，それよりも視覚による手がかりに頼るようになるかもしれない．十分な近位関節の安定性を獲得していない子どもは，腹臥位で頭部をもち上げた際に顎を引くことができないかもしれな

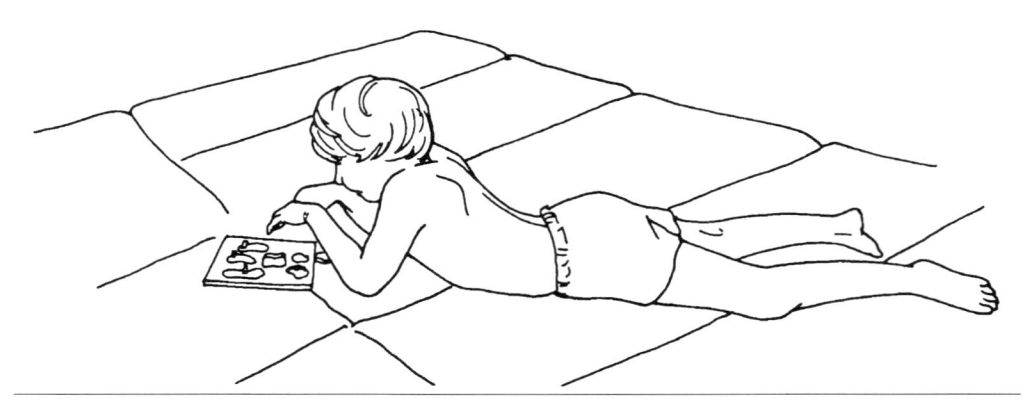

図 3-13 腹臥位での遊び．肩甲帯の安定性に欠けることと骨盤や下肢で広範に支持している様子に注目．

い．この場合，重力は頸部の筋，腱，関節に対して固有受容覚情報の発生を助けてくれる抵抗を生む力となるのだが，固有受容覚の情報の不適切な処理のために，子どもは空間での頭部の状態に気づくことができず，頭部を中間位にもっていくことが難しいだろう．こういった状態にある子どもたちは，腹臥位を続けていると肩甲帯が挙上した状態で，頭部を自分の靱帯で吊したような状態にあるといえるだろう．同様に肩甲帯の挙上は，頭部の自由な運動を妨げ，子どもが視覚を使って周囲と関わる能力に制限を加えるようになる．

不十分な同時収縮や近位関節の安定性を示す状態を別の例で説明すると，"手押し車"の肢位をとって，手で"歩こう"としたときに，体重を支える肩甲帯周囲の筋群の収縮が十分ではない場合が観察されるかもしれない(**図 3-14**，**図 3-15** を参照)．また，床の上にある大きな物体を押したり，引いたりすることが困難なのも，同じような理由からきているのだろう．不適切な肩甲帯の同時収縮は保護伸展反応に強いマイナスの影響を及ぼし，保護伸展反応自体が役に立たないか，効果的に働かないか，どちらかになってしまうだろう．肩甲帯の翼状肩甲(winging)は上肢帯に体重がかかる活動をしている間によく観察され，肩甲帯のコントロールが不十分であるということを明らかにしてくれる(**図 3-15** を参照)．肩甲帯の同時収縮の問題は，空間で上肢を機能的に使用することや手の繊細な動きに好ましくない影響を及ぼすのである．例えば，子どもが手の握りとはなしをしようとすると，上肢を自分の身体や何か別の安定した面に押しつけて安定させようとするかもしれない．原始的な把握パターンが，ずっと残って続くことがあり，より洗練された母指と示指を使った把握に見られるような，分離，

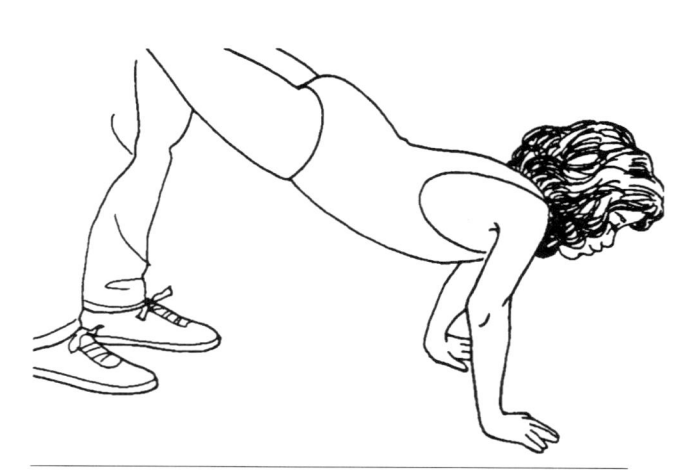

図 3-14 成熟した手押し車の肢位．体重を支持し，積極的な体重移動を可能にしている良好な肩甲帯と体幹の安定性に注目．

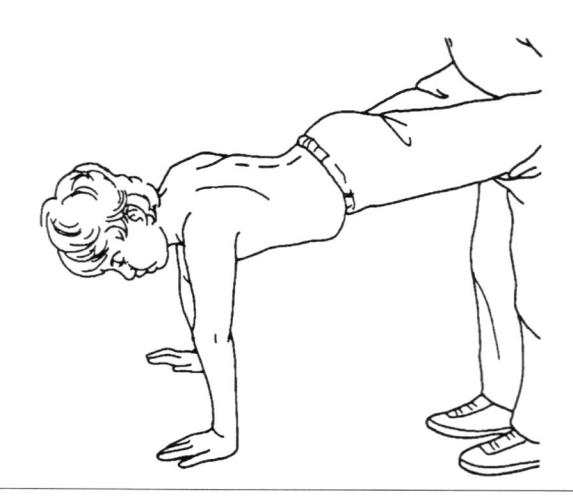

図 3-15 問題のある手押し車の肢位．肩甲帯の翼状肩甲と肘の過伸展位での固定に注意．この子どもは，簡単に側方への体重移動はできず，セラピストからのより身体近位部の支えを必要としている．

コントロールされた動きよりも，手指を熊手のような形にした(raking pattern)運動パターンを使うといったことがその例である．母指と示指での把握を行うときに，巧妙に代償運動で示指の代わりに中指を使う場合があるかもしれない．この理由としては，中指の基部にある第三中手骨が両側の中手骨から挟まれていることでより安定しているからではないかと考えられる．示指は，両側から中手骨に挟まれていないので，固有の安定性はもち合わせてはいないのである．

　近位関節の不適切な安定性は，統合運動障害を示している子どもと同じように，前庭覚の処理障害をもった子どもたちにも頻繁に観察される．近位関節の安定性は，感覚統合の治療セッションの中で，抵抗に対して押したり，大きな物を運ぶことで促される(**図3-16**を参照)．こういった活動は，大きな治療器具を使う活動を準備するといった場面で，子どもにセラピストの手伝いするように求めることで，簡単につくり出すことができる．このような重労作の活動の最中に，子どもの姿勢観察を怠らないように心がけて欲しいものである．子どもたちは，適切な同時収縮が発揮できない場合，安定性を得るため関節を過伸展して代償しようとする．例えば，こういった過伸展の状態は，力を必要とする巧緻な運動活動を行うときに手指関節(**図3-17**を参照)で，手押し車のときに肘関節(**図3-15**を参照)で，もしくは不安定な支持面に立っているときに膝関節で観察される．動的な同時収縮は，体重を支持しながら行う活動の中で，コントロールされた体重移動を発揮する機会が治療の中に盛り込まれてあって，静的な体重支持姿勢に縛られないように治療的なハンドリングが行われると促通されるのである(第6章の活動11を参照)．

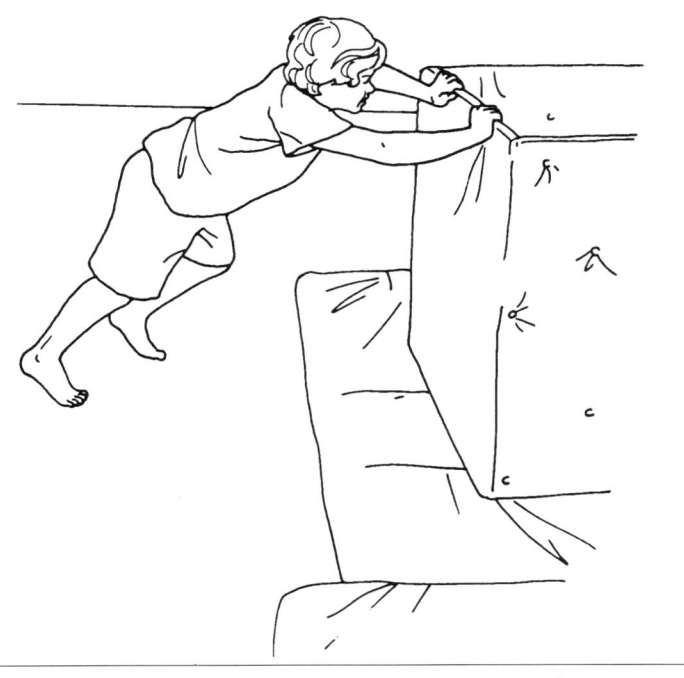

図3-16　抵抗に対して押す活動．押す活動の中で適切な上肢アライメントが，近位関節の安定性を改善している様子に注目．

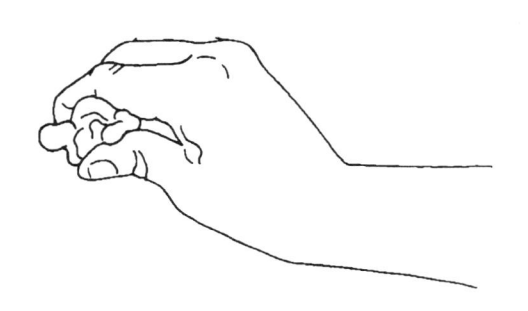

図3-17　抵抗のある巧緻運動活動の中で母指の指節間関節で過伸展が起こっていることに注意．

下半身

　頸部の伸筋と屈筋の間に機能的な活動が欠けているといった状態は，体幹と骨盤の筋のバランスに影響を及ぼし，肩甲帯の安定性と同様に股関節でも問題点を生じさせることになる(Scherzer and Tscharnuter 1982；Bly 1983)．こういった子どもたちは，過度の腰椎の前弯と骨盤の前傾から逃れるために必要不可欠な，腹部と股関節の伸展筋の共同運動制御に欠けていることが多い．こういったケースの場合，観察の中で最も目立つことは，子どもがお

腹を突きだしている姿で，腹部の筋活動が欠如していることと関係している．このような姿勢の歪みは，殿部筋の機能を悪くし(Cusick 1990)，側方への体重移動と正常な立ち直り反応の発達を抑制してしまう(Scherzer and Tscharnuter 1982；Bly 1983)．

　治療の中で留意すべきなのは，骨盤周囲の筋に適切な同時収縮が活性化される以前に，より正常な姿勢アライメントがなくてはならないということである．これを念頭に置いた上で，骨盤を前傾位から抜け出させるために腹部筋と股関節伸展筋の活動を促すように，ハンドリングを行っていくことが必然的に求められるのである．ずっとハンドリングし続けるのでなく，間を置きながらハンドリングを行えている状態は，子どもが最高に活動的な状態にあることを意味している．

体重支持と体重移動

　体重支持と体重移動の能力は，関節の安定性と姿勢コントロールの上に成り立っている．体重移動は，動的な状態であって，ある程度の体重移動を我々は常に行っており，これに伴って姿勢調節が常時必要になっている．ほんの短い間の体重心の変化であっても，意識下のレベルで調節を必要とする．これに伴い，意識下での感覚統合も必要不可欠になっている．触覚系は，支持面と接している身体部位を特定し，固有受容覚系は，関節がとっている肢位の情報と体重を移した場合にどこの関節がどの程度動いているか，といった情報を私たちに与えてくれる．前庭系は，自分自身と重力との関係について働き，私たち自身が動いているのか，それとも止まっているのか，体重移動のスピードとその方向は？といった情報を与えてくれる．このような感覚の統合と組織化は，関節を安定させ，機能的な体重支持と体重移動に必要不可欠である．私たちは，体重支持と体重移動を効率よく，しかも効果的に行われているかを確かめるため，姿勢コントロールを常に利用している．感覚統合障害をもった子どもの体重支持と体重移動に関連した問題点は，腹臥位から独立した移動にいたるまでの発達の全ての段階で観察され得る．

腹臥位

　同時収縮について前述したように，近位関節の安定性を十分にもっていない子どもたちは，腹臥位で前腕支持した肢位(on forearms)になったときに体重支持の経験が妨げられる．この肢位で，頭部が肩甲帯の靱帯に"吊された"ようになり，しかも上背部に頭部が支えられているような状態は，近位の安定性が不十分であるのを代償しているのである．この代償は，頭部の動きのコントロール，肩甲骨の正常な可動性，上肢の機能的な発達，機能的な体重移動などの発達を阻害するようになる(Scherzer and Tscharnuter 1982；Bly 1983)．こういった子どもは，腹臥位で体重移動してリーチしようとしたり，体重支持をしていない側に頭・頸部の回旋を伴った過伸展を起こして代償を行っているのだろう(**図3-18**を参照)．こういった代償で，手の正常な体重支持の経験も妨げられ，手の開排と感覚フィードバックの発達にマイナスに作用する．それだけでなく，子どもは骨盤，下肢でつくる支持面を広くとることで代償しようとするかもしれず，下肢で程度の差があったとしても，"カエル様"肢位(frogged position)が見られるようになる．こういった代償は，適切な側方の体重移動と下肢の正常発達を抑制することになる(Scherzer and Tscharnuter 1982；Bly 1983)．一般的に腹臥位，もしくは，水平位に近い姿勢は，より垂直位をとる姿勢に比べて，重力の影響が増すので，こういった姿勢をとることは，運動に問題をもった子どもたちにとって，必然的に身体的な要求がより高くなるのである．

　腹臥位で伸展した上肢に体重を支える姿勢をとったときに，肘を過伸展位に固定してしまうことが，手の機能的な体重支持と体重移動を制限するようになる．加えて，子どもは，体

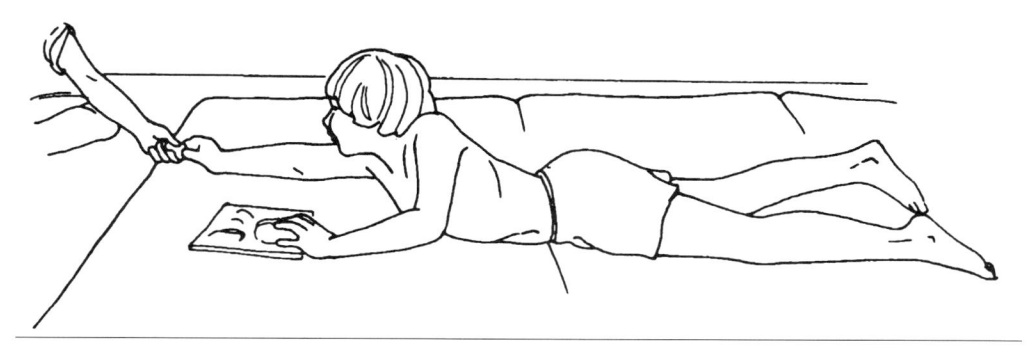

図 3-18 腹臥位でのリーチ．体重移動が困難なことに注目．この子どもは，頭部を動かすことで運動をはじめようとするので，体重移動は彼のリーチしている方向に起こってしまうのである．

重支持を行っている間に肩関節の内旋も使うようになるかもしれない．このような代償を行った場合，上腕骨頭は肩甲骨関節窩の体重心を支持している面に密着させられ，周囲にある靱帯構造は，姿勢的な安定性が増すように働くことになる．ここに示されたような肩の内旋は，結果として手の橈側に体重移動が起こるので，手の正常な体重支持の経験を阻害するようになる(Scherzer and Tscharnuter 1982)．手背部で体重支持することも，ときとして観察されることがある．適切な体重支持と体重移動は，空間に吊された遊具で腹臥位になった子どもに，求められる姿勢反応を出せるように，ゆっくり遊具を揺らすことで促される．

　こういった場合に，子どもが下肢で広い支持面をとろうとする反応を見せるが，このような反応が先々，適切な体重移動を妨げる可能性のあることにセラピストは注意しておかなくてはならない．活動の中で活発な体重移動が予測される場合，実際の体重移動を行う前に，ある姿勢から他の姿勢へと姿勢を様々に変えていくとき，セラピストは，子どもたちをより最適なアライメントで動かしていくことを求められるかもしれない．姿勢をとる際に靱帯に頼りきってしまっていることも，活発な体重移動が起こる前に抑えられるべきだろう．セラピストには，活発な体重移動がはっきりと起こる以前に，身体の近位部に段階づけたハンドリングを加えていくことが求められるかもしれない．場合によっては，支持を少なくすることで，子どもはより活発になれることもある．

座位

　座位をとったとき，骨盤での体重支持と体重移動もよく障害されることがある．姿勢コントロールについて前述したように，前庭系の刺激に対して低反応を示す子どもは，重力の方向に引っ張られて，屈曲方向に崩れてしまった座位姿勢をとるかもしれない．この円背姿勢に加えて，子どもの骨盤は後傾し，これによって体重支持は，座骨結節よりも仙骨部に見られるようになる．通常，頸部は，この姿勢の中ですこし過伸展気味となる．体重移動を行おうとしたり，求められたときには，こういった子どもたちは，脊柱の伸展を強調するのに両上肢を外転し，挙上したハイガード姿勢(肩甲帯の内転)を使うことがあるかもしれない．この代償動作として使われる上肢の"W"姿勢は，肩甲骨と上腕骨の独立した運動を妨げ(Scherzer and Tscharnuter 1982)，同じようなことが他の姿勢の中でも観察されることがある．不十分な近位関節の安定性と肩甲帯周囲の筋緊張の減少は，上肢のどのような運動であれ，過度の肩甲帯の翼状肩甲(winging)につながる．

　このような子どもたちは，支持面を増すことで代償しようとする．座位，もしくは他の姿勢で広い支持面をとることでさらに姿勢安定性を増すことができるが，その姿勢から他の姿勢に移ろうとすると，非常に大きな体重移動を必要とすることになる．そうなると子どもたちは，動くことを避けようとし，その結果，さらに動く準備が整わなくなっていく．広い支

持面をとったワイドベースの姿勢になると，体幹の活発な働きを含めて，筋活動を積極的に行う努力をあまり必要としなくなる．感覚統合障害をもった子どもたちが，身体面での努力を最小限にするように，遊びの中で広い支持面をとれる遊具を選ぶことがあるが，興味深いことである．

トンビ座り（w-sitting）は，骨盤が前傾方向に動ける広い支持面をもった肢位である．この姿勢は，大腿と下腿の構造に対して過度の捻れの力が加わり，足部を回内方向に引き込むように力が加わる．習慣的なトンビ座りは，通常の体重移動や座位，正座，そして膝立ちなどの姿勢間でのスムーズな移行を妨げることになる（Cusick 1990）．このような移行は，垂直な運動の方向性の中で起こる．習慣的なトンビ座りは，他の活動の中でも見受けられることがある．例を挙げると，下肢の屈曲，内転，そして内旋のパターンは，子どもの抗重力屈曲活動の状態が，三角ブランコを揺らして試すときに観察されるかもしれない．動いているボルスタースウィングにつかまっているときに，このパターンを使うことは珍しいことではない．

治療の中で座骨結節で体重を支持し，狭い支持面を維持しながら，より中間位に置かれた骨盤の状態を獲得しておくことは，座位で活発な体重移動が可能になる以前に，必要不可欠である．これには，より活発な体幹の機能を促す治療的なハンドリングが必要となる．遊具を吊したロープを動いている中で握ったりすると，活発な体幹の機能を促すことを助けられる．

四つ這い位と四つ這い移動（ハイハイ）

近位の支持性が十分でない子どもは，側方への十分な体重移動を妨げる持続的な股関節の屈曲を代償運動として，頻繁に活用するようになる．もし股関節の屈曲を代償的に使用することが，四つ這い位の中で続けられるならば，子どもは体重を過度に屈曲した股関節にかけるように，尾側方向に向かって移そうとする．股関節の屈曲は，肩甲帯の安定性が欠けているのを代償し，下部体幹と骨盤で本来行われるべき，側方への体重移動に支障をきたすようになる（Scherzer and Tscharnuter 1982；Bly 1983）．四つ這い移動の中で観察されるのは，分離運動の中で，一方の手から反対の膝に体重を移す過程で，体幹筋を対角線方向にコントロールする能力に欠けていることである．これと同じように，交互性の四つ這い移動をしているときに，下部脊柱を回旋しながら，上部脊柱はそれと反対の方向に回旋する，脊柱の逆回旋（counter-rotation）が失われる（Bly 1994）．四つ這い移動の中で，股関節の伸展が試されると，多くの場合，子どもは上肢から姿勢が崩れてしまう．子どもたちの中には，四つ這い移動している際に体重をかけていない側で殿部の引き上げ（hip hiking）（側屈）を使うかもしれない．また，子どもたちの中には，"引き上げ"に頼って体重移動をしようとするかもしれない．"引き上げ"は，肩甲帯や骨盤帯の安定性の不十分さを示しているのと同時に，手掌や膝への接触や圧迫に対する感覚過敏を反映しているのかもしれない（Cusick 1990）．

治療の間に，体重支持面で刻々と起こる変化に対して，子どもが常に適切な位置に修整しようとしているようであれば，上肢における体重支持と体重移動は，促されていると考えられる．体重移動は，吊された遊具や他の不安定な遊具で最も促される．というのも不安定な状態で，ダイナミックな上肢の調整が何度か起こる間に，靱帯などの構造物に頼る他動的な固定を止めさせることができるからである．肘を伸展位にして，手に体重をかけられるようになると，極端な肩関節の内旋もしくは外旋を起こさないようになるはずである．極端な内旋は，肩関節での姿勢的な安定性を与え，一方，極端な外旋は，肘関節を過伸展位に固定させる．

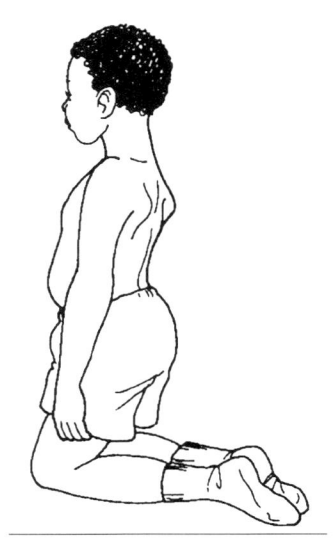

図 3-19 膝立ち．股関節が屈曲して骨盤が前傾した状態が，姿勢の安定性のために維持されていることに注意．

膝立ち

　姿勢コントロールの議論の中で述べたように，機能的な抗重力屈曲や抗重力伸展が不十分な場合，骨盤は前傾位に位置をとることが多くなる．膝立ちでの前傾は股関節の持続的な屈曲をきたし，子どもに姿勢的な安定性をさらに与えてくれる反面，スムーズで効果的な側方への体重移動の妨げとなる(Scherzer and Tscharnuter 1982；Bly 1983)(図 3-19 を参照)．こういった子どもは，多くの場合，側方への体重移動を行わずに，トンビ座りを経て垂直方向の動きのみを使って，座位と膝立ちの間の姿勢の移行を行うのである．

　治療中，膝立ちは，股関節(伸展)と膝関節(屈曲)のそれぞれの関節に異なった機能を求めるので，感覚統合障害をもった子どもにこの肢位を維持するのは，特に難しいかもしれない．腹部と股関節伸展筋に対して行う治療的なハンドリングは，より活発な体幹の機能を促し，骨盤をより中間位にもってくることで，より効果的な体重移動をつくり出せる．片膝立ち位で実施する活動は，さらに難しいものとなるが，効果的な立位に必要な対角線の体重移動を促してくれる．

立位

　不適切な体重支持のパターンは，立位姿勢へ移行するときと立位姿勢自体の中でも観察される．座位，四つ這い位，膝立ち位から立位への体重移動の能力は，下肢の分離が不十分で，立位に引き起こされた際に側方へ不適切な，しかもごく僅かな体重移動を行いながら，両下肢を同時に伸展させるようなやり方を見せる子どもたちで損なわれている．こういったパターンは，発達の早い時期には正常と考えられるが，立位へ引き起こされたときに動作の移行の中で，片膝立ちが運動の経過の中で，間に入って行われるように速やかに変わっていくべきである．下肢の分離運動が不十分な場合に観察される状態は，"バニーホップ(bunny hop：両下肢を伸展してウサギにように前に進むような移動の仕方)"をする子どもで観察される状態と似ている．こういった子どもたちは，両下肢を分離した状態で使いながら，体重支持した経験に欠けるので，何かによじ登るような活動を行う準備もできていない(Cusick 1990)．子どもが成熟し，背臥位から立位まで起き上がる際に何か物に頼らなくても立ち上がれるようになっても，多くの子どもは，立位になるのに，まっすぐな面で垂直方向に動いて，そのまま立位になる．こういった子どもたちは，背臥位から腹臥位，そして立位になるのに体幹の回旋を使わずに姿勢を移行させる．

　不適切な体重支持と体重移動のパターンも立位の中で観察される．立位で低緊張を示し，ダラッとした子どもは，股関節を外旋して支持面を広くとっており，より姿勢の安定性を得ようとしている．こういう姿勢をとることで，大腿骨骨頭は寛骨臼に密着するようになるのである．遠位では子どもの身体に作用する重力は，足部をより回内する方向へ引っ張るように働く．非常に多くの場合，こういった子どもたちは，体重支持をしていないときは，足部の内側縦アーチがあるのだが，体重支持するとアーチは平坦になってしまう．立位で経験される足部の回内は，ある程度の膝関節の屈曲と脛骨の内旋(Cusick 1990)，内側靱帯の緩み，そして腓骨の筋と外側靱帯の短縮と関連づけられることが多い．この結果，子どもは本来体重支持を行うべきところではない骨の面に体重をかけることになり，さらに図 3-20 のような関節炎様の変形をきたすようになる．子どもは，足関節を安定させるのに，通常では，安定性を得るためには使わない筋を使うので筋の過剰使用が問題として起こってくる(Root, Orien, and Weed 1977；D'Amico 1984)．こういった状態は，疲労感や痛みといったかたちの訴えとなって出てくる．時折，立位で足趾を握り込んでバランスを維持しようとする状態が観察されるが，有効な試みではない．代償として，足趾の握り込みを行うのは，安定性を得ようとして行う方法としては，未熟と考えられ，こういったやり方は，立位をはじめた頃によく

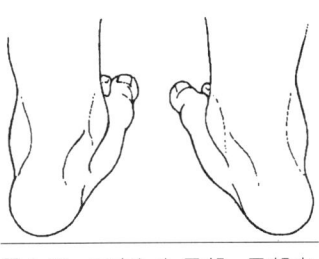

図 3-20 回内した足部．足部内側縁が平坦化し，足部が内側に入り込んでいることに注目．

見受けられる(Cusick 1990)．足趾の握り込みは，重力不安を示す子どもでも観察されることがある．

　適切な体重支持と体重移動のパターンは，子どもがプラットフォームかボルスタースウィングに立っているときに促通されるだろう（図3-21を参照）．遊具は，求められる体重移動が起こるまで僅かに揺らされ，もっと体重移動が必要な場合は，ボルスタースウィング上で立位になって揺らされることで促すことができる．ボルスタースウィングの円筒形の形状は，側方への体重移動を促すのに適している．体重移動は，ボールに乗ったり，丸イスに腰かけて床から物を拾い上げたり，足の裏に張りつけたシールをはがしたりする活動でも促される（図3-22，図3-23を参照）．

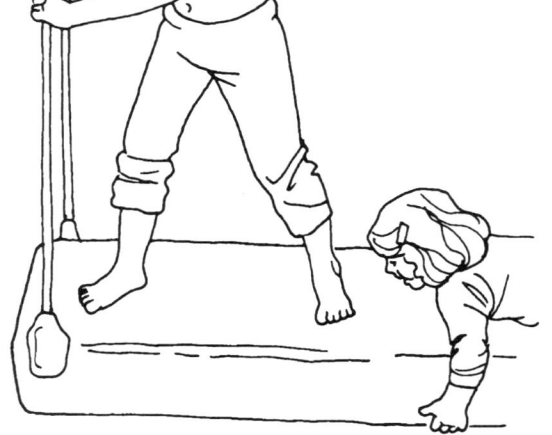

| 図3-21 プラットフォームスウィング上での立位．体重移動が活発な体幹の回旋を使うことで高められていることに注目． | 図3-22 不安定な遊具上での座位．活発な体重移動が足裏のシールをはがすことで促がされている． | 図3-23 不安定な面上での座位．足裏に泡状の石鹸をつける活動の中で活発な体重移動が促されている． |

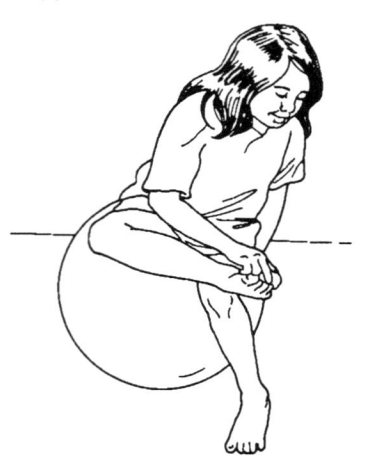

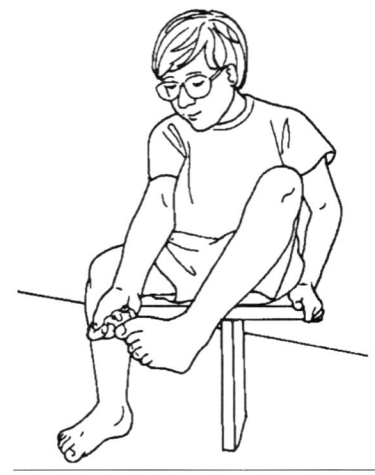

移動

　移動の主な目的は，自分の体をある地点から別の地点へと移すことである．移動は，動的で，繰り返され，律動的なものと考えられる(Tachdjian 1990)．正常歩行は，身体を前方へと移動させるための肢節の動きを認めつつも，一方では，安定性を維持することが求められるのである．移動は，最適な状況下で最小限のエネルギー消費のもとに行われる(Perry 1987)．感覚統合障害をもった子どもの歩行時に示される運動の不規則性は，体幹の回旋，そして，交互性の上肢の振りの欠落，ハイガード肢位を示し，広い支持面をとる傾向，そして不規則な足部の接触などが，不規則性の背景となっていると考えられる．

　四つ這い位の中で見られる下半身に対する上半身の逆回旋の欠落は，移動の中でももちろん観察されるかもしれない．この状態は，未熟な運動のパターンと考えることができ，もし，こういった状態が続くとしたら，効果的な体重移動を行う能力にマイナスに作用する．移動の中で上肢の交互性の振りが不十分なことは，感覚統合障害児で多く観察される．肩甲骨の内転が脊柱の伸展を強めるために継続して使われ，ハイガード肢位として観察されるか，それとも，肩を内転，過伸展し，体幹の側方に上肢をピッタリとつけた状態が観察されるかもしれない．上肢で交互性の動きが観察されたとしても，それが，肘関節の部分だけで起こるといったことは，決してまれではない．股関節の過度の外転，外旋しながら歩行周期中，ワイドベースで歩行するのは，もっぱら低い筋緊張を示す子どもで観察される．こういった子どもは，通常，足部で起こる正常な体重移動は起こらないことが多い．回内した足部は，立脚期の間にも柔らかいままで，その結果，柔らかい足部に体重が移った場合に，普通であれば足部が堅くなり，足部の中のテコから得られる推進力を子どもは得られないことになる(D'Amico 1984；Cusick 1990)．

感覚統合障害を示す子どもたちが示す移動パターンと関連して，重力不安を示す子どもの場合では，支持面(床面)とより近いところで動こうとして，腰をかがめて重心を低くし，重力の変化からくる苦痛を和らげようとするかもしれない．このような行動に対して，さらに別の側面から説明を加えると，子どもたちは，視空間認知に問題をもっているから，それでこのような行動を見せるともいえる．立位で見せる"縮こまった"ような肢位は，足関節の背屈と膝関節と股関節の屈曲が増した結果からきているのだろう．もし子どもが歩行周期の間に，この縮こまった姿勢を続けたとしたら，膝の伸展筋に高い負担を強いられ(Perry, Antonelli, and Ford 1975)，腰椎部は，過度に前弯方向へ引かれるようになる．この姿勢は，子どもが，体重移動を側方へ適切に起こせないようにし，子どもの運動と感覚に関する経験をさらに制限するようになる．立位や歩行の中での縮こまった姿勢は，下腿三頭筋の筋群の弱化でも起こりうるが，中でもヒラメ筋の弱化の影響が大きいようである(Cusick 1990)．原因がどうあれ，こういったパターンが習慣性になると，結果として，屈曲拘縮が生じる可能性が高くなる．

前庭系，固有受容覚系，触覚系の感覚調整機能に問題をもった子どもたちは，足部を底屈させて歩く傾向があるかもしれない．足趾歩行は，歩行が可能になって最初の3〜6ヵ月で見られる正常歩行の1つの形態として考えられる(Colbert and Koegler 1958；Hall, Salter, and Bhalla 1967；Griffin et al. 1977；Furrer and Deonna 1982；Illingworth 1988；Tachdjian 1990)．その後，歩行時の足部接地の仕方は，足趾-足趾，もしくは足趾-踵のパターンから，踵-足趾接地へと通常，変化が進んでいく．StathamとMurray(1971)は，初期歩行で見られる原始的な足趾-踵の順序は，子どもの歩行能力がまだ十分でなく，外部から支持が必要なときにのみ，起こると報告している．直立位でコントロールされた運動を獲得する前に早くから歩行器に入れられ，より伸展筋緊張が増した状態を示し，その結果，足趾歩行をする子どもがいるが，こういった状態が特に珍しいというわけではない．他のケースとして，腓腹筋-ヒラメ筋グループの先天性の短縮でも，足趾歩行が生じる場合がある(Hall, Salter, and Bhalla 1967；Furrer and Deonna 1982)．また，自閉症や精神分裂病の子どもで，両者に共通して観察される歩行の1つとして記述されることも多い(Colbert and Koegler 1958)．感覚統合障害児で見られる習慣的な足趾歩行は，初期に見られる正常歩行の中の一部であったり，原因として，先天性の筋の短縮だったりといったように，脳性マヒ児で見られる過緊張のようなものというよりは，他の理由で起こっている可能性がある．

前庭-固有受容覚系の刺激に対して，低反応を示す子どもたちでも，関節受容器にさらに感覚入力を加えようとして，低筋緊張の影響を打ち消す手段として，足趾歩行をしているということも考えられる(Colbert and Koegler 1958；Montgomery and Gauger 1978)．触覚防衛を示していると思われる子どもは，歩行している面からの触覚入力を避ける反応として足趾で立つことがある(Ayres 1979)．足趾歩行で起こる体重支持の変化を経験したことで，脳性マヒ児で見られるような，代償的運動パターンを生じさせることがある(Cusick 1990)．膝関節の過伸展が足関節の背屈制限の代償として頻繁に観察され，腓腹筋-ヒラメ筋筋群の拘縮が生じる可能性がある．

治療の中で，体重支持と体重移動に関して，通常経験しないような歩行面を歩くこと，それだけで移動している最中に刺激を受けることになるだろう．例えば，吊されたボルスタースウィングの上を子どもが歩いてわたっていくと，同じように促されるだろう．また，子どもが自分自身で組み立てた障害物コースは，子どもにとって，望ましい刺激を与えてくれる歩行面である．このような歩行面を歩くことで，足底に対して自らが加えた触覚の経験は，触覚防衛のある子どもでは，足趾歩行が起こるのを緩和してくれるかもしれない．例えば，水や砂の中に足を入れて遊んだり，ボルスタースウィングを足で押したりすることで触覚防

衛の軽減が促せるかもしれない．

机上の活動

巧緻運動スキルの発達には，手指の独立した動きの協調が必要になるのと同じように，いくつかの感覚系からの情報がうまく統合されることが必要とされる(Pehosky 1992)．手の熟練した機能の発達に関係する感覚系は，触覚，固有受容覚-運動覚と視覚系である(Erhardt 1992；Pehosky 1992)．これらの感覚系の1つひとつが小さな物を操作したり，道具を使うのに欠かせない，動作の正確さに関係している．それに加えて前庭系は，巧緻運動活動を行っている間の姿勢を維持するためのコントロールに一役買っている．こういった点を考えれば，感覚統合機能障害をもった子どもたちが，机上動作に必要な巧緻運動機能の発達がうまくいっていないこと自体，驚くようなことではない．

前庭覚系や固有受容覚系の情報に対して低反応を示す子どもたちは，体幹の伸筋の低緊張を代償するのに，傾向として自分の手に頼ったり，机の上に頭を乗せて休めたりすることが見られたりするかもしれない(Ayres 1972a, 1979)．身体近位部のコントロールが不十分であることは，巧緻運動機能にマイナスの影響を及ぼすかもしれないが，感覚統合障害をもった子どもたちは，姿勢コントロールとは別に，独立して巧緻運動機能の不十分さを示す場合がある．

手から加わる触覚と固有受容覚の入力は，物体を把握するときに必要な力の協調を図り，運動の間の誤差を修整し，手内操作時の安定性と運動性を協調させることで運動を精密にするように役立っている(Pehosky 1992)．こういった能力は，感覚統合障害児で多くの場合障害され，服のボタン留め，ナイフとフォークのしっかりした把握，そして鉛筆を機能的に把持したりすることができにくくなる．

手の機能の障害に対する治療は，遠位の巧緻運動機能を欠くときと同じように，近位の関節の安定性に取り組むことが求められる(Pehosky 1992)．手関節と上肢の強さは，三角ブランコをしっかり握ったり，クリニックの中にある遊具を押したり引いたりするような重労作の活動を行うなど，体重支持に関係するような活動の中で治療として取り扱われる．手内操作や巧緻運動スキルに必要な正確さを強調するには，より洗練された手の運動で活動を実行していくことが求められる(Pehosky 1992)．こういったことに最も役立つ活動は，繊細な手指の運動を行っている間に，いくつかの感覚の中でも触覚と固有受容覚のどちらか一方，もしくは両方を与えてくれる活動である．こういった活動の例として，様々な運動に対する抵抗と感触をもった粘土，シェービングクリーム，砂や砂に似たものを使って行う遊びが挙げられる．手の中で小さなものを動かしたり，指人形を使ったりといった，手内操作に必要な運動を治療の中で扱うことも重要である．このような活動を行っている中でセラピストは，運動に努力を強いられる場面で子どもが姿勢を固定したり，さらに外から姿勢を支持する必要性が増すかもしれないので身体の近位部のコントロールをよく観察することが求められる．

口腔運動能力

感覚処理と統合に困難がある場合に，体幹や四肢の運動反応に影響が及ぶだけでなく，口腔の領域にも影響が及ぶのである．これらの機能の障害は，摂食時や子どもたちに口腔の運動を求めたとき，そして会話の中などで明らかとなる(Ayres 1979；Cermak 1991；Wolf and Glass 1992)．

口腔の領域の感覚処理障害は，運動のパターンと動きに関する質的な問題を結果として生じさせる．口腔領域の運動の問題点は，頬，舌，下顎，口唇，そして軟口蓋で観察され，不十分な口唇の閉鎖，舌の側方運動の不足，おおげさな下顎の運動，そして十分でない咀嚼力

などが問題点の中に含まれている(Morris and Klein 1987；Wolf and Glass 1992)．

MorrisとKlein(1987)，そしてWolfとGlass(1992)は，摂食時に経験される感覚情報に対して現れる反応を，過剰反応と過少反応とに区別している．食べ物の触覚，嗅覚，味覚に対して過敏である子どもは，食べ物に対して好き嫌いが多くなるかもしれない．ある食物に対して示す子どもの過敏な拒否が，その食物の舌触り，もしくは味とにおいのいずれによるものなのか？それとも両方によるものなのか？といったように区別することが，とても重要である．口腔に対する触覚入力に過敏な年少の子どもは，哺乳から食物摂取に移行していくときに，時間がかかることは少なくない(Morris and Klein 1987)．中には，ある食感，例えば，すり潰した食物や様々な舌触りが混ざった食物などを避けようとする子どもがいる．これと対比して，口腔で触覚，嗅覚，味覚経験に過少反応を示す子どもは，味に対する知覚が乏しかったり，口腔内の食物の位置に対して自覚が低下しているために，食物に対して鈍感になっているのかもしれない(Morris and Klein 1987)．

摂食や会話しているときの舌と口唇の運動は，口腔領域の適切な触覚の感受性に依存していることを考えれば，触覚の識別は，口腔運動発達にも影響するだろう．固有受容覚の処理に関連した問題は，口腔領域の低筋緊張と関係することが多く，こういった状態をもった子どもたちは口を閉じることや舌運動に困難を示すのである．

感覚統合障害のある子どもの口腔運動に関する治療を考える場合，食事場面や表情豊かな言語表現をしている場面で良肢位を取ることの重要性を認識し，そのような場面で思い出す必要がある．感覚の調整に問題をもつ子どもでは，周囲の環境から気を散らされるかもしれないという可能性に気づいていることも大切である．触覚防衛を示す子どもに対しては，しっかりとした触覚刺激の方が，軽い触覚刺激よりも我慢しやすいことを覚えておくことも大切である．例えば，ある子どもでオートミールのようなドロドロした状態の食物を避けることが多くても，より硬いパリパリとした食物であれば我慢できるといった状態を指している．

まとめ

感覚統合障害児の主要な問題点は，感覚機能の問題に端を発している障害だということである．環境から，そして身体からの感覚情報を処理する際に生じる困難は，注意，行動，学習，そして言語発達の問題などに加えて，運動に起因する問題の結果として生じているものかもしれないのである．感覚統合障害児が脳性マヒ児で観察される運動の代償的パターンと類似したものを僅かに垣間見せることは珍しくない．この章の中では，姿勢コントロール，同時収縮，体重支持と体重移動，机上動作，それに口腔運動機能などに関する問題点が確認されてきた．

感覚統合障害児の運動パターンを考えていくときに，脳性マヒで見られる異常な筋緊張と関連した運動パターンと正常な運動発達のパターンの両者に十分精通していることが大切である．臨床家は，未成熟な運動パターンと異常な運動パターンを区別し，子どもの運動レパートリーの中で欠けている運動の正常要素を決定することができなくてはならない．それぞれの子どもの感覚処理機能，実際の能力，運動パターンは個々の基準で評価されるべきである．

脳性マヒ児の感覚処理の問題

4

　脳性マヒは，よく感覚運動障害として記述されるが，習慣的に運動に関連した問題が，評価と治療の中で特に注意を引いてきた．このような運動に関する問題点は，以前から文献などで広く扱われてきた(Bobath and Bobath 1956, 1958, 1962, 1975；Bobath 1962, 1966；Bly 1983；Wilson 1984；Scherzer and Tscharnuter 1982；Hardy 1983)．この章では，脳性マヒの子どもたちが示す感覚処理の問題について強調して触れていく．

　脳性マヒの子どもたちは，認知，言語，注意，感覚処理過程を含めた多くの発達に関する領域に問題を示す(Hardy 1983；O'Malley and Griffith 1977；Robinson 1973；Scherzer and Tscharnuter 1990)．このような感覚処理過程の問題を扱っていくことは，運動障害の問題を扱うことに比べて重要視されてこなかったようである(Bobath 1961；Bobath and Bobath 1984；Kenney 1963；O'Malley and Griffith 1977；Moore 1984)．子どもの異常運動が，どのように感覚発達に影響するかについては，以前から触れられてきていたが(Bobath 1959, 1961, 1970, 1971, 1975；Monfraix, Tardieu, and Tardieu 1961；Tachdjian and Minear 1958；Kenney 1963；Torok and Perlstein 1962)，子どもへの治療は運動障害に焦点を絞って行われてきた(Scherzer and Tscharnuter 1990；Boehme 1988；Bobath and Bobath 1984)．近年の運動学習理論に関する知見から運動を実行するときの感覚フィードバックの役割が明らかになってきていたが，さらに運動学習理論によれば動機づけと運動活動をつくり出す際の環境の重要さが強調されるようになってきた(Heriza 1991)．

　ここ10年で，脳性マヒ児の示す感覚処理の問題は，強調されてきている(Curry and Exner 1988；Nashner, Shumway-Cook, and Marin 1983；Opila-Lehman, Short, and Trombly 1985；Sugden and Keogh 1990；Blanche and Burke 1991；Blacha Forsyth 1983；Windsor 1986；Shumway-Cook and Horak 1986)．脳性マヒ児の感覚処理の問題は，一次的もしくは二次的問題として記述されている(Moore 1984)．一次的な感覚処理障害は，運動障害と同時に起こってくる障害であり，運動機能障害の結果として生じる問題が，二次的な感覚処理障害を生じさせるのである．そして，二次的感覚処理過程の障害は，運動に制限を受けた結果として生じてくるのである(Moore 1984)．

　Moore(1984)は，一次的な感覚処理障害の結果として起こり，しかも脳性マヒと関連の深い中枢神経系の損傷を受ける場所には3つの箇所が考えられるといっている．このような場所としては，小脳，基底核-視床-皮質ループ，それに錐体路が含まれている(Moore 1984)．小脳に対する損傷は，失調を起こさせる．小脳は主要な感覚処理の中枢でもあり，失調は多くの場合，感覚処理障害を伴って起こるのである(Moore 1984)．アテトーゼ児では，基底核と視床に損傷がある．皮質-基底核-視床ループは，感覚と運動のフィードフォーワード，フィードバックの回路であるから，アテトーゼ児は，フィードフォーワード，フィードバックに問題をもつかもしれないのである(Moore 1984)．大脳皮質と錐体路に損傷を受けた子どもでは痙性が出現する(Moore 1984)．こういった子どもたちは，錐体路に感覚情報を整える重要な役割があるから，感覚情報をフィルターに通して整理していく能力の障害が起こるかもしれない(Moore 1984)．こういった領域への損傷は，感覚と運動の両者に欠損を生じさせる．運

動の問題の方がハッキリしているので，結果として治療の中で対象として扱われることが多くなるのである．感覚処理障害は，運動障害と同じくらいに機能に対して大きな影響を及ぼすかもしれないのである．

　感覚処理障害は運動障害によっても影響される可能性がある．そして，こういった場合の感覚処理障害は，二次的感覚処理障害と呼ばれている(Moore 1984)．神経運動機能障害で起こった運動の減少，異常な，もしくは代償的な運動パターン，そして，不十分な姿勢調節などは，子どもの感覚経験に影響を及ぼすのである．運動障害から影響を受けた感覚経験の中には，異常な筋の活性化から固有受容覚と運動覚の不正確なフィードバックが生じ，前庭覚，視覚，触覚，固有受容覚入力が減少し，二次的に運動は乏しくなって，異常な体重支持パターンと非対称な姿勢から不適切な体性感覚フィードバックしか得られなくなるといった状態が含まれている(Sugden and Keogh 1990；Blanche and Burke 1991)．同様にこういった障害は，身体シェマ，運動企画，そして認知の発達などに影響し，その上に自分で動き，環境と関わる能力を制限していくのである．問題の原因(一次的か二次的か)が何なのかにかかわらず，感覚処理障害自体が存在することが，運動，認知，情緒的発達，そして脳性マヒ児の治療と評価の中で問題として挙げられること全てに対して影響を及ぼしているのである．

運動障害の感覚処理への影響

　前述したように，脳性マヒ児の運動パターンとそれらの運動パターンが機能へ及ぼす影響が広い範囲にわたって記述されてきた(Bobath and Bobath 1984, 1969；Minear 1956；Phelps 1949)．脳性マヒ児の運動スキルの発達は，異常な筋緊張，運動の非対称性，効率の悪い体重支持と体重移動パターンなどに影響される．以下の節では，こういった運動の問題，そしてこれらがどのように脳性マヒ児の感覚処理過程に影響しているかを述べる．

筋緊張

　異常な筋緊張の存在は，脳性マヒにおいて特徴的な点である．異常な筋緊張は異常な運動パターンと結びつく(Bobath 1970, 1971；Bobath and Bobath 1984)．筋緊張は，筋の安静時の緊張と定義され，他動運動を行った場合に生じる筋からの抵抗の量で評価される(Gordon 1990)．痙性は，増加した筋緊張の1つの形態であるとし(過緊張)(Gordon 1990)，Gordonは痙性を伸張する速度によって変化する筋の硬さの変化として示している．痙性は，緊張性の腱反射の亢進からか，もしくは筋固有の性質の変化からのどちらかから起こってくる．Bly(1991)は，脳性マヒ児の過緊張には，別の原因として姿勢の固定(fixing)が影響しているのではないかと推論している．固定は脳性マヒ児が姿勢の安定性と運動制御の獲得のために使うものである(Bly 1991)．脳性マヒ児が固定パターンを持続して使用することで，運動障害が生じている関節周囲の筋緊張の増加とその結果として筋線維の短縮を起こしてしまうのである(Bly 1991)．

　Bly(1991)が示した推論は，Nashner, Shumway-Cook, Marin(1983)が過緊張に関して述べたように，あるケースでは，筋の収縮が誤った順序で起こっている間に身体の中枢部に近い肢節を安定させるために使っている代償的なメカニズムだろうとするNashnerらの知見をさらに強調するものである．筋緊張の減少(低緊張)は，"反射の強さが弱くなったか，運動ニューロンの興奮性が減弱したかのいずれか一方，もしくは両方から生じるものである"(Gordon 1990, 40)といった点において筋固有の可塑性の低下として見られている．筋緊張の動揺(アテトーゼ)は，不随意運動と低緊張が組み合わさったものとして記述される(Sugden and Keogh 1990)．Bobath(1962)とWilson(1984)は，アテトーゼに関する分類をさらに進めて，正常な

筋緊張と筋緊張の増加の間を動揺する場合と筋緊張の減少と増加の間を動揺する場合の2つを含んだ筋緊張の動揺を示す状態として，このカテゴリーを記述している(Wilson 1984；Bobath 1962)．

多くの脳性マヒの分類は，対象者で示される筋緊張の性状と身体上での筋緊張の分布に基づいて脳性マヒを分類していくように考えられている．筋緊張の性状で脳性マヒの分類をする場合，痙直型，アテトーゼ型，失調型，低緊張型に分けられる(Minear 1956；Phelps 1949)．筋緊張の分布による脳性マヒの分類は，四肢マヒ，両マヒ，片マヒ，単マヒに区別される(Minear 1956；Phelps 1949)．このような分類は，単純に決まるのではなく，多くの場合様々な組み合わせで成り立っている．例えば，分類の中から動きの特徴を組み合わせていくと，結果として，アテトーゼを伴う混合痙直型といった分類も出てくる．

異常な筋緊張は，固有受容覚フィードバックに2通りの影響を及ぼす．まず第1に不正確な筋活動からの固有受容覚フィードバックは，運動を修整していくのには役立てられず(Sugden and Keogh 1990)，運動の実行にさらに影響を及ぼす．第2に筋，関節からの不正確な固有受容覚入力は，身体シェマの発達に影響を及ぼすのである(Blanche and Burke 1991)．

姿勢調節と運動パターン

不適切な姿勢調節と異常な運動パターンは，発達過程の正常な部分である感覚経験に対して影響を及ぼす．このような制限が，全ての脳性マヒ児に加わる可能性があり，子どもたちの発達の様々な点に影響を及ぼす．

重力に抗する運動は，正常な感覚の発達に重要な役割を果たしている．例えば，乳児は，背臥位の中で触覚遊びを通して自らの身体の探索を行ったりする．乳児は，足部を探索するのに手を重力に抗して動かそうとしたり，両手を一緒に正中線上にもっていったり，足部を口にもっていったりする．この触覚的探索は身体の意識(body awareness)の発達に重要な役割を果たしている．座位で姿勢コントロールが発達している間に乳児は上肢で何かに向かって手を伸ばし，環境の中の物体を探索，操作したりして，その結果，触覚，固有受容覚，運動覚，視覚的なフィードバックを受け取ることになる．こういったことが巧緻運動発達や認知に対して重要なのである(Exner 1980；Hatwell 1990)．抗重力運動は，様々な感覚入力を受ける機会を与えてくれるが，脳性マヒ児にとって重力に逆らって動くことは，大きな試練となる．

第2章で述べたように，姿勢調節は運動の遂行に重要な役割を果たしていて，運動と関連して，運動と同時に，そして運動に先行して起こるものである(Bobath 1978；Frank and Earl 1990；Stengel et al. 1984)．姿勢調節は，重力に逆らって容易に動くことを可能にしてくれている(Windsor 1986)．Nashner, Shumway-Cook, Marin(1983)は，脳性マヒ児の不適切な姿勢調節は，筋の協調性の問題からきているだろうと示唆している．痙性片マヒの子どもたちは，筋収縮の時間-空間的順序性を組み立てているメカニズムの損傷を現しており，こういった問題は，立位姿勢での姿勢調節の中で観察されることがあるだろう(Nashner, Shumway-Cook, Marin 1983)．得られた知見が示したのは，正常な運動を行っている間に起こる下肢筋の活性化は，前後方向への移動のときに遠位から近位に向かって起こるということであった．そして，片マヒの子どもの場合，障害側の下肢の筋の活性化は近位から遠位へと起こるのである．この近位から遠位への筋活性化は，正確な姿勢調節を阻害し(Nashner, Shumway-Cook, Marin 1983)，さらに不適切に起こる筋収縮の組織化は，固有受容覚フィードバックの誤った解釈を起こす原因となり，それが運動の遂行に影響する(Windsor 1986；Sugden and Keogh 1990)．

Bly(1991)は，異常な運動パターンが繰り返して誘発されながら，脳性マヒ児は，運動プロ

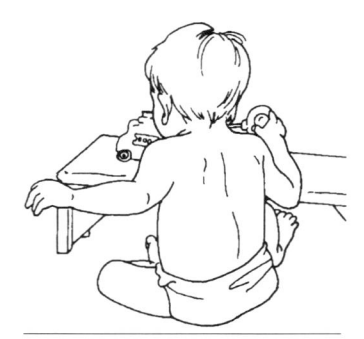

図 4-1 体幹の回旋に欠けることで，上肢を使用する際に正中線交叉や両側統合に影響がある．

グラムを発達させていくと推論している．正常な感覚経験の発達を妨げる異常運動パターンとしては，身体運動を行っている中で回旋が欠け，まっすぐな面で動く傾向が観察される（Bly 1983；Scherzer and Tscharnuter 1982）．脳性マヒ児では，このように前額面（側方）もしくは，横断面（回旋）の中で不適切な運動が発達しながら，その上に矢状面での運動が発達していく傾向がある（Bly 1993）．こういった状態は，より成熟した運動，例えば，体幹の回旋運動の発達をさらに抑制してしまうことが考えられる．脳性マヒ児で体幹の回旋運動が欠けることは，正中線交叉や身体の両側統合に影響を及ぼす可能性が考えられるようになる（Blanche and Burke 1991）（**図 4-1** を参照）．体幹の回旋は正中線交叉に必須というわけではないが，スムーズで効果的な運動のためには必要な要素である．

運動障害の重症度は，重力に逆らってコントロールを獲得する能力と密接に関係している．重度の運動障害を示す脳性マヒ児は，重力に逆らった随意運動に大きく制限を受け，最も感覚機能を奪われていると考えられる．こういった制限は，どのような肢位であっても観察される．腹臥位で床から頭部をもち上げることができず，そのためにこの肢位をとることが耐えられないだろう（**図 4-2** を参照）．こういった子どもたちは，多くの場合，1 人で座ることができなし，背臥位では重力に逆らった活発な四肢の運動を行うことに困難を伴う（**図 4-3** を参照）．

障害の軽い子どもの場合，障害の重い子どもよりも重力に逆らった運動を発達させていくかもしれないが，こういった子どもでも，感覚発達に影響を及ぼすような制限を受けている．例えば，乳児で身体近位部の抗重力屈筋と伸筋の間のバランスが発達していない子どもの場合，腹臥位に置かれると頭部と体幹のコントロールの不十分さを代償するように，頸部の過伸展，肩甲帯の挙上，肩甲骨の内転を活用するようになる（Bly 1983, 1993；Vogtle 1990）（**図 4-4** を参照）．背臥位で見られるこのパターンは，重力に逆らって両手を正中線上にもっていく能力に影響するし（Vogtle 1990）（**図 4-5** を参照），両手を正中線上にもっていけないことで子どもは，手と手，手と足，手と口での触覚的な遊びを通して自分自身の体を探索することに影響を受けるのである．

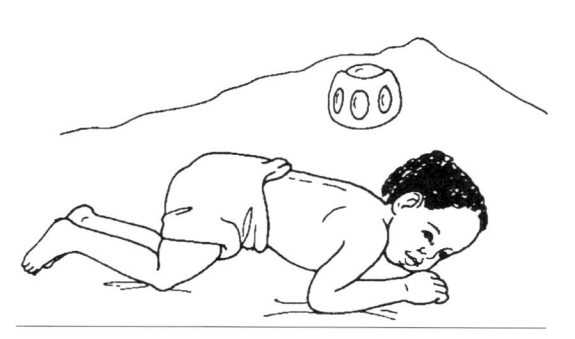

図 4-2 重度運動障害児が腹臥位から頭部をもち上げることは困難を伴う．

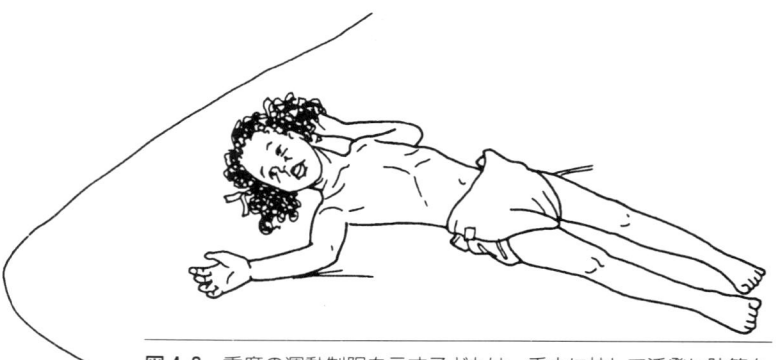

図 4-3 重度の運動制限を示す子どもは，重力に抗して活発に肢節を動かすことに困難を伴う．

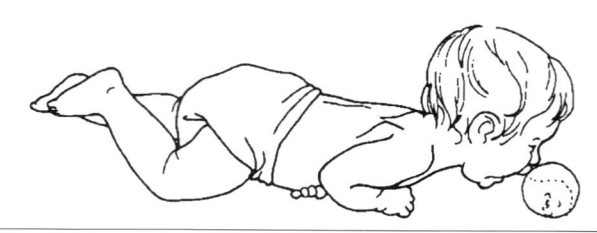

図 4-4 頭部の過伸展，肩甲帯の挙上，肩甲骨の内転が腹臥位での頭部や体幹のコントロールの不十分さを代償している．

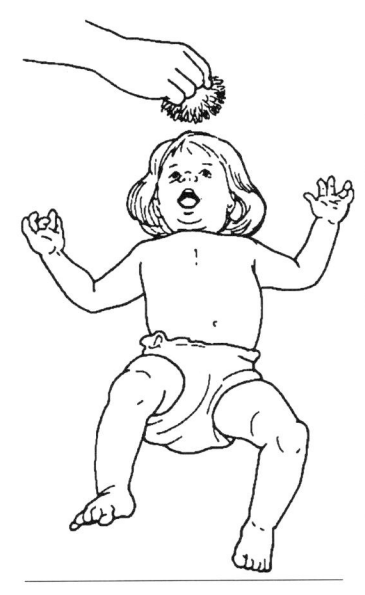

図4-5 背臥位での頸部の過伸展と肩甲骨の内転は，重力に抗した上肢の運動と触覚探索のための手の使用を邪魔する．

過剰な筋緊張を示す子どもたちは，環境と関わる場面で他の子どもたちに比べて，消極的に見える．活動自体が減少しているのは，重力に抗した運動に制限を受けていることと姿勢調節が不十分であることからきている．また，運動が持続して欠けていることは，何らかの運動を行ったときに子どもの動きに対する満足のレベルに影響し，子どもが空間の中で運動したときに不安になったりする．この二次的な感覚処理過程の障害は，次の節で詳細について触れる重力不安とは区別しておく必要がある．運動の制限を受けて子どもたちは周囲の環境を探索したり，環境と相互に関係をもつときの自由さにも制限を受けるようになる．いいかえれば，環境との相互関係の乏しさは，環境と相互に関係することで得られる感覚経験を引き出す大切な機会を制限するのである(Blanche and Burke 1991)．

筋緊張が動揺している子どもは，抗重力姿勢コントロールと空間の中で運動を求められたときに問題を示すようになる．不随意な運動が抗重力運動を実施する中で観察され，例えば，物にリーチするときに上肢の運動がコントロールできず，動揺したり，目的の物体に到達できずに行き過ぎたりする．また，立位を取ったときに，下肢の筋緊張の動揺は体重支持を難しくする(Bly 1984；Bobath 1967；Sugden and Keogh 1990)．

脳性マヒ児が使っている不適切な姿勢調節や異常な運動パターンは，3通りのパターンで子どもたちの感覚経験を左右する．第1に，不適切な姿勢調節や異常な運動パターンの繰り返しは，子どもが受ける固有受容覚-運動覚フィードバックに影響を及ぼす．第2に，前庭覚や視覚の経験が運動の乏しさのために制限を受ける．第3に，子どもは限定された触覚入力しか受けられないので，触感覚の経験は制限を受ける．身体シェマの発達は，適切な固有受容覚，触覚，前庭覚の感覚入力が適切に処理されることに依存している(Reeves 1985)．異常な運動パターンからくる感覚フィードバックは，身体シェマが成立していく過程で，身体シェマの中に組み込まれていくことになると考えられる．前庭覚，固有受容覚，視覚入力は，我々の身体と空間の間にある関係性の発達のため，そして空間認知の発達のために重要である(Ayres 1979)．空間の中での身体認知(body awareness)と空間認知の発達は，こういった子どもたちの多くが影響を受けている(Bobath 1966；Windsor 1986；Kenney 1963；Tachdjian and Minear 1958；Monfraix, Tardieu, and Tardieu 1961)．こういったことから，早期治療は以下の2つの理由で重要である．まず，ハンドリングを通して新しい運動パターンの発達を助けられる，そして，子どもの触覚，固有受容覚，前庭覚，そして視覚などの感覚経験を強調することができるということである．

姿勢の非対称性

姿勢の非対称性は，抗重力屈曲筋と伸展筋のアンバランスや原始的な緊張性反射の残存，中枢神経系に起こった非対称な損傷などから起こる．非対称な中枢神経系の損傷は，片マヒ児で起こるものである．非対称の原因の如何にかかわらず，姿勢の非対称性は子どもの視覚，触覚，前庭覚，固有受容覚などの入力に影響を及ぼす(Blanche and Burke 1991)．

脳性マヒの乳児で，活発なバランスのとれた頸部の屈曲と伸展が発達していくことが失われると，頸部の過伸展と非対称な姿勢が生じるようになる(Bly 1983)．反射のような，協同運動を使うことで影響を受けた非対称性は，体幹や四肢でも観察されるようになる(**図4-6**を参照)．例えば，こういった子どもたちが，自分自身が動けるような方法で運動していると，リーチや座位で安定性を得るために非対称性緊張性頸反射を機能的な筋の協同運動として使うことを学ぶようになるかもしれないのである(Bly 1991)．

非対称性は，片マヒ児の運動の中で特に影響を示している．この場合，障害側はめったに体重支持，体重移動，機能的活動の中で使われることはなく，非対称な運動パターンは，分離した肢節の運動，両側性統合，そして障害側への体重支持や体重移動を阻害することにな

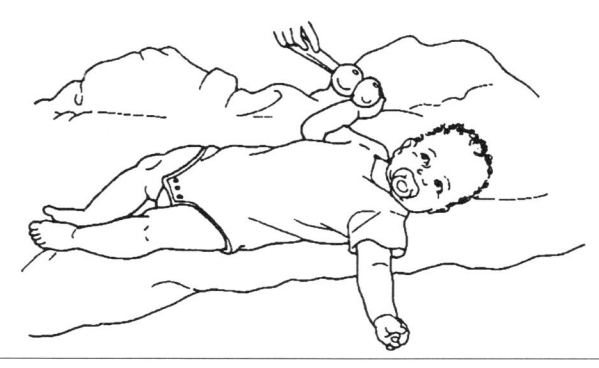

図4-6　非対称性緊張性頸反射は，背臥位での頸部と体幹の肢位に影響する．

る．

　非対称な運動は，様々な形で感覚経験に影響を及ぼしており，例えば，非対称な体重支持は身体両側から受け取る触覚，固有受容覚などの感覚入力に影響を及ぼすようになる．さらに非対称な頭部の肢位は，子どもが周囲から受け取る前庭覚や視覚の情報に影響を及ぼす．非対称な感覚入力は，身体シェマ，正中線でのオリエンテーション，身体の両側統合の発達を阻害してしまう(Blanche and Burke 1991；Bly 1983)．

体重支持と体重移動パターン

　体重支持と体重移動パターンの問題は，脳性マヒの全ての分類型の中で観察される．体重支持の際に観察される不適切なアライメントは，上下肢ではっきりと観察される．異常な体重支持と体重移動は，不適切な姿勢コントロールの結果から生じ，さらには，体重支持と体重移動は，運動時に支持面を広くとったり，関節を過伸展で固定してしまうような異常運動パターンとして見られるようになり，強い影響を受けることになる．

　適切な身体近位部の筋コントロールが欠けているために，肩甲帯と上肢の異常パターンが姿勢の安定性のために使われるようになる．また，異常運動パターンは，腹臥位の姿勢の中で，上肢で体重を支えている間に得られるはずの適切な上肢のアライメントの獲得を妨げている(図4-7を参照)．過伸展位で関節を固定する傾向は，筋緊張が減少したり，動揺している子どもたちで観察されるが，こういった状態は，体重支持のパターンに影響を及ぼし，同時収縮が不十分なために関節固定の乏しさが起こってくる(Stengel et al. 1984)．こういった子どもたちは，安定性を獲得しようとして体重支持した関節を固定するようになり(Stengel et al. 1984)，例えば，腹臥位で上肢を伸ばした姿勢もしくは，四つ這いで上肢を支持している際に肘関節の過伸展として観察されたりする．過伸展は，立位時の膝関節でも起こる．体重支持したときに過伸展位に固定することが，肢節の正常なアライメントの獲得を妨げてしまう．筋緊張が減少した子どもたちでは，正常な体重支持の経験が変化したものとして，体

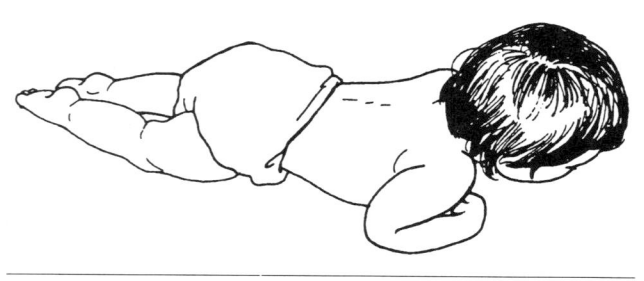

図4-7　肩甲帯の挙上と上腕骨の内転/内旋のパターンは，体重支持の間の適切なアライメントをとる際の妨げになる．

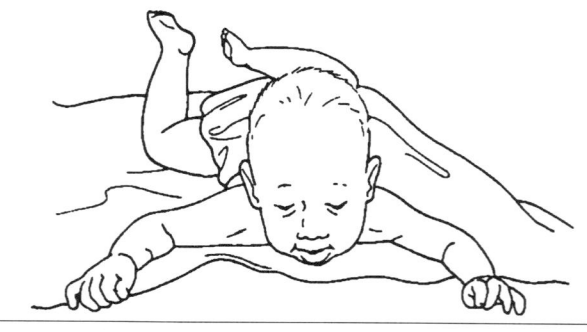

図4-8　腹臥位で体重支持したときに上肢で広い支持面をとる傾向は，姿勢筋緊張の減少した子どもでこのように観察される．

重支持した際に上肢,下肢の両方で広い体重支持面を使うようになる(Scherzer and Tscharnuter 1990;Bly 1983)(図 4-8 を参照).

　脳性マヒのタイプがどうであれ,不適切な体重支持パターンは,固有受容覚や触覚の受容器からの感覚フィードバックに影響を及ぼすようになる(図 4-9 を参照).異常な体重支持パターンを続けて使っていると,こういった感覚フィードバックを結果として強めてしまう.不適切な感覚フィードバックは,身体シェマの発達にマイナスの影響を及ぼすようになる.体重支持や体重移動の間に適切な姿勢アライメントを促していくことは,固有受容覚フィードバックをつくり出すのと同じように筋の活性化にとって重要なのである.

　まとめとして,異常な筋緊張,不適切な姿勢調節,異常な運動パターン,非対称性,効率のよくない体重支持と体重移動のパターンなどが,感覚入力を受ける子どもの能力を妨げ(表 4-1 を参照),身体シェマの発達や身体の両側統合,正中線の交叉,運動企画に強く影響し,機能的な行為の実行を妨げるようになる.脳性マヒ児の一次的な感覚処理に関する問題が,行為の遂行が健全に行われることを阻害するのである.

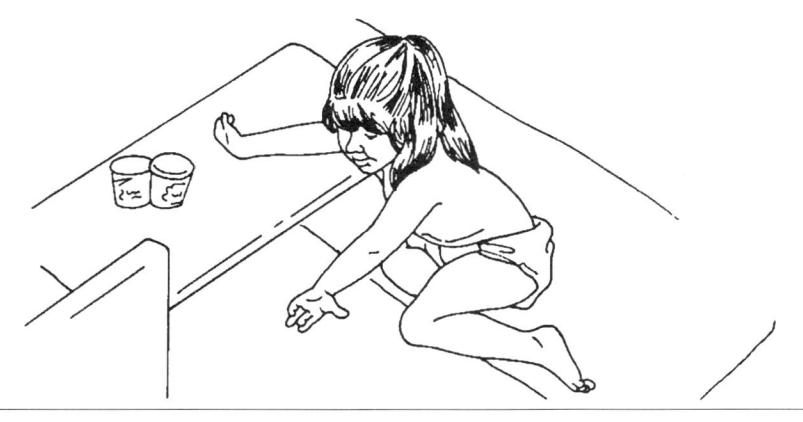

図 4-9 体重支持をしたときの上肢の不適切なアライメントが,図に示した子どもの触覚や固有受容覚入力を阻害している.

表 4-1 脳性マヒ児の運動に関する問題点と感覚処理に対する影響

	触覚	固有受容覚／運動覚	前庭覚／視覚
異常筋緊張		固有受容覚フィードバックは,運動を修整するのに利用されない.	
不適切な姿勢調節と異常な運動パターン	持続的な習慣的運動パターンの使用と環境と相互に関係することの減少のために,入力の量が制限される.	不正確なフィードバックが,運動パターンを増強してしまう.	運動経験の減少は,空間内での身体認識と空間認知に影響し,感覚入力の多様さを減らしていく.
非対称性	非対称性の体重支持で,身体両側へのフィードバックが影響される.	非対称性の体重支持で,身体両側へのフィードバックが影響される.	頭部や眼の非対称な肢位から受け取られた非対称な感覚入力が,運動の解釈に影響を及ぼす.
不適切な体重支持パターン	不十分なアライメントは,身体の特定の部位への持続的な圧の原因となったり,感覚入力に影響する.	不十分なアライメントは,体重移動や適切な筋の活性を妨げたり,感覚フィードバックに影響を及ぼす.	

脳性マヒ児の感覚障害の臨床的な徴候

　脳性マヒ児で感覚障害がうかがえる場合，その徴候は運動実行の全てに影響を及ぼしている．この節では，触覚，固有受容覚／運動覚，前庭覚入力の感覚処理過程を強調して扱っていくが，このような感覚系は，早期に発達し，発達の全てに対して影響を及ぼすと考えられている．視覚と聴覚の処理過程の障害については，広い範囲にわたって，すでに文献で扱われてきている(Breakey 1955；Hardy 1983；O'Malley and Griffith 1977；Menken, Cermak, and Fisher 1987；Robinson 1973)．

　可能性として，脳性マヒ児は3つのタイプの感覚処理障害を示すかもしれない．その3つのタイプの感覚処理障害とは，調整障害，識別障害，そして感覚入力への低反応もしくは登録障害である．調整障害は，感覚入力を調整できないか，感覚入力に対して過剰もしくは過少に反応するなど，どちらか一方の状態が子どもで見受けられる．こういった子どもは，多くの場合，覚醒レベルの動揺を示すかもしれず，これは環境的な要素によっているかもしれない．感覚調整障害をもつ子どもは，感覚入力に対する反応が，両極の極端な反応があったとして，1つの極端な状態からもう1つの極端な状態まで様々なレベルでの反応を示すと記述されることが多い．こういった変化は，同じ治療セッションの中で起きることもあれば，ある治療セッションから他の治療セッションにまたがって起きることもある．調整障害は，外部からの感覚入力の抑制が欠如している結果として起こると考えられている(Ayres 1979)．抑制の欠如は，皮質を含む中枢神経系のいくつかのレベルで起こる可能性をもっている(Ayres 1979)．登録障害と調整障害は，中枢神経系の覚醒と注意のレベルに影響し，そのため学習と目的とする課題の遂行を妨げるようになる．感覚入力に対して過剰反応を示すか，もしくは，多くの場面で防衛的反応を示す子どもは，高い覚醒レベルを示し，注意を向けることが難しくなっているのかもしれない(Ayres 1979)．

　脳性マヒ児は，感覚経験に対して持続した低反応を示す可能性もある．感覚入力に対して示される低反応は，遅延反応や過少反応といった形ではっきり現れるか，感覚入力への反応の失敗として現れる．感覚を登録できなかったり，または低反応を示す子どもたちは，覚醒レベルの低下を頻繁に示し，課題に注意を維持することが困難だったりする．しかし，前述したように，当初は感覚入力に対して低反応を示しているような子どもたちが，後になって同じ感覚入力に対して過剰反応を示したりすることがある．例えば，右片マヒのBillyは，あらゆるタイプの感覚入力に対して過少反応を示していた．触覚と前庭覚の入力が，治療時に覚醒レベルを増し，注意を促し，玩具と目的的な関わりをつくり出すように頻繁に使われた．あるとき，Billyはもう1人の子どもとブランコの上に座っていた．その子どもがブランコを繰り返し回転させて遊ぼうとBillyに対して強く主張し，その子にもし降りたかったら降りていいと聞かれるたびに，Billyは「もっと」と応えてブランコに乗り続けていた．突然，Billyは興奮し，ブランコを止めようとし，ブランコの動きに酔ったと訴えだした．彼はブランコから降り，ひどい苦痛を経験したのだった．そのあと治療セッションの残りを彼の起こした反応を鎮めようと重い圧迫刺激と固有受容覚入力を与えることに集中した．

触覚の感覚処理障害

　前に述べたように脳性マヒ児が示す触覚-感覚処理障害は，調整障害，低反応性，識別障害などである．最初の2つの障害は，覚醒と注意に影響を与えている．

触覚調整

　触覚の敏感さが増した状態を触覚防衛としてAyres(1964)が最初に記述したが，触覚入力に対する子どもの反応は，多くの場合，過剰反応と過少反応の間を動揺しており，現在では触覚調整障害として示される．触覚調整障害は，他の感覚入力調整の障害を随伴することが多いようである．調整障害は，子どもたちが感覚入力に対して過覚醒になりがちであったり，注意を向けたり，物や人と適応的な相互関係をとっていくことが困難だったりといったように覚醒レベル，注意，そして目的的な相互関係をとっていくことに影響していく．

　触覚調整障害のある脳性マヒ児は，ハンドリングに適応できなかったり，神経発達学的治療(NDT)セッションの間，ずっとぐずったり，泣いたりする傾向がある．長泣きは前庭覚や固有受容覚の入力に対する調整が十分でなかったり，運動の限界に関する認識に問題があったりと他にも問題があることを示唆している．

　一般的に触覚調整障害は，脳性マヒ児でいくつかの感覚入力源に対する反応を観察することで識別することができる．触覚入力への反応の亢進の徴候としては，以下のものが考えられる．

- 子どもが触られたり，他者から身体を操作された際，身体的そして言語的に不快を表現する．
- 口腔の刺激に対して不快を示す(摂食の間に"下顎のコントロール"のような通常行われるようなアプローチが実施されたときなど)．
- すり潰した食物やウールの服のような特定の触れ心地を避けること．

　触覚調整障害は子どもの覚醒レベル，社会的関係，運動発達に影響する．触覚入力に対して過剰に反応する子どもたちは，触られるとイライラし，それで課題に集中することが困難となる．特定の感覚入力に対して過剰反応を示す子どもたちは，ある物体を扱うことを避けようとし，それがさらに彼らの学習能力に影響することが考えられる．こういった点で運動発達が影響されることもあり得る．

　次に示す提案は，触覚調整障害をもつ子どもを扱う際に役立つものである．

- 治療を行っている間，子どもに服を着たままでいることを認める．必要な場合は，レオタードの使用を検討する．
- 求める姿勢反応を促すのに直接的なハンドリングを使うよりも器具の動きなどを利用して反応を促すこと(第6章の活動24を参照)．
- 子どもに触覚を通して相互作用を営む経験や自分で触覚経験を加えていくことをはじめさせて，触覚入力の量のコントロールを子ども自身に可能にさせていくように．
- 子どもをハンドリングする際に軽く触れるようなやり方は避けること．その場合，しっかりとした圧迫やしっかりとしたタッピングを使うと子どもの行動をまとめていく上で助けとなるかもしれない．
- 感覚入力を組織化して受けていけるよう助けてくれる活動に子どもを巻き込んでいくこと．例えば，固有受容覚と触覚入力を組み合わせていくと，多くの場合，触覚の経験をより耐えられるものにできる．

　覚醒レベルは，前庭覚-固有受容覚入力，深い圧迫，そして他のタイプの感覚入力を使っていくことで扱われるだろう．感覚入力に対する個々の子どもの反応を観察することから，感覚入力の適切な使い方に関する情報が出てくる．ある子どもたちは，ゆっくり揺らされると落ち着き，また，ある子どもたちでは，大きなバルーン上で跳ねると落ち着くといったことがある．最適な覚醒のレベルを維持するには，子どもの示す反応をきちんと理解して進めていく必要がある．

触覚入力に対する低反応

　脳性マヒ児は，ときとして触覚入力に対して低反応性を示す場合がある．こういった子どもたちは，多くの，そして様々な種類の触覚入力を探索したり，求める傾向がある．低反応を示したり，触覚入力の登録が低下すると覚醒レベル，注意，学習，運動スキルなどが影響を受けようになる．身体の認識を見ていると，必要とされる感覚入力を受けた後に認識が高まることが多くの場合に観察される．実際，ハンドリングを行っている間に，身体の認識が高まることが，観察されるかもしれない．スィープタッピングかプレッシャータッピングのような深い圧迫と固有受容覚入力を合わせたファシリテーションに対し，終始一貫してよく反応する子どもで，こういったことが観察されるかもしれない．触覚入力に対する低反応は，筋緊張の低下した子どもたちで頻繁に見受けられる．こういった子どもたちは，触覚や他の感覚入力に対して高い閾値をもっているのかもしれないのである(Bobath and Bobath 1969)．CurryとExner(1988)による触覚選好に関する研究が，こういった推測を支持している．それによると，脳性マヒ児は軟らかい物体の操作よりも硬い物体の操作を好み，この結果は，こういった子どもたちが触覚入力に対して低反応であることを暗に示しているのかもしれない．触覚入力に対して感受性が減少し，それは取りも直さず身体シェマや運動企画スキルの発達に影響を及ぼすのである．

　軽い触覚や体重支持といった覚醒を高めたり，神経系の組織化を促す性質のある触覚や固有受容覚の入力を子どもたちに与えることで，触覚入力に対する反応の減少は，治療の中で扱われていく．触覚と固有受容覚の入力に低反応を示す子どもたちは，NDTの際にハンドリングに対してゆっくりと反応するか，または反応を示さないかもしれない．こういった子どもたちの場合，姿勢を固定したパターンを除いていって，多くの固有受容覚入力を与えるような弾む(bouncing)活動を通して筋緊張を減じたり，リラックスさせていく治療に最もよく反応するのである．

触覚識別

　TachdjianとMinear(1958)そしてKenney(1963)は，脳性マヒ児の41〜73%に触覚識別障害があると確認している．触覚識別障害は，すでに文献の中で再三にわたって記述されてきており，触覚入力の位置を定位することの失敗，不十分な立体覚，二点識別覚の低下，皮膚表面に書かれた文字などの認識の低下，鋭い入力と鈍い入力との間の識別の失敗などが含まれている(Kenney 1963；Lesny et al. 1993；Tachdjian and Minear 1958)．筋緊張が亢進しているか，筋緊張の混ざり合っている状態の子どもたちは，アテトーゼ型の子どもたちと比較して，より障害を受けている(Tachdjian and Minear 1958；Lesny et al. 1993)．Bobath(1961)は，片マヒ児の触覚識別障害が，障害側を使わなかったり，無視することから明らかであるとしている．こういった障害は，運動障害と同じように機能を獲得していく際に必要な子どもの能力に対しても決してよいものではない．片マヒ児で見られる触覚識別障害は障害側にのみ限定されず，身体全体にわたって触覚識別障害を示すことが，頻繁に指摘されている(Lesny et al. 1993；Monfraix, Tardieu, and Tardieu 1961)．TachdjianとMinear(1958)は，識別的感覚障害が頭頂葉皮質領域の大脳皮質と視床への損傷，もしくはその両者への損傷による一次的な結果であると推測している．このような普遍化された触覚に関する感覚処理障害は，運動企画の問題と関連づけられて，たびたび指摘されてきている．10名の脳性マヒ児に対して行われたSIPT(Ayres 1989)の結果から，この子どもたちは手指識別，皮膚に書かれた文字の認識，触刺激の定位など触覚識別に関連した項目に困難を示したとされている．

　触覚識別障害は，学習障害児の運動企画と広い範囲にわたって関連性があるとされている

(Ayres 1965, 1966a, 1969, 1977). この考え方は，脳性マヒ児に関しては，Kenney(1963)とMonfraix, Tardieu, Tardieu(1961)から支持を受けている．子どもたちが，物や環境と相互に関係を営む中で適切な感覚のフィードバックを受けなかった結果，触覚識別の障害が運動面の問題をより深刻にしている．

触覚入力された場所の定位，視覚を除いた状態で物体を認識する（立体認知），視覚を除いて1つまたは2つの点のどちらで触れられたかを識別する，そして視覚を遮断して手背に検者によって描かれた簡単なデザインを真似して描くといった検査を通して，触覚識別障害は評価される．

SIPT(Ayres 1989)は，一般的に身体的な制限がない子どもに対して使われるが，身体的に制限があったとしても，テストの実施を妨げることがなければ，使用されることも可能だろう．その場合には，得られた触覚検査の結果は標準化されたものとしてデータを考察することはできないので，注意深く扱って分析されなければならない．

触覚識別障害の治療には，適応的な反応をつくり出すことに合わせて，様々な触覚経験の処理を求められる活動を組み込んでいくことが必要である(Ayres 1979)．脳性マヒ児の治療には，他者から触れられた箇所に手をもっていって，触覚入力された箇所を子どもに示させることも治療として行われるかもしれない．治療的な活動として，手触りを判別するようなことも使える．子どもが入力に対して反応したり，注意を払ったりするのに十分な時間がとれるように，ある程度の時間的な余裕を見ておくことが重要である．適応反応として運動を促すような触覚入力を含んでいる活動の例として以下のようなものが挙げられる．

- 触覚を使って豆を入れた容器の中に隠した物を探し出すこと．
- 布バックの中に隠されたものの中から，触り心地や物体の形などが一致する物を，触覚を頼りに探し出すこと．
- 子どもに判らないように，身体の色々な場所に貼られたシールを探し出すこと（図4-10を参照）．
- シャツの下に隠された，ある手触りのボールを探し出すこと（第6章の活動21を参照）．
- 上肢の分離した運動を促すのに塗装用ブラシ，外科用の手洗いブラシ，手を使って子どもの様々な身体部位にシェービングクリームを塗ること（図4-11を参照）．

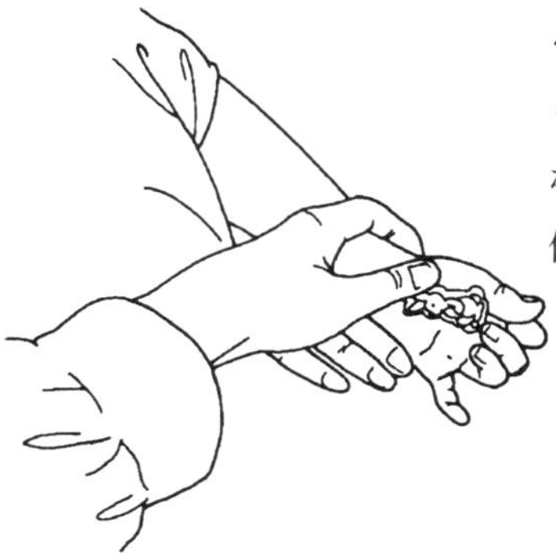

図4-10 触覚識別のために手掌に隠して貼られたシールを探し出すことは，分離した前腕の回旋を促すだろう．

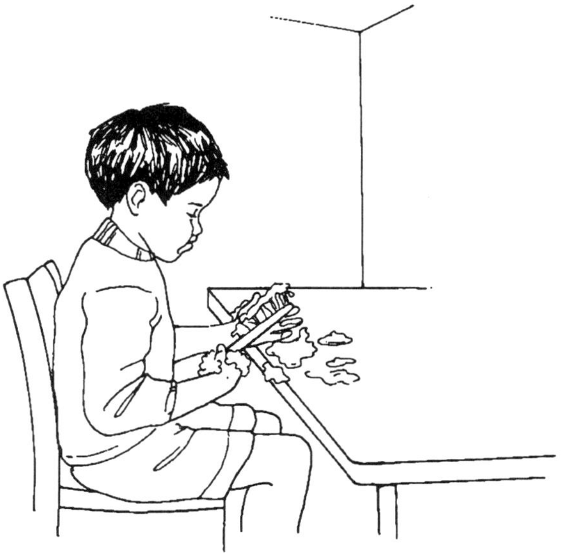

図4-11 シェービングクリームを塗ったり，ブラシを使うことで，前腕の回外のような上肢の分離した運動を促すことができる．

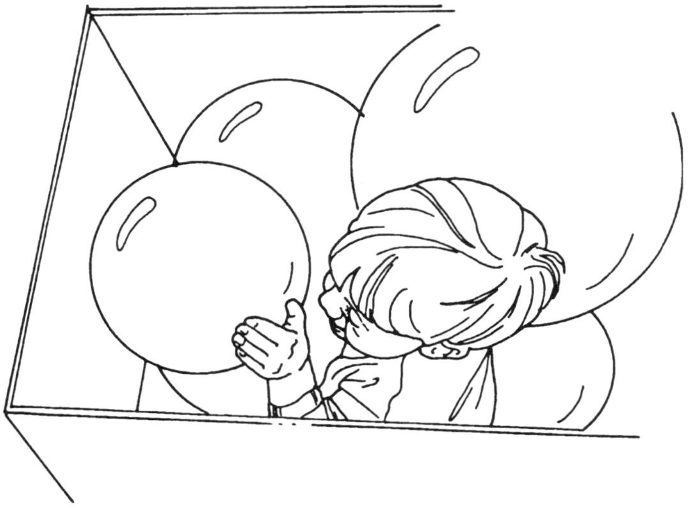

図4-12 程よい大きさ（中程度）のボールが入った箱の中での遊び．

- 触覚刺激用の容器の中に米，豆，泡状の物を入れておいて，子どもが足を入れたり，出したりして立位で感覚の変化を促すこと．
- セラピストが求めている運動が含まれているという条件を満たした上で，色んな姿勢をとって，絵の具，おがくずや砂，シェービングクリーム，プリン，石鹸の泡などを混ぜたり，クリームを拭ったりしながらフィンガーペイントしていく．
- お風呂に入っている真似をしながら，身体の様々な部分にローションを塗り込んだり，セラピストが子どもをハンドリングしながら，様々な触り心地の布地で子どもの身体を拭いて乾かす真似をする．
- ボールの入った大きな箱の中に入って遊ぶ(図 4-12 を参照)．

固有受容覚系と運動覚の障害

　固有受容覚系は，運動の範囲と方向性に関する情報，空間内での身体の位置に関する情報，筋の張力と身体の圧迫などに関する情報を提供してくれる(Ayres 1972a)．固有受容覚系の機能は，前庭覚系と密接な関係をもっており，両者は小脳に達し，運動の調整と協調に関与している(Ayres 1972a)．固有受容覚入力は，前庭覚入力の調整を助けており(Ayres 1984；Lane 1986)，前庭覚，固有受容覚，視覚系は姿勢調節をつくり出すものとしての役割をもっている(Frank and Earl 1990；Ayres 1972a)．また，筋から生じる固有受容覚フィードバックは，筋緊張の影響を受けている(Sugden and Keogh 1990)．

　脳性マヒ児は，筋緊張の減少，増加，そして動揺を示しており，こういった筋緊張の状態が筋や関節からの固有受容覚フィードバックに影響を及ぼしている．脳性マヒ児は，自分の上肢または手指の位置を識別することができないという点で位置覚の乏しさを表している(Kenney 1963；Tachdjian and Minear 1958；Wann 1991)．運動覚の障害は，筋緊張の動揺やアテトーゼを示す子どもよりも痙性や失調を示す子どもで著明である(Minear 1956；Monfraix, Tardieu, and Tardieu 1961；Nashner, Shumway-Cook, and Marin 1983；Opila-Lehman, Short, and Trombly 1985；Phelps 1949)．こういった状態があったとしても，正常な筋緊張をもった子どもと比べた場合，筋緊張の動揺を示す子どもたちで運動覚に関してより大きなエラーを示すのである(Opila-Lehman, Short, and Trombly 1985；Monfraix, Tardieu, and Tardieu 1961)．臨床的にいうと固有受容覚フィードバックが乏しい状態は，ハンドリングを実施しているときに自動的な姿勢反応が不十分で緩慢な活性しか示せない子どもたちで観察される場合があり，こういった状態は失調を示す子どもたちで頻繁に観察される(Bobath and Bobath 1969；Nashner, Shumway-Cook, and Marin 1983)．このような姿勢調節の問題は，身体の位置と動きを知覚する子どもの能力の問題と密接に関係しており(Nashner, Shumway-Cook, and Marin 1983；Minear 1956；Phelps 1949)，固有受容覚系と前庭覚系がこのような機能に関して密接に関係しているということからきている．運動に対する固有受容覚系の及ぼす影響は脳性マヒ児では無視できないだろう．前にも述べたように脳性マヒ児は動作を修整するのに固有受容覚を利用するのが難しいのである(Sugden and Keogh 1990)．

　固有受容覚-運動覚障害の治療には，体重支持の機会と運動に対する抵抗を与えてくれる活動を使っていくことが必要である．抵抗を増す活動を利用する際には，適切な身体のアライメントを考慮していくことが重要である．振動する玩具も運動覚や固有受容覚の気づきが増すように使われる．体重支持と抵抗を利用して固有受容覚-運動覚入力を合わせて与える活動には，以下のものが考えられる．

- プラットフォームやボルスタースウィングを動かすのに吊してあるロープを両上肢で押したり，引いたりすること．こういった活動は，セラピストが適切な筋の活性化を促す

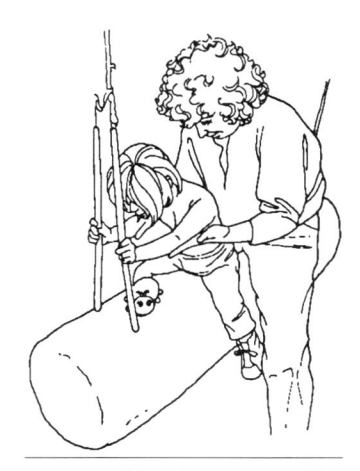

図 4-13 ボルタースウィングにまたがりながら，握っている支えのロープを押すことで適切な上肢のアライメントが促されている．

のにアライメントを適切なものにするようなハンドリングを行いながら，座位，片膝立ち，立位といった様々な肢位の中で行っていける（図 4-13 を参照）．

- 上肢を伸展してバルーン，そしてスクーターボードに腹臥位で乗りながら，ボーリングのピンを倒すのにボールを転がしたり，軟らかいブロックでつくったビルを押し倒したりすること（図 4-14 を参照）．
- 垂直に置かれたボルスターを座位や片膝立ち，立位などの様々な姿勢から押し倒すこと．
- セラピストが手の治療のために治療的なハンドリングを行いながら，綿棒を使ったり，粘土の中に小さな物を押し込んだり，そして押し込んだ物を引っ張り出したりといった粘土を使った活動．
- 綱引き（tug of war）（第 6 章の活動 26 を参照）．
- 上肢での手押し車（この活動の適応については第 6 章の活動 11 を参照）．
- スクーターボードで腹臥位になって自分でこぐ，もしくは，ネットスウィングの中に入って吊されたロープを引っ張って自分自身を動かす．
- 三角ブランコ（握り柄）を使った活動（第 6 章の活動 22，23 を参照）．
- 何かによじ登る活動を促す．

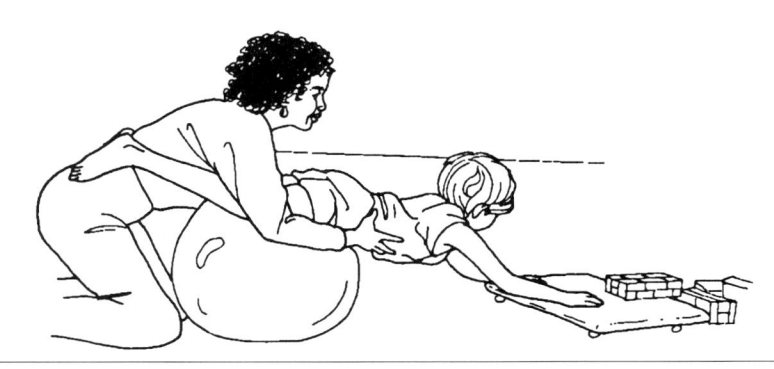

図 4-14 ブロックを倒すようにスクーターボードを使った活動を利用すると，固有受容覚の入力を子どもたちに与えながら，上肢の体重支持と動きを促すことができる．

前庭入力の処理に関する問題

　脳性マヒ児は，前庭入力の処理の問題をもっていて，それを運動障害と誤って解釈されることがよくある（Torok and Perlstein 1962）．様々な型の脳性マヒ児 403 名に対して行われた研究では，Torok と Perlstein（1962）は，痙性を示す脳性マヒ児の 30％ の子どもが前庭入力の処理に何らかの問題をもっているという徴候を見出している．アテトーゼ児では，前庭覚刺激に対して，過少反応を示すか，反応の欠如（Torok and Perlstein 1962）を示したと報告している．脳性マヒ以外の子どもでは，前庭入力の処理の障害は，機能的筋緊張が低かったり，回転後眼振（postrotary nystagmus：PRN）の短縮，抗重力伸展が損なわれる傾向，両側性運動協調の障害，運動時に視覚と姿勢の間の関係が障害される傾向，フィードフォーワード機能の障害，バランスや平衡反応の問題，吐き気を示さないで多量の前庭覚入力を求める傾向などをもとに診断される（Montgomery 1985；Ayres 1972a）．これらの徴候の多くが，脳性マヒ児の運動障害の中でもはっきりと見受けられるものであり，従って，運動面の機能的な問題と前庭処理障害を区別するように子どもたちの運動と重力に対する反応を慎重に観察，評価していくことが重要である．

　脳性マヒ児は，2 つの種類の前庭処理障害を示す．その 2 つは，運動と重力に対する過少反応と調整障害である．前庭調整障害は，運動，もしくは重力に対する防衛的な反応へとさらに細分化される．

運動と重力の不安定に対して嫌悪する反応

　運動と重力の不安定を嫌悪する反応は，脳性マヒや他の発達障害をもった子どもたちでもたびたび観察される．こういった調整障害は，必ずしも前庭系の機能障害を示しているわけではない．運動に対して見せる嫌悪の反応は，また，前庭覚の調整に含まれている抑制機構の障害から生じたものなのかもしれない．TorokとPerlstein(1962)は，脳性マヒ児の30%が前庭覚入力に対して過剰な反応を示しているとし，こういった問題を前庭系に起因する機能障害として言及している．

　運動に対して嫌悪を示す反応は，他の感覚の入力に対して十分な調整ができない場合にも附随して現れてくることがある．重力に対して不安定であったり，姿勢コントロールが不十分であることから，運動に対して嫌悪を示している状態を区別していくことが重要である．運動に対する嫌悪の反応は，全身を支えられた場合であっても，空間内で運動するといった場面ではっきりと観察されるようになってくる．こういった障害を示す子どもたちは，動く遊具に対して耐性がなかったり，自動車に乗った際など酔いやすく，吐き気を訴えやすいかもしれない．

　前庭調整障害にも，前述したような重力不安が含まれている．重力不安の徴候は脳性マヒ児を空間の中でもち上げたり，動きを求めたときに示す不安，そして，彼らが広々と開けた空間にいるときに感じる不安などとしても頻繁に観察されるものである．子どもたちは，こういった状態を治療用の大きなバルーンに乗せられたとき，自分の前の開かれた空間に面して立つように求められたとき，運動を行うよう強く求められたときなどに示すことがよくある．こういった徴候は，運動の経験が欠如しているので，適切でない姿勢のコントロールや不安を垣間見せていると解釈される．こういった行動は，ハンドリングを代償として行っていくのに足かせとなっていくので，子どもたちが変わっていくのを阻むようになってしまう．重力不安の徴候があるとき，子どもがより不安になったりするかもしれないし，治療が効果を示さなくなることも考えられるので，NDTを行う場面でハンドリングを無理に押しつけないように気をつけることが重要である．

　重力不安は，固有受容覚入力と直線的な前庭覚入力を組み合わせた運動の経験を子どもに提供することで対処していける(Koomar and Bundy 1991)．治療は，前庭覚入力に対して子どもがきちんとコントロールできるようにゆっくりはじめる必要がある．例えば，治療としては，床にしっかりと足をつけて大きなチューブにまたがったり，治療用のバルーンに座ることからはじめるといった程度かもしれない．子どもが床に足をしっかりつけたままで，ゆっくり跳ねることからはじめていく．そして，子どもが遊具の上で跳ねることを自分では

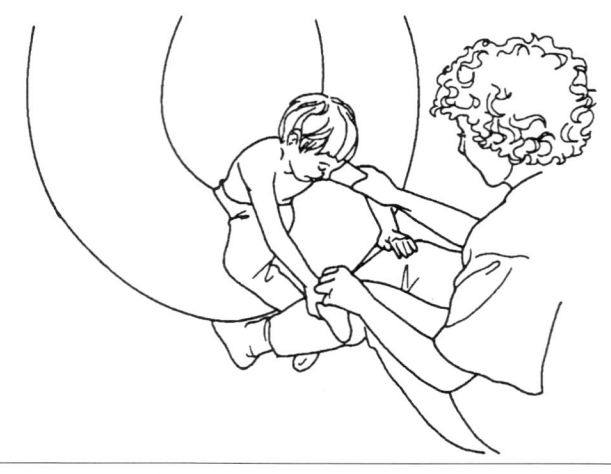

図4-15　子どもは地面にしっかり足をつけて，空間に吊されたタイヤスウィングに座位を保持し，この状態でお手玉を拾って，容器に入れる遊びを行う．

じめることができるようになったら，床の上の物を拾って，容器の中に入れるように活動を促していく（図 4-15 を参照）．開かれた空間に対して不安を抱きやすい子どもたちや，立位や移動の準備が整った子どもたちでは，後方から支持するタイプの歩行器を使うことに特に不安を抱くかもしれない．そのような場合，こういった恐怖心が少なくなるまで，前方で支持するタイプのものを使っていく方がよいだろう．

前庭調整障害に対する治療の案としては，セラピストが大きい治療用のボールに座って，そのセラピストの膝の上に子どもを座らせることなどが考えられる．子どもは，セラピストの体にもたれることができるし，セラピストは，ボールの上で左右に跳ねて動く間も子どもの体幹をしっかりと固定できる（図 4-16 を参照）．こういった肢位は，しっかりとした圧迫と固有受容覚が適切に調整された結果，子どもはその動き自体に適応できていくのである．

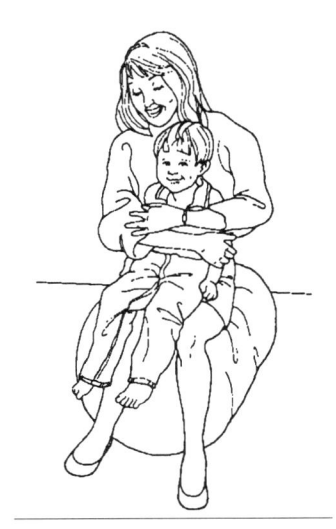

図 4-16 ボール上で上下にはずんだり，横へ体重移動する際に，セラピストは子どもの体に腕をまわして，自分の方によりかからせて支える．

前庭系入力への過少反応

前庭系の入力に対する過少反応が，筋緊張が変動している脳性マヒ児（アテトーゼ児）で頻繁に観察されるが，筋緊張の上昇した子どもや失調を示す子どもでもこのような状態が観察される（Torok and Perlstein 1962）．前庭系の入力に対して反応が減少すると，子どもはハンドリングされている中で動きのきっかけになるようなことに反応できなくなり，治療に影響を及ぼしてくる．前庭系の入力に対して反応性の減少を示す脳性マヒ児は，抗重力伸展を増しながら，直線的な動きに対応していくことができないかもしれない．屈曲方向の運動とのバランスが取れずに直線的な運動に不十分な反応しか示せない状態は，脳性マヒの子どもたちにとって望ましいものではなく，治療の間は，こういった反応を出さないように注意しなければならない．しかし，こういった直線的運動への反応の減少は，前庭系の処理障害と結びつけられるので，脳性マヒ児であっても，こういった反応性を失うことは，診断を行う際の重要な観察点として取り上げられる．

前庭系の入力に対して過少反応を示す子どもは，前庭覚入力によって改善される可能性のある覚醒レベルの低下を示すかもしれない．子どもの行動に対する入力の影響は，子どもの感情反応，子どもの機敏さ，子どもの示している筋緊張の状態の中で運動に応じた対応性などを通して観察することができる．前庭覚入力に対する低反応を治療する際に，空中に吊された遊具を使えると治療は実施しやすくなる（図 4-17 を参照）．しかし，治療の間に異常なパターンを強化してしまったり，筋緊張を増す可能性があることを知っておくのは重要である．こういった子どもたちを対象に感覚統合アプローチを使っていくには，NDT に関するしっかりとした経験や知識の背景を必要とする．

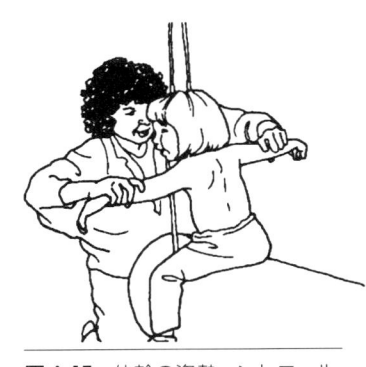

図 4-17 体幹の姿勢コントロールは，ボルスタースウィングに乗って揺らしている間に促されるかもしれない．

行為

行為とは，習熟していない活動をどのような順序性で行うかを考え，必要なことを組織化し，実際に実施していくといった能力を総称したものである（Ayres 1979）．これは，いくつかの皮質，および皮質下の神経学的なメカニズムに依存しており，脳性マヒや他の発達障害をもった子どもたちで，このようなメカニズムに問題があることが多く見受けられる．行為では，個体に環境の中で身体，空間，物体からの感覚情報を処理し，それに対して目的的反応を形成していくことを求められる（Ayres 1985）．様々な障害をもった子どもたちが，上記に示したような領域の全てに障害を示しており，それから考えると彼らが行為に関して問題を示すことは取り立てて驚くようなことではない．

観念化

観念化もしくは概念化に関していえば，行為を概念化する能力は，認知スキルを含むいく

つかの過程に依存している．認知障害のある脳性マヒ児たちは，自分の周りのことを観念化するスキルの障害を見せることがある．一部の子どもは，優れた観念化の能力を見せることがあっても，それを実際に実行していく運動能力をもっていないのである．

タイミングと運動企画

　脳性マヒ児は，空間の中で動き，彼らの前にある障害物に臨むときにタイミングと運動企画の障害が観察される．例えば，運動企画の問題に関係した徴候は，運動を構成しているある要素を治療的なハンドリングを通して繰り返し促通していったとしても，子どもが随意的な活動をつくり出すために適切に構成要素を順序立てることが依然としてできないでいる，といった場面の中ではっきりと見えてくる．こういったことが，ある期間にわたって連続して起こってくると，より明確になってくる．

　片マヒ児では，独立した移動ができるようになった後に明らかな行為障害を示すことがよくある．こういったケースでは，姿勢や運動の問題を念頭に置きながら，従来の感覚統合アプローチで運動企画の問題に言及していくことが大切である．片マヒ児と他のタイプの軽い脳性マヒ児では，運動に関して適切な順序性とタイミングの能力を育てていくことが求められる．このような能力は，動いている標的に対してタイミングを計りながら，運動を注意深く行っていくような状況の中で治療されていくだろう．

予測

　Goodgold-EdwardsとGianutsos(1990)は，外部の事柄と一致した動きをつくり出す能力に依存している認知運動スキルとして，一致予測(coincidence anticipation)に関して記述している．この一致予測には，認知と運動機能のマッチング，タイミング，それに課題の求めに応じた認知プロセスなどを必要とする．認知プロセスの中には，運動活動を導き出すためにどのように感覚情報を利用していくかに関して必要な方法を含んでいる．こういった運動を将来に向かって投影する能力があるので，運動はフィードフォワードに依存しながら外部で起こっている事柄と一致するのである．フィードフォワードは，前庭核と固有受容覚の入力の処理と関連があることがわかっており，目的に沿った活動を行っている間に，このような入力をコントロールしながら使っていけるような状態が，治療の中に盛り込まれていることが求められる(Fisher 1991)．

　活動の実行の過程で修整を受けない随意運動を行う場合には，フィードフォワードが必要とされることを頭に入れておかなくてはならない(Fisher 1991)．素早い，タイミングを計る必要のある活動は，軽度の脳性マヒ児の治療と同様に，感覚統合障害児に対する治療の中にも盛り込まれておくべきである．こういった活動は，時間的そして空間的に子どもたちにとって必要とされる要素を含んでいなければならない．時間的な正確さは，子どもが動くとき，目標が動くとき，あるいは子どもと目標の両者が動くときに必要な要素として浮かび上がってくる(Koomar and Bundy 1991)．空間的な正確性は，子どもが動くが，目標となるターゲットが動かないときに必要となってくる(Koomar and Bundy 1991)．治療の中でそれぞれの子どもの感覚と運動の必要性に応じて，活動に盛り込まれる空間-時間的な必要条件を適宜変えていくことが重要である(Koomar and Bundy 1991)．このような例を挙げれば，動いているボールを打つ(空間-時間的要請)ことが難しい片マヒ児の場合，ティーの上に固定したボールを打つような活動にするなどして，子どもに合わせなければならないかもしれない．このように活動を子どもの状態に適合させることで，活動は空間的な条件だけを満たせばよいように変えることができる．

実行

　脳性マヒの運動障害は，多くの場合，課題の実行に影響を及ぼすが，次に示す例のように，行為自体の障害と行為を実行することの障害の二者の間できちんとした区別をしておくことが重要である．NDTと感覚統合の双方を行っているクリニックで，2人の脳性マヒ児が治療を受けていた．一方の子どもは軽度の片マヒ児だった．プラットフォームスウィングから降りるようにいわれたときに，彼女はどうやって降りたらいいのか分からない様子を見せた．一方，自力で座ることも移動することもできない痙直型両マヒの子どもがその場面にいて，彼女に向かって，求められた課題（降りること）を終わらせるのに必要なそれぞれのステップを言葉にして表現し続けた．この例は，神経-運動学的な障害のための運動を実行することの問題と運動企画をすることの問題との二者間にある違いを描き出したものである．片マヒの子どもが示した状態は，示された課題を遂行するのに必要な順序に沿って実行できない，といった運動企画に関する障害を示しており，痙直型両マヒ児は，課題を行う際に必要となる運動の順序を示すことはできたが，彼の運動障害は実際には課題を実行することを妨げているのである．この例からも分かるように，脳性マヒ児では，運動企画の状態は運動実行の状態と必ずしも一致しないのである．片マヒの子どもは，課題を実行するのに必要な運動要素は実際にもっていたが，課題を完了するのに必要とされる運動企画の能力はもっていなかったのである．一方，両マヒの子どもは，課題に対して運動企画することはできても，それを実際に行うために必要な運動の構成要素をもっていなかったのである．

注意のための覚醒レベルと行動の組織化

　脳性マヒ児は，感覚登録と感覚調整に関して問題を示すことが多く，それは取りも直さず彼らの覚醒のレベルに強く影響し，次に行動を組織化し，実際に何らかの具体的な事柄に取り組んでいくことに影響する．こういったことから考えると，覚醒レベルを治療のセッションを成功させる鍵になる可能性のあるものとして，注意を払うことが重要である．例えば，覚醒レベルの低い状態では，筋緊張の減少，持続的な注意の欠損，環境と相互作用を営むことへの興味の減少などを頻繁に伴うのである．一方，過剰な覚醒は，持続的な注意の欠損，行動の組織化の失敗を伴うのである．子どもが最適な覚醒レベルを獲得するように手助けする臨床家は，子どもが機能的な行為の実行能力に必要とされる多くの領域に強い影響を与えるのである．

　WilbargerとWilbarger(1991, 6)は，「感覚ダイエット(sensory diet)」を「最も覚醒を促し，適応的で，スキルの巧みさを促す特定の感覚と活動の量」のために個々人に求められるものとして記述している．脳性マヒ児は，この感覚ダイエットを自分自身に対して提供できないことがほとんどであり，他者から与えられるのを待たざるを得ないといった状況にある．そのため，覚醒レベルに影響すると考えられる感覚入力の使い方を理解しておくのは，彼らを治療するうえで重要なのである．感覚過敏があって，感覚入力を調整できない子どもたちは，セラピストから深い圧迫や固有受容覚，そして様々なタイプの前庭覚入力を提供してもらい，それが大いに助けとなるだろう(Wilbarger and Wilbarger 1991)．感覚刺激に対して，低反応を示す子どもたちは，軽い接触，振動，そして前庭覚／固有受容覚入力に対して，姿勢コントロールの改善と活発な運動を増しながら，与えられた刺激に対して反応してくるかもしれない．

　感覚処理障害の治療に使われる器具と空間は，必要不可欠である感覚ダイエットを経験し，獲得するための機会を与えてくれる．さらにこのような空間と器具は，覚醒レベルと探索に影響を及ぼす子どもにとっての目新しさも提供してくれる．まとめとして，脳性マヒ児を治療する際に覚醒レベルの果たす役割を知ることが重要である．これらの子どもに対してコン

トロールされた感覚入力を適用していくことは，結果として最適な覚醒レベルを得るための感覚ダイエットを与えてくれるのである．

まとめ

　主要な感覚処理障害が，感覚統合障害児で観察されるのと同じように，脳性マヒ児でも感覚処理障害が観察される．感覚登録，感覚調整，感覚識別などに見られる障害は，覚醒，注意，動機づけ，行動の組織化，そして運動企画にに強い影響を及ぼすことが知られている．ケースによっては，感覚の障害は運動面の問題よりも機能に対してさらに強い影響を及ぼしていることが分かった．

　脳性マヒ児で問題となる領域を確認するときには，運動と感覚処理の両方の側面が考察されなければならない．運動の分析に精通していることが重要なだけではなく，感覚処理障害が臨床的に現れたときに，それを見極めることに精通していることも重要である．

神経発達学的治療と感覚統合を用いた発達障害児の評価と治療

　神経発達学的治療（NDT）と感覚統合の治療理論を組み合わせることによって，脳性マヒや感覚統合機能障害だけでなく，ダウン症候群，自閉症，脆弱X症候群，視覚障害，プラダーウィリー症候群，レット症候群などの発達に障害をもつ子どもたちのニーズに応えることができる．このような診断名のついた子どもたちは，しばしば，感覚処理と運動の両方に欠損があり，感覚統合とNDTアプローチを組み合わせて用いることの方が有益である．中心となる治療法は，子ども1人ひとりがもっている問題点によって異なる．この章では，自閉症，ダウン症候群，それに脆弱X症候群といった子どもたちの評価と治療に関して具体例を示し，NDTと感覚統合の理論を組み合わせながら説明する．このような対象以外の子どもに治療アプローチを利用する場合，セラピストは障害の本質，患者の全体像に隠された感覚と運動の問題点の重要性，それに介入に伴う状態の改善の度合いに関して，予め考えておく必要がある．

　視覚障害のある子どもたちは，しばしば重力不安や触覚防衛といった感覚調整の障害や身体像の発達に影響する感覚識別の障害を示すことがある．さらに，例えば，彼らは頭部を屈曲位で保つ傾向や体幹の回旋が不十分であったり，姿勢のコントロールが未熟であるといった筋緊張の低下や姿勢の悪さを示したりする．こういった姿勢の悪さは，感覚の機能障害に起因しているのかもしれない．しかしながら，促通手技や前庭覚，固有受容覚，触覚の入力を系統立って使うことで，対処していける．感覚統合の視点から感覚調整や感覚識別の障害の治療を行うことは，子どもが空間の中で運動したり，自分の身の回りを積極的に探索する子どもの能力に強い影響を与える．NDTと感覚統合は治療計画全体の中で主要な役割を担うかもしれないが，子どもの発達全体において，主要であるのは，極めて限られた時点に関してのみである．

　プラダーウィリー症候群の場合，身体像の発達に影響するような感覚処理過程の障害への対応は，例えば歩行のような運動パターンの獲得を援助できるかもしれない．ある特殊なケースを例にこういった状態を説明すると，18ヵ月の女児で，膝から下にかなりの量の体性感覚入力を経験して，それに適応するまで，1人で歩くことを学習できなかった例がある．担当のセラピストが，この子に歩行練習をしているときに，子どもが自分の足につまずく傾向があり，下肢に加わった触覚入力に対して認識が欠けていることを知って，体性感覚入力の必要性に注意を払うようになった．このケースの場合，NDTと感覚統合を使用することによって，他の子どもに対する介入の方法と一緒になって，全体的な治療の中のひとつの機能を発揮した．

　以下の節では，NDTと感覚統合の治療理論を使って，治療アプローチを複合して適用することで恩恵をこうむる具体的な例として，ダウン症候群，自閉症，脆弱X症候群の子どもたちの運動と感覚の問題に関して議論を深めていく．

ダウン症候群

　ダウン症候群は，最もよく知られた染色体異常で，普通出産において発生率は1/700であるといわれている(Shield, Dickens, and Jensen 1981；Volpe 1986)．ダウン症候群の中で21トリソミー型(21番染色体が一対の相同染色体以外に1本過剰にある状態)が最も多く，転座型(21番染色体の一部がちぎれ，他の染色体のどこかに接着した状態)，モザイク型(一部の細胞の21番染色体に1本過剰な染色体がある状態)，その他についてはまれである(Coleman 1978；Diamond, Lynne, and Sigman 1981；Donnell et al. 1975；Miola 1987)．ダウン症候群は，人種や地域，あるいは，どの季節に出産したのかなどに関係なく発生する(Bell 1991)．ダウン症候群の子どもたちには，身体や運動，知的能力の面で著しい個人差が存在する(Melyn and White 1973；Smith 1975)．ダウン症候群の子どもに共通した身体的，医学的，知的，そして感覚運動的特徴などの機能的な能力への強い影響について，この節で明らかにしながら，議論を進めていく．

一般的特徴

　発達のほとんどの領域が，この症候群の影響を受けている．身体的，医学的，知的，それに運動や感覚の問題は，ダウン症候群の人たちに最も多く見られる特徴である．
　ダウン症候群の人たちの身体的特徴は様々であるが，次のようなものがある．
- 低身長
- 頸部が短く，粗く乾燥した皮膚
- 後頭部が扁平で短頭(短く広い頭)
- 瞼裂斜上(切れあがった目)
- 平らな鼻梁
- 小さく変形した耳
- 発育不全で低形成の上顎
- 狭い口腔
- 小歯症(小さい歯)と歯並びの悪さをもつ(不整性の歯生状態)
- 亀裂のある突出した舌
- 短い指と短く曲がった小指をもつ短く広い手
- 手掌内の猿線

(Levinson, Friedman, Stamps 1955；McIntire and Dutch 1964；Sanger 1975)
　いくつかの医学的合併症もダウン症候群の特徴で，次のようなものが含まれる．
- 十二指腸狭窄症
- 心臓の問題(最も多いのが房室管の欠損と心室中隔欠損症)
- 血液学的な異常(赤血球増加症や白血病を含む)
- てんかん発作
- 閉鎖性の睡眠時無呼吸
- 耳，皮膚，気管支や肺の感染

(Coleman 1978；Michaels 1990；Noonan et al. 1987；Silverman 1988)
　彼らの知的能力，運動そして感覚に関する特徴の中で特に目立つものは，知的発達や運動発達が，年齢が増すとともに遅れてくることである(Brown et al. 1990；Carr 1970；Fishler, Share, and Koch 1964；Harris 1981；LaVeck and Brehm 1978；Miola 1987；Share 1975)．ダウン症候群のほとんどの子どもたちには，軽度から中等度の知的な遅れが存在して

いる(LaVeck and Brehm 1978；Miola 1987；McIntire, Menolascino, and Wiley 1965；Pueschel, Bernier, and Pezzullo 1991). けれども，非常にゆっくりした経過ではあるが，表現力豊かな言語機能の獲得につれ，知的機能が運動機能よりもまさっていくことが知られている(Harris 1981b；Fishler, Share, and Koch 1964；Share 1975).

　ダウン症候群の子どもたちで見られる筋緊張の低下や過剰な関節可動域などの運動の特徴は，最も目立つ特性である(Coleman 1978；Levinson, Friedman, and Stamps 1955；Miola 1987；McIntire and Dutch 1964；McIntire, Menolascino, and Wiley 1965). 感覚処理過程の障害は，前庭覚，固有受容覚，触覚，視覚，それに聴覚といったすべての感覚システムに影響を及ぼす．感覚処理過程の特徴の中でも，ダウン症候群の子どもたちは刺激に対する閾値が低く(Bridges and Cicchetti 1982)，多くの刺激を提示すると混乱するし，注意がそれてしまう(Share 1975). また，彼らにとって新奇な刺激や変化に富んだ刺激は彼らを緊張させてしまうし，疲れさせてしまう(Bradley-Johnson, Friedrich, and Wyrembelski 1981). 感覚処理過程の障害に強く影響されていると思われるその他の行動の例として，衝動的で計画性のない行為(Kopp, Krakow, and Johnson 1983；Share 1975)や注意力の問題(Cuskelly and Dadds 1992；Gath and Gumley 1986；Green, Dennis, and Bennets 1989；Pueschel, Bernier, and Pezzullo 1991)，それに気質の変わりやすさがあり，普通の子どもたちよりも扱いやすく，比較的おとなしい乳幼児といった，この子どもたちに対する型にはまった見方は通用しない(Baron 1972；Bridges and Cicchetti 1982；Green, Dennis, and Bennets 1989；Gunn, Berry, and Andrews 1981, 1983；Share 1975). このような行動の背景には，基本的な神経系の抑制機構に欠陥があり，刺激への順応性に乏しいことに起因している可能性がある(Loveland 1987).

感覚系

　ダウン症候群の子どもにおける感覚処理過程の障害は，従来から感覚統合機能障害と分類される子どもたちと同じように，注意，行動，学習，それに運動技能を障害しているが，問題の原因は異なっており，期待されている治療の結果は，2つのグループを明らかに違うものとしている．ダウン症候群における感覚処理過程の特徴は，前庭覚，固有受容覚，触覚，視覚，それに聴覚といった感覚系で感覚の登録や調整に欠陥があることによっており，それで運動実行や行動がマイナスに影響を受けている．こういったことから，ダウン症候群の子どもたちの評価と治療で感覚統合的なアプローチが必要とされるのである．

前庭覚系

　ダウン症候群の子どもたちは，筋緊張が低く，抗重力的伸展や自動的な姿勢反応が弱い傾向にあり，それに過剰に運動の経験を求める傾向もある．感覚統合機能障害の子どもで，こういった状態がある場合は，前庭覚の処理過程に何らかの問題があると考えられるが，ダウン症候群の子どもの場合には明らかに当てはまらない．ある研究では，前庭覚入力への異常反応として回転後眼振の増加について述べている．Kantnerら(1976)は，統制群と比較してダウン症候群の子どもたちは回転後眼振の持続時間が長いことを実証した．このような過剰反応は，中枢神経系の抑制回路が未熟であるためであると研究者は示唆している．このようなダウン症候群のグループに毎日，繰り返し，特定の前庭刺激を10日間与えると，前述の抑制メカニズムが成熟して，統制群の子どもたちとほぼ一致するレベルになった．また，刺激したことによって両方のグループの運動行為に著しい改善が見られた．回転後眼振の増加が，常に前庭覚の機能障害によるものではないが(Ayres 1989)，研究者は前庭覚の入力を刺激として選び，良好な結果を得ている．

固有受容覚系

　ダウン症候群の子どもたちは，しばしば固有受容覚の入力を処理する過程に障害がある．最もよく記述される障害は，関節の位置や動きを感じ取ることが困難であること(Anwar and Hermelin 1979)，閉眼で関節の位置を記憶できないこと，関節をある決まった位置に保持することが困難であること(Davis and Kelso 1982)，それに筋緊張が低く，関節に緩みがあること(Coleman 1978；Levinson, Friedman, and Stamps 1955；Miola 1987；McIntire and Dutch 1964；McIntire, Menolascino, and Wiley 1965)などが挙げられる．こういった傾向は，固有受容覚的フィードバック機構の障害とつながりがあるかもしれない(Sugden and Keogh 1990)．このような身体認識や関節の位置と運動の感覚の欠如は，子どもが環境と相互に関わる際に目立つようになる．そのような子どもたちは，動作が非常に重々しく見え，かつ慎重に動いているといった動きの傾向を示し，固有受容覚の処理過程に問題があることを示す「(姿勢が)突然崩れるような(crashing)」行動をとることが頻繁に観察される．

触覚系

　ダウン症候群の子どもに見られる触覚の処理過程の障害は，反応性低下，識別性に関する問題，それに触覚入力とその他の感覚系からくる情報との統合に問題があることからきている．触知覚の問題は，発達の早い時期から明らかで，大人になるまで続く(Lewis and Bryant 1982)．触覚系に関して最も報告の多い行動は以下のものである．

- 物を触覚的に探索することが少ない
- 触覚と視覚を同時に使って物を探索することが少ない
- 触覚と視覚の情報を関連づけたり，統合する能力の障害から二次的に物に対する興味が薄い
- 触覚入力の認識が低下している
- 物を識別する能力が障害されている
- 立体の形状を認知する能力が障害されている

(Lewis and Bryant 1982；O'Connor and Hermelin 1961)

　これらの障害は，知覚経験の中で重大なギャップにつながり，また学習や行動，それに運動発達の障害を招くかもしれない．触覚の処理過程が不十分であるという点から，ダウン症候群の子どもの未熟な把握パターンや操作スキルの問題が説明される．簡単に述べると，手の中に何が入っているかを感じることが難しい子どもにとって，物と効果的に関わることが難しいことはいうまでもない．

視覚系

　ダウン症候群では，目や視覚に異常が発生する傾向が高く，視覚の鋭敏さに影響している可能性がある．次のような問題がある．

- ブラッシュフィールド斑(Brushfield spots)
- 眼振
- 斜視
- 遠視
- 近視
- 乱視
- 白内障

(Aitchison, Easty, and Jancar 1990；Pesch and Nagy 1978；Shapiro and France 1985；Wagner, Caputo, and Reynolds 1990；Warshowsky 1981)

さらに，一般的に視知覚の成熟が遅れる傾向にあり，それは生後8ヵ月の頃からも明らかであり(Pesch and Nagy 1978)，目的的な相互作用を営むことや姿勢など，その他の領域にも影響を与えている．ダウン症候群の子どもたちは，次のような視覚に関連した問題を示すかもしれない．

- 視覚的注意に関して，情報処理のスキルに遅れが生じる
- 環境の視覚探索が限られる
- 母親が，活動に積極的に参加しているかどうかに関係なく，母親を見て過ごすことが多く，玩具を使って遊ぶことが少ない傾向を示す
- 遊びの中でより発達が進んでいって，社会的，そして位置的に親からの分離を促すような，しかも人との相互作用に関係している，発達の早い時期にお互いに見つめ合う際のやり方を獲得することに失敗する
- 自分の身の回りにある物体に関わっている中，他の人に視覚的注意を向けるような協調を求められた状況下で，相互に注意をはらうことに問題がある
- ある次元を別の次元よりも好み(例えば，パターンよりも大きさ)，与えられた次元を視覚的に一致させる課題で2つの次元を提示すると混乱する傾向がある
- 視覚的に提示された刺激を記憶することが困難である

(Gunn, Berry, and Andrews 1982；Landry and Chapieski 1989, 1990；Lewis and Brooks-Gunn 1984；McDade and Adler 1980；Sinson and Wetherick 1981, 1982；Stratford 1980)

これらの問題が原因で，子どもたちはあまり自分たちの環境を探索し，学習しないのかもしれないし，注意や遊びを含めた日常生活活動の遂行が妨げられているのかもしれない．

視覚の問題は，姿勢コントロールにも悪影響を及ぼす．支えなしで座ることを学習して間もないダウン症候群の乳児は，周囲の動きにあまり反応しない傾向にある(姿勢の揺れ，ふらつき，あるいは倒れることを防ぐために)．しかし，1人で立つことを覚えたばかりのダウン症候群の子どもたちは，実際には起こってもいないバランスの乱れを一生懸命補おうとする傾向にある(Butterworth and Cicchetti 1978)．このような状態を見ると，視覚が姿勢コントロールの中で重要な要素であるといわれていることが理解できる．比較的不安定な姿勢(立位)は，より安定した姿勢(座位)よりも視覚と前庭-固有受容覚系との間の食い違いがより少ないと考えられる．ある意味で，視覚系は前庭-固有受容覚系からの情報を「細かく調整する働き」がある．

聴覚系

聴覚情報の処理過程に関する問題は，ダウン症候群の子どもで広く証明されている．ダウン症候群の子どもたちの77〜82%は，難聴を伴っている(van Gorp and Baker 1984；Dahle and McCollister 1986)．周辺に対する聴力は遅れており，恐らく脳幹の聴覚伝導路あるいは脳幹そのものの機能や発達にも異常があるだろう(Jiang, Wu, and Liu 1990)．解剖学的には，頭蓋骨の形状の異常や狭い中耳といった特徴がある(Miola 1987)．また，ダウン症候群では鼻咽腔も狭く，そのことが難聴につながっているのかもしれない(Brown et al. 1989)．伝音性難聴(van Gorp and Baker 1984；Dahle and McCollister 1986)，感音性難聴(Dahle and McCollister 1986)，それに混合型の難聴がダウン症候群の子どもたちの聴力障害として知られている(van Gorp and Baker 1984；Dahle and McCollister 1986)．聴力には問題がないといわれたダウン症候群の子どもたちでも，健常な子どもの聴力に比べて鈍い傾向にある(Dahle and McCollister 1986)．難聴が変化を伴って起こる場合，難聴の度合いが変動するときには，一般的に周期性に中耳炎が起こることからくる二次的症状と考えられる(van Gorp and Baker 1984)．ダウン症候群の中耳の異常は，多くの場合，軽度から中等度の難聴(Maurizi, Ottaviani, Paludetti, and Lungarotti 1985)や言語の遅れの原因となっている．

年少児の中耳炎は，ダウン症候群の青年期に見られる言語の問題に重要な関係があるかもしれない(Whiteman, Simpson, and Compton 1986)．ダウン症候群の子どもたちは，次のような聴覚に関係した問題を示すことがある．

- 言語の遅れ
- 発声を模倣するスキルの欠陥
- 聴覚情報の一部の処理の遅さ
- 聴覚情報の貯蔵や再生に関する制限
- 言語聴覚的データの想起の困難

(Hartley 1982；Mahoney, Glover, and Finger 1981；Marcell and Armstrong 1982；Marcell, Harvey, and Cothran 1988；McDade and Adler 1980；McIntire, Menolascino, and Wiley 1965)

ダウン症候群の子どもで認められる聴覚的記憶の問題は，聴覚や視覚の混乱を最小限にしたとしても改善しないことが分かってきた(Marcell, Harvey, and Cothran 1988)．ダウン症候群や聴力障害の子どもや青少年たちは，同年齢の健常な聴力をもった人と比べて，知能テストの結果があまりよくない(Libb et al. 1985)．ダウン症候群の子どもたちは，仮に正常な聴力をもっていたとしても，視覚-運動や視覚-音声の処理よりも聴覚-運動や聴覚-音声の処理の方がより一層困難である(Pueschel, Gallagher, Zartler, and Pezzullo 1987)．視覚-音声や視覚-運動モダリティに重点を置いた教え方が強く求められる．

運動能力

前述した感覚処理の不規則性に加えて，ダウン症候群の人たちの運動に関連した問題は，文献に広く述べられている．このような運動に関する様々な問題は，巧緻運動や粗大運動の発達のマイルストーンの獲得時期が著明に遅れていることではっきりと現れている．ダウン症候群の運動発達全般に影響し，最も頻繁に述べられる問題は，筋緊張低下，姿勢コントロールの不適切な発達，整形外科的な特徴，それに行為障害である．運動，感覚，それに認知的な問題は，粗大運動，巧緻運動，そして口腔運動などの領域の機能的な行為の遂行に影響を与える．

筋緊張と運動パターン

ダウン症候群の子どもたちは，治療や評価に関してNDT理論を必要とするような筋緊張低下，関節の過剰な可動域，それに運動パターンを示す．ダウン症候群の子どもたちに見られる運動の遅れは，筋緊張が低いためかもしれず，中でも抗重力的肢位を保つために必要な筋群の筋緊張の問題が考えられる(Zausmer 1975)．筋緊張の低下や過剰な関節の可動域があると，この章で述べたような運動パターンになってしまう．しかしながら，年齢と共に関節の過剰な可動性の減少(Parker and James 1985)や低緊張の状態が徐々に減っていく(Loesch-Mdzewska 1968)ことと，さらに代償的な運動パターンが習慣的なものになった場合，こういったことから特定の姿勢に影響された拘縮という形に反映されていくようになる．

ダウン症候群の子どもたちに見られる筋緊張低下や過剰な関節可動域は，十分な身体中枢部の安定性の獲得や自動的な姿勢反応の発達に影響を及ぼす．そのような子どもたちは，体幹筋を活発に使う代わりに支持面を広くとり，しかも外的な支持を頼りにするようになる．ダウン症候群の子どもたちに見られるバランスの問題は，筋緊張の低下によるものではなく，むしろより高いレベルの姿勢メカニズムの欠陥に原因がある(Shumway-Cook and Woollacott

1985).姿勢反応の発達は,ダウン症候群の乳児で約5ヵ月頃から遅れが目立ってくる.彼らは凹凸のない平坦な面上で動く傾向にあり,活発な体幹の回旋運動を伴うより成熟した運動パターンの欠如を見せる.特に,股関節の過度の外転や外旋の原因となる股関節周囲の筋緊張の低下や関節の過剰な可動域がダウン症候群の子どもに関係し,中でも座位や腹臥位へ姿勢を移行させる際や歩行周期の間に強い影響を及ぼしている(Lydic and Steele 1979 ; Sellers and Capt 1989).

整形外科的に考慮すべきこと

ダウン症候群の子どもにNDTと感覚統合アプローチを組み合わせた治療が実施される場合に,このような治療が子どもの運動能力に何らかの影響を及ぼすものだとしたら,整形外科的な関わりが特定の身体の領域で重要になってくる.ダウン症候群で考えておかなければならない部位として,頸部周辺,股関節,膝関節,それに足部が挙げられる.ダウン症候群の人たちに見られる関節症も,考慮すべき重要なポイントである(Diamond, Lynne, and Sigman 1981).

頸椎

ダウン症候群に見られる頸椎の最も一般的であり,深刻な問題は,環軸関節の不安定性で(Cope and Olson 1987),7～21%の割合であるといわれている(Cooke 1984 ; Cope and Olson 1987 ; Diamond, Lynne, and Sigman 1981 ; Elliott, Morton, and Whitelaw 1988 ; Pueschel 1983 ; Pueschel and Scola 1987 ; Selby et al. 1991 ; Special Olympics 1983 ; Tangerud et al. 1990 ; Tredwell, Newman, and Lockitch 1990 ; Van Dyke and Gahagan 1988).その不安定性は,第1頸椎と第2頸椎(C1とC2)の間の過剰な運動性を伴い,進行性の損傷と見なされ(Burke et al. 1985 ; Shikata et al. 1989),靱帯の弛緩,骨の形成異常,および筋緊張低下を招いている(Brooke, Burkus, and Benson 1987 ; Burke et al. 1985 ; Chaudhry et al. 1987 ; Cope and Olson 1987 ; El-Khoury et al. 1986 ; Martel, Uyham, and Stimson 1969 ; Pueschel and Scola 1987 ; Pueschel et al. 1990 ; Shikata et al. 1987, 1989 ; Stein et al. 1991 ; Tredwell, Newman, and Lockitch 1990).Tredwell, NewmanとLockitch(1990)は,ダウン症候群の人たちで上位頸椎(C1)と頭蓋骨(後頭骨)との間で生じる環椎-後頭骨の間の不安定性にも注意を払った方がよいと強く主張している.ダウン症候群の環椎-後頭骨の不安定性はあまり報告されていないが(Braakhekke et al. 1985 ; El-Khoury et al. 1986 ; Brooke, Burkus, and Benson 1987 ; Tredwell, Newman, and Lockitch 1990 ; Stein et al. 1991),彼らを処遇していく上で重要なポイントである.

頸椎の不安定性は,ダウン症候群の子どもたちでいくつかの脊椎骨に存在する可能性があり(Tredwell, Newman, and Lockitch 1990),大多数のケースで症状が現れない可能性がある(Brooke, Burkus, and Benson 1987 ; El-Khoury et al. 1986 ; Elliott, Morton, and Whitelaw 1988 ; Pueschel 1983 ; Pueschel and Scola 1987 ; Selby et al. 1991 ; Stein et al. 1991 ; Tredwell, Newman, and Lockitch 1990 ; Van Dyke and Gahagan 1988).もし脊椎骨の変位が生じた場合,亜脱臼や脱臼によって,結果として脊髄が圧迫されることも起こり得る(Andrews 1981 ; Braakhekke et al. 1985 ; Chaudhry et al. 1987 ; Diamond, Lynne, and Sigman 1981 ; Finerman, Sakai, and Weingarten 1976 ; Hreidarsson, Magram, and Singer 1982 ; Kobori, Takahashi, and Mikawa 1986 ; Konttinen and Santavirta 1987 ; Martel, Uyham, and Stimson 1969 ; Moore, McNicholas, and Warran 1987 ; Selby et al. 1991 ; Shield, Dickens, and Jensen 1981 ; Shikata et al. 1987, 1989 ; Van Dyke and Gahagan 1988 ; Whaley and Gray 1980 ; Williams et al. 1987).そのた

め，ダウン症候群の子どもを治療する際に，このような不安定性の存在を知っていることは極めて重要である．

ダウン症候群の子どもたちを治療している場合，亜脱臼や脱臼を示すような多くの徴候に気づかなければならない．例えば，歩行能力および運動能力の低下，便通や膀胱機能の異常，頸部の痛み，頸部の運動制限および頸部の位置異常（斜頸），四肢の脱力，筋緊張亢進，深部腱反射の亢進，バビンスキー（Babinski）反射および足関節クローヌスの陽性などが挙げられる（Andrews 1981；Braakhekke et al. 1985；Chaudhry et al. 1987；Cooke 1984；Diamond, Lynne, and Sigman 1981；Finerman, Sakai, and Weingarten 1976；Hreidarsson, Magram, and Singer 1982；Kobori, Takahashi, and Mikawa 1986；Martel, Uyham, and Stimson 1969；Moore, McNicholas, and Warran 1987；Msall et al. 1990；Nordt and Stauffer 1981；Pueschel 1983；Pueschel and Scola 1987；Shield, Dickens, and Jensen 1981；Shikata et al. 1987, 1989；Stein et al. 1991；Tredwell, Newman, and Lockitch 1990；Whaley and Gray 1980）．環軸関節の脱臼による合併症から死亡に到った例も報告されている（Burke et al. 1985；Chaudhry et al. 1987；DeLeon et al. 1991；Msall et al. 1990；Nordt and Stauffer 1981；Segal et al. 1991；Shield, Dickens, and Jensen 1981；Whaley and Gray 1980；Yancey et al. 1984）．

股関節

ダウン症候群の子どもたちのうち，7.9％に何らかの股関節の異常がある（Shaw and Beals 1992）．股関節の約2％（Shaw and Beals 1992）に脱臼が報告され，関節包や靱帯のゆるみによるものと考えられ（Cristofaro and Heskiaoff 1981；Diamond, Lynne, and Sigman 1981；Gore 1981；Shaw and Beals 1992），歩行に何らかの障害をきたす可能性が示唆されている（Diamond, Lynne, and Sigman 1981）．股関節のゆるみが増すと，特に歩行周期の中で外旋の可動域が広がる（Shaw and Beals, 1992）．このような外旋位をとって継続的に座り続けると，股関節の異常性を増させることに関与するかもしれない（Diamond, Lynne, and Sigman 1981；Shaw and Beals 1992）．

膝関節

ダウン症候群の子どもたちの膝関節で最も重要な問題は，膝蓋骨の正常な解剖学的位置を維持している組織のゆるみである（Diamond, Lynne, and Sigman 1981）．ダウン症候群における膝蓋骨の亜脱臼あるいは脱臼の罹患率は，4～8％である（Dugdale and Renshaw 1986；Mendez, Keret, and MacEwen 1988）．大腿膝蓋関節の不安定性と歩行状態との間には，関連性は何も見出されない（Mendez, Keret, and MacEwen 1988）．子どもは歩行周期の中で運動をそれなりに発達させるので，大腿膝蓋関節の不安定性が歩行の障害になることはめったにないし，歩行の能力は保たれている（Dugdale and Renshaw 1986）．大腿膝蓋関節の不安定性による代償として，膝関節の過伸展や立位で膝関節の前方に身体の重心が維持されることが生じる．それによって大腿四頭筋の筋活動の必要性を減じている．

足部

ダウン症候群に見られる扁平足もしくは平らな足部は，靱帯の極度のゆるみの結果である（Diamond, Lynne, and Sigman 1981）．この変形は，足部の縦のアーチを失った状態から重度な外反扁平に至るまでにわたる（Diamond, Lynne, and Sigman 1981）．立位時に支持面を広く取ることはダウン症候群の子どもに共通しているが，それがこれまで挙げられてきたような問題を助長するのである．

関節症

　関節症(関節の疾患)はダウン症候群に関する文献で報告され，2つのタイプに特徴づけられる．1つのタイプは，靱帯のゆるみ，筋緊張低下，それに過剰な可動性のために軟骨や骨に過剰なストレスが加わり，結果として退行性の変化が生じる(Yancey et al. 1984；Tangerud et al. 1990)．もう1つのタイプは，若年性関節リウマチ(juvenile rheumatoid arthritis：JRA)(Andrews 1981；Sherk, Pasquariello, and Watters 1982；Yancey et al. 1984；Olson et al. 1990)に類似した症候群で，ダウン症候群の子どもたちの約1.2%に見られる．この割合は，一般人におけるJRAの割合よりもずっと高いと考えられる(Yancey et al. 1984)．この状態に対して様々な関節の治療が報告されている(Andrews 1981；Yancey et al. 1984；Olson et al. 1990；Tangerud et al. 1990)．ダウン症候群とJRAに共通する問題は，脊椎の不安定性である(Sherk, Pasquariello, and Watters 1982)．関節の問題に関する可能性として，それが炎症性にしろ退行性病変にしろ，ダウン症候群の人たちには骨成分の保持をしていくことが必要である．それには，より正常な姿勢や身体のアライメント，可動性の維持，それに強い衝撃のある活動を避けることが，NDTと感覚統合アプローチを組み合わせて使う際に重要な治療的配慮となる．

行為

　ダウン症候群の子どもがもっている運動や感覚，認知の問題は，観念化，企画，それに実行といった活動を実際の場面で実行する上で必要なスキルの発達に影響する．観念化に関係したスキルは，しばしば認知スキルに影響を与える．ダウン症候群の子どもたちは，しばしば観念化の領域に問題があり，環境の中で新たな相互関係をつくり出すことが難しかったりする．

　観念的な能力に加えて，そのような子どもたちは運動の準備や実行が遅いといわれ(Henderson, Morris, and Frith 1981；Lincoln et al. 1985)，その結果，運動が不器用のように見えるのである(Frith and Frith 1974)．彼らは，運動反応を組織化する能力が低く(Lincoln et al. 1985)，より一般化された反応を形成しがちで，不適切な反応を自分で抑制するのが難しいことが分かる(Zausmer 1975)．運動を組織化する能力は運動企画に必要なものの一部であり，人は行為を組織化するために情報を事前に予測する必要がある．ダウン症候群の子どもたちには，運動を組織化するための感覚情報をうまく利用することに難しさがある．ダウン症候群の子どもたちが，このような情報を自分にとってより有効に使うために，運動反応を組織化できるかどうかについては，今のところ，まだ分かっていない(Kerr and Blais 1985)．

　ダウン症候群の子どもたちは，運動指令や運動プログラムを予め決められた順序で行っていくことに問題があるのではないかと考えられている(Frith and Frith 1974)．彼らは，手を使う課題を遂行する際に，言葉で4回課題の順序を変えるよう指示を与えた条件のもとで課題を処理することが，非常に苦手であることがわかる(Hartley 1982)．ダウン症候群における順序性の悪さは，吃音傾向(Devenny et al. 1990)を示す場合に観察され，速くて，規則的な，タイミングを見計らわなければならない運動を求められる活動が難しいことからも分かる(Frith and Frith 1974；Henderson, Morris, and Frith 1981；Knights, Atkinson, and Hyman 1967)．Knights, AtkinsonとHyman(1967)は，ダウン症候群の子どもたちは，健常児と比べてタイミングの必要な運動課題で動作が遅く，エラーが多いと報告されている．動作が遅いという傾向は，計画された活動の順序を企画したり，あるいはフィードフォワード制御を利用する能力に問題があることと関係している可能性がある．フィードフォワード制御が困難な子どもたちは，一連の活動の中で次の運動を行う前に，感覚フィードバックを頼りにしなければならないので動作が遅く，苦心を強いられてしまう．ダウン症候群の

子どもたちは，フィードフォーワード制御が不適切であることを示すいくつかの徴候があり，運動課題を行っている中のすべてでそういった徴候が観察される．

　治療する上で，こういった技能は，感覚統合の理論を利用して説明することができる．フィードフォーワード制御は，人や物体，あるいは目標となるものに動きがある活動を処理している(Koomar and Bundy 1991)．つまり治療する場合には，動いている遊具や目標の動き，それにタイミングの合った運動とを組み合わせる必要がある．このような場合，単純な活動から入っていくことが重要で，例えば，座位でボールを取ったり，その場に置かれた，あるいは動いているボールを蹴ったり，シャボン玉を割るといった活動である．後半の活動は，子どもと目標物の両者が空間内で同時に動くことで，子どもの興味を一層高めることができる．

粗大運動スキル

　運動，感覚，それに認知の不規則性の影響は，粗大運動スキルの獲得の遅れを見れば明らかである．生後1ヵ月間に獲得される粗大運動は例外として，ほとんどの粗大運動が遅れて獲得される(Canning and Pueschel 1990)．ダウン症候群の子どもたちは，健児と比較した場合に運動をコントロールする上でスムーズさや正確性に欠け，さらに，そういった問題は就学前からあり，しかも，その後もずっと存在し続けると示唆されている(Davis and Kelso 1982)．精神発達遅滞児と比較した場合，ダウン症候群の子どもたちは，走る速さやバランス，耐久力，視覚運動の制御，つまり運動スキル全般において不十分である(Connolly and Michael 1986)．わずか50％のダウン症候群の子どもたちで，普通の子どもたちと同じように座位姿勢に置かれて座れたり，自分で座位になったり，そして，正常の歩行パターンを示すようになる．そして，異常な運動パターンで同じようなことを行う子どもたちでは，体幹回旋の運動要素が欠けているのである(Lydic and Steele 1979)．

　ダウン症候群の子どもの歩行は未成熟で，効率が悪く，エネルギー消費が高いし，また疲れやすい傾向にあるといわれている(Parker and Bronks 1980)．歩行の問題としては，立脚時の踵接地から，蹴り出しで足趾へと抜けていく足部のメカニズムが不十分で，下肢を過剰に外転することで足趾が引っ掛からないように振り抜けを稼ぎ出している．両側を比較した場合，一貫して下腿の回外の程度が左右で異なっているので，結果として歩行の非対称が生じるようになる．また，歩行の間ずっと手関節が屈曲することなどが挙げられる(Parker and Bronks 1980)．在宅で生活しているダウン症候群の子どもたちは，施設にいる子どもたちよりも早い時期に歩きはじめる傾向があるようで(Donoghue et al. 1970)，こういったことから豊かな環境が重要であることが示唆される．

巧緻運動，遊び，身辺自立のスキル

　筋緊張の低下，認知発達の障害，それに不適切な感覚処理や協調運動はダウン症候群の子どもに一般的に見られる状態であり，上肢の巧緻運動機能や探索行動，遊び，身辺自立技能に影響を及ぼしている．

　ダウン症候群の子どもたちは，操作技能や巧緻運動機能の獲得の遅れを示す．最も遅れが目立つスキルは，細かな母指と示指で行うつまみ動作に必要な母指を回旋する能力，そして巧みな操作に必要な手指の分離運動である(Zausmer 1990b)．こういった障害は，手からの触覚や固有受容覚の情報を感覚処理する際に生じる問題と関連しており，操作スキルの発達，つまりいい換えれば，探索，遊び，身辺自立のスキルに強い影響を与える．

　探索スキルについて述べれば，ダウン症候群の子どもたちは，巧緻な運動スキルを使うよりも，むしろ大ざっぱな操作や視覚による探索の方を使って物体を探る傾向にある(Serafica and Cicchetti 1976)．口に入れたり，手で操作して新しい物を探索するとき，こういった子どもたちは，健常な子どもたちよりも探索に費やす時間が短い傾向があり(Bradley-Johnson, Friedrich, and Wyrembelski 1981)，また，巧緻な運動技能のために両手を使うのを避ける傾向にあることが再確認されている．一般的に，ダウン症候群の子どもにとって新しい物を視覚的に探索することは，身体を使って操作に臨むよりも恐さは少ないと思われる(Bradley-Johnson, Friedrich, and Wyrembelski 1981)．

　さらに，身体を使った探索に費やす時間が減ると学習に対してマイナスの影響が出るかもしれない．というのも，子どもは環境に対して自発的に行った行為の効果を認識するのに十分な時間が得られないからである．おもちゃの使い方を実際にして見せた際に，彼らは一様に操作することを避けようとするが(Landry and Chapieski 1989)，人が関わらないで1人にしておくと，探索行動が増えるといった報告もある(Smith and Hagen 1984)．この最後の観察例は，注意を向けたり，単純な運動課題を模倣する能力に問題があることを反映しているのかもしれない．

　感覚運動，認知面において多様な障害をもっているために，ダウン症候群の子どもで見受けられる遊びは未成熟な状態にある(McEvoy and McConkey 1983)．認知面の発達や想像的な遊びに関連した活動を避けたり，遊び自体に変化が乏しいことが特徴として挙げられる(Goodall and Corbett 1982；McEvoy and McConkey 1983)．遊びは多くの場合，幼稚で目的のないパターンで行われる．例えば，口の中に入れたり，投げたり，たたくなどの遊びが観察される(Berry and Gunn 1984；Krakow and Kopp 1983)．ダウン症候群の幼児は，手の届かない範囲のものや眼で焦点を合わせにくいものをあまり見ない傾向がある(Kasari et al. 1990)．彼らは，正常に発達をしている子どもたちと比べて，あまり環境を探索せず，多くの時間を他の子どもが手をつけないような玩具で遊んでいる(Krakow and Kopp 1983)．ダウン症候群の乳幼児は，母親が再度注意を向けさせようとして，玩具を提示しても，それに注意を移すことは少ないし，1人で遊んでいるときに比べて，母親と関わっている際にプラスの感情表現が増すことについても期待した反応は少ない(Landry and Chapieski 1990)．彼らは，何かを見るときも受け身で，注意を向ける行動が誘発され，それに応じて玩具に手を出して握ったり，関心のある行為に応じたおもちゃを見たりもったりする傾向にあり(Landry and Chapieski 1989)，頻繁におもちゃを手から手へ渡したがる．

　一般的に，巧緻運動スキルの発達が不十分であると，子どもの身辺自立のスキルや環境との相互作用を営む能力に影響し，さらにそのことが感覚や認知の発達にも関係してくると考えられる．恐らく，ダウン症候群の子どもの巧緻運動の能力は，より洗練された環境との相互作用を営むようになってはいかないので，簡単な課題ばかり一生懸命関わるようになり，難しい課題は避けるといった傾向が増し，それに必要以上に他の人から助けられなくても済む場面でさえ，助けを求める傾向を示すようになる(Wishart 1991)．このような学習パターンによって，ダウン症候群の子どもたちの発達は，年齢が増すにつれて遅れが目立つようになる．

　ダウン症候群の子どもの巧緻運動スキルは，子どもに適切な量の触覚や固有受容覚の入力を行うことで治療的に扱っていける．Zausmer(1990b)は，把握を促す場合，子どもの手に物を置き，わずかな圧迫を手の上に置いた物に加えフィードバックを強めることを提案している．一旦子どもが物を握ったら，手の中の物を軽く引っぱることで掌内筋と掌外筋の同時収縮を促せるだろう．こうすると筋緊張の低い子どもでは，物の牽引に反応して，物の周りの手でしっかり握って，安定性を増させようと反応することが多く見受けられる．手や身体に加わる感覚への認識を高める他の活動の例として，例えばブラッシング，シェービングクリームの使用，豆や米でいっぱいの容器に隠されたものを探す遊び，様々な状態の面で体重を支

持する経験，遊具を押したり引いたりするような遊びは触覚や固有受容覚を刺激する定番といえるような活動である．

　ダウン症候群の子どもに見られる口腔運動の問題は，感覚および運動面に基づいているかもしれない．口腔で観察される肢位の特徴として，口は開いたままで，舌は突き出ている，というものがある．そのような特徴は，筋そのものの弱さや上顎骨の未発達によるものと考えられ(Glatz-Noll and Berg 1991)，さらに筋緊張の低下や重力の引く力によって誇張されている．ダウン症候群の子どもたちは，健常児よりも舌の出かたが多く，しかも長い間舌が出ている(Glatz-Noll and Berg 1991)．摂食の問題としては以下のものがある．栄養分の摂取の異常，つまり偏り，摂りすぎ，不足など，そして未熟な食習慣，食物に対する拒否，中でも舌触りのする食べ物に対して，そして子どもが自分で食べるスキルを身につける時期の遅れなどである．こういった摂食に関する問題は，様々な専門領域を巻き込んだプログラムを通して関わっていけるだろう(Pipes and Holm 1980)．口腔運動に関する治療として，頬部のタッピング，舌のタッピング，下唇に対して重みをかけながら擦って刺激したり，上唇に対して重みをかけながら圧迫を加えたり，それに口腔周辺へのブラッシングやアイシングなどの口腔運動に対する治療などで，舌の突出を減らすことに効果的である(Purdy, Deitz, and Harris 1987)．

治療——神経発達学的治療と感覚統合を組み合わせたアプローチ

　ダウン症候群の幼児を治療する場合，私たちはNDTと感覚統合を組み合わせたアプローチを薦める．生後数年間は，NDTと感覚統合を組み合わせたアプローチを使うのに最もふさわしい時期で，恐らく，その後，子どもの発達のある時期になるとどちらかの一方のアプローチに重点が置かれるようになる．その時期を過ぎると，行動の修整や社会性を促すようなグループ活動といった，他の治療アプローチが必要になってくるだろう．NDTは，自動的な姿勢調節，運動の協調性，体重支持や体重移動，それに動的な身体中枢部のコントロールといった機能的な運動パターンを改善するために必要な手段を与えてくれる．感覚統合は，機能的な活動を行っているときに適切な覚醒レベルを維持するように感覚処理機能を正常化したり，あるいは自分が周囲と関わりをもっているときに自分の身体に関する意識を高め，姿勢や巧緻運動制御，そして運動企画のスキルを改善するために必要なことを提供してくれる．

　NDT，感覚統合，あるいは両方のアプローチの考え方は，ダウン症候群の子どものニーズに応えるために利用されている．NDTや感覚統合に関して特定のトレーニングを受けたセラピストから治療を受けるダウン症候群の乳幼児は，有効な治療効果が得られるだろうとLydicら(1985)は述べている．Harris(1980)も同様に，ダウン症候群の乳幼児の発達を促すプログラムとして，NDTと感覚統合の両方の考え方を推している．Harrisは後の研究で，子どもに対して両方のアプローチを併用して実施すると治療目標の達成率が高まったという結果を示している(Harris 1981a)．家庭を基盤とした治療プログラムにNDTと治療的な前庭系，触覚系の刺激を組み合わせて使った場合，ダウン症候群の子どもに見られる発達の遅れをうまく改善することができるという(Edwards and Yuen 1990)．こういった結果は，NDTと感覚統合の連携がうまく成功を導いたと考えられる．以下の節では，それぞれのアプローチの使用法と感覚処理や運動に関するそれらの効果について検討する．

神経発達学的治療

　健常な乳幼児とダウン症候群の乳幼児が見せる，姿勢反応と運動発達の間にある関連性を考えると，運動技能の達成を高めるのに姿勢反応を促すことの意味を支持している(Haley 1986)．そして，こういった考え方が，NDTの基本理論である．前に述べたように，NDTは，

自動的な姿勢調節，運動の協調性，体重負荷と体重移動，それに動的な姿勢コントロールなどの機能的な運動パターンに働きかけるものである．

　自動的な姿勢調節や運動の協調性は，姿勢反応からだけでなく予測的な姿勢コントロールといった点から見ても働きかける必要がある．姿勢反応は，発達の早い時期から子どもの運動発達の中の様々な姿勢で促すことができる．姿勢反応を促しているときに覚醒状態を高めるために前庭覚と固有受容覚の入力を利用することは重要である．また，予測的な姿勢調節に治療として取り組む際に，子どもが環境と積極的に関わろうとするための動機づけが必要とされるが，その一方でハンドリングで姿勢コントロールを促すように同時に働きかけることが求められる．

　ダウン症候群の子どもの体重負荷や体重移動のパターンは，筋緊張が低下している子どもに見られるパターンと似ている．筋活動を適切なレベルにまで高めるために，治療している間に子どもの四肢の適切なアライメントに気を配ることが大切である．さらに，体重移動と組み合わされた体重支持は，運動制御を改善する上で重要である．適切な体重支持や体重移動のパターンを促すことで，子どもの感覚フィードバックにも影響を与えることができる．このように考えると，体重支持や体重移動しているときの四肢の位置を整えることで，四肢を通して入ってくる触覚-固有受容覚フィードバックを正常化することが可能となるのである．バランスボード上で立位をとり，支持面を狭くした状態で動くような活動は，より正常な体重支持と体重移動の両者を促すことができる．しかし，こういった状況ではセラピストがハンドリングで，骨盤の前傾や膝の過伸展を防ぐことが重要となるだろう．

　動的な姿勢コントロールは，あらゆる面で子どもが自ら動くことを可能にしてくれる．ダウン症候群の子どもたちへの早期の治療的な介入を考える際に，回旋運動を重要視しなければならないという提言がされている（Lydic and Steele 1979）．回旋運動は，より成熟した運動パターンを促すということを念頭に置き，体幹や四肢を通して促通されるべきである．ダウン症候群の子どもたちは，回旋運動を行うよりも，より安定した直線的な面（前後と左右の面）に沿って動く傾向がある．こういった未成熟な運動パターンは，姿勢を変換する際に過剰な運動性を代償的に使うことが傾向として表れてくる．例えば，そういった子どもたちが腹臥位から座位になる移行動作を行うときの運動パターンを観察していると，股関節を過剰に外転，外旋しながら姿勢変換していることがある．体幹の回旋を促す活動は，動的な姿勢コントロールの改善に向けて取り組む際，有効であるかもしれない．バランスボード上で子どもを前後や左右方向ではなく斜めに動かすことが体幹の回旋を促す１つの方法と考えられる．

　さらに，場合によって，ダウン症候群の子どもの運動や姿勢のアライメントも改善できるかもしれない．SellersとCapt（1989）は，腹臥位から座位やピボットへの正常な運動パターンを促進する治療の補助として股関節外転を制限し，股関節の過剰な運動性を抑制するよう提案している．同様に，Zausmer（1990a）は，必要に応じて，子どもの股関節の内転位への維持を促すようなテクニックを使っていくことをすすめている．

感覚統合

　前述したように，感覚統合アプローチは覚醒レベルに働きかける治療法であり，自分の周りの環境と相互の関係を営んでいるときに身体の認識を高め，さらに運動企画を改善するために使われる．前庭覚への入力を行うことで，子どもの覚醒レベルを変化させることができる．覚醒レベルが高まると，注意力や学習，環境との目的的な相互作用を営む能力，それに運動のスキルが影響を受ける．

　ダウン症候群の乳児は，重力に抗して頭を空間に保持することが難しく，下肢の抗重力的コントロールが乏しい（Rast and Harris 1985）．そのために彼らは，腹臥位になったときに

上背部で頭を支えたり，あるいは広い支持面をとり，維持するなどの代償を使ったりする．そのような子どもたちは，体幹を活発に働かせるよりは外的な支持に頼りがちで，姿勢の特徴として重力の方向に引かれ「沈み込む」傾向を示す．直線方向の前庭覚入力は，主に伸筋の緊張に影響すると考えられているので，前庭覚の入力を促す治療によって姿勢筋緊張を促通することができる．こういった事実が示していることは，治療プログラムの中で前庭覚を調整しながら入力することが，ダウン症候群の子どもにとって有効だろうということである．

姿勢コントロールに対する効果に加え，前庭覚の入力は覚醒レベルや注意にも影響を与えると考えられている．ダウン症候群の運動と行動に対する回転刺激の影響について，いくつかの研究が行われている．これらの研究で受動的な回転刺激を行っている点に注意を払うことが重要である．Lydicら(1985)は，ダウン症候群の乳幼児における運動能力に対する回転刺激の影響について調査した．前庭覚刺激の治療的効果に関して想定された仮説がいつも支持されるとは限らなかったが，12週間の治療期間を終えた後に筋緊張の改善や運動の質的変化など，子どもにとって意味のある変化が見られた(Lydic et al. 1985)．また治療群では，注意力が増した(Lydic et al. 1985)．回転刺激を調整しながら加えることは，ダウン症候群の乳幼児では，運動面よりも覚醒レベルに対する効果の方が顕著だろうと研究者は仮定している(Lydic et al. 1985)．Arendtら(1991)も，ダウン症候群の子どもたちで回転刺激の量を増やした際の効果について調査した．以前の研究と同様に，前庭覚刺激を増やしても，運動発達で成熟の過程以上に発達を押し進めることはできなかった．両方の研究で，治療効果が十分得られなかったことに対して，可能性として，刺激の量が十分でなかったか，もしくは，研究以外に早期介入プログラムの実施を受けていた点から説明がなされている．今後，感覚経験を提供していく中で，さらに進んだ説明がなされるようになるかもしれない．特に重要なのは，両方の研究で対象となった子どもたちは，他動的に回転刺激を与えられていたということに注意を払うことが重要である．恐らく，子どもたちが他動的に刺激を受けるよりも自ら前庭刺激の経験を積極的にはじめたり，また，求めるように導けたとしたら，顕著な治療効果が得られたかもしれない．このような概念は，感覚統合の核心部分であり(Ayres 1979)，運動学習理論の新しい知見は，そのことを強く支持している．

ダウン症候群の子どもたちにとって治療プログラムの中で前庭覚刺激の経験だけでなく，触覚刺激を経験することも重要なことである．LinkousとStutts(1990)は，特定の手触りをもった触覚刺激をダウン症候群を含めた筋緊張の低い子どもに与えると，筋緊張が高まったと報告している．筋緊張は，子どもにある触り心地のする面にうつぶせに寝ることで，容易に高められることが分かった．研究者らは，低緊張の子どもに使用する用具は手触りのするもので覆うこと，そして子どもたちに様々な触覚の経験を与えることを奨励している．とはいっても，子どもが触覚刺激を与えられるよりも，自発的に関わって触感覚を経験するように導くことが重要である．

さらに身体中枢部の関節の安定性や体重支持を増大させ，固有受容覚-運動覚の入力を与えてくれる活動は，ダウン症候群の子どもの治療に重要である．押す，引く，重いものを使う，運ぶといった活動は，子どもの固有受容覚-運動覚の経験を高めることにつながる．Esenther(1984)は，ダウン症候群の乳幼児で運動覚と固有受容覚の入力を高める治療を行い，関節の安定性が増して探索行動の範囲が広がったことに気づいた．

その他の治療アプローチ

ダウン症候群の子どもへの早期の治療的介入は，必要であると広く支持されている．しかしながら，その効果は必ずしも一致しておらず，その効能に関しては食い違いがあり，特に精神面の発達を改善するという点について食い違いがあるようである(Connolly, Morgan, and

Russell 1984 ; Connolly et al. 1980 ; Connolly and Russell 1976 ; Foreman and Ward 1986 ; Ludlow and Allen 1979 ; Lydic and Steele 1979 ; Piper and Pless 1980 ; Sharav and Shlomo 1986 ; Zausmer 1975). 早期治療介入は将来の学習を可能にする基礎づくりなので，ダウン症候群の子どもたちの適応スキルや知的スキルの発達にとってプラスの効果が期待される(Connolly, Morgan, and Russell 1984). 頭部コントロール，座位，歩行，手を使った摂食，スプーンを使った摂食，最初にしゃべった言葉などの獲得に関係してきた運動スキルは，早期治療介入から得られる刺激を通してすぐに獲得される(Connolly and Russell 1976).

予防策

ダウン症候群の子どもに NDT と感覚統合アプローチを組み合わせて提供する際は，注意を払わなければならない．前にも述べたように，ダウン症候群の場合，不安定な関節や関節炎に似た変性を起こしやすいことを考慮して，頸椎部を含めた関節の状態に注意を払う必要がある．頸椎の不安定性をもった子どもたちは，頸部の最大屈曲，伸展，回旋を必要とする活動や，あるいは上部脊椎を直接圧迫する活動を行っているようなときに，脊髄が圧迫されている可能性があり，危険がある．だから，そのような活動は制限しなければならない(Burke et al. 1985 ; Elliott, Morton, and Whitelaw 1988 ; Moore, McNicholas, and Warran 1987 ; Pueschel et al. 1987, Pueschel and Scola 1987 ; Shikata et al. 1987 ; Special Olympics 1983). 感覚統合の臨床場面で，あまり高くない場所からジャンプしてマットやクッションの上に飛び降りたり，三角ブランコ(トラピーズ)で揺れながら目標地点に飛び降りたり，そして，宙返りをするといった動きの激しい活動を行う場合，頸椎の状態を注意深く観察しなければならない．もし，子どもの遊びの中で衝突するような場面があるようなら，頭部や頸部の過剰な圧迫を完全に避けなければならない．また，肩甲帯やその周囲の状態も考慮すべきである．例えば，子どもが三角ブランコで揺れながら体重を支えているときに，翼状肩甲の程度を観察しなければならない．足部の肢位も念頭に置いて，活動を提供しなければならない．例えば，ジャンプをしているときに，足部の過剰な回内運動を避けるよう配慮しなければならない．そのような異常パターンは，ハンドリングや活動自体を修整することで常に抑制すべきである．

ケーススタディ

Sam は満期産で，殿位のために帝王切開にて出産した．彼のアプガー指数は，1 分後に 8，5 分後に 8 であった．Sam は無孔肛門のために，生後 3 日目で人工肛門形成術を受けた．彼は，摂食が困難であったので，自発的に哺乳瓶でミルクを飲みはじめるまでの 9 日間は経鼻胃管を使用した．Sam は，生後 24 時間で 21 トリソミーと診断されて，生後 1 ヵ月後に最初の発達評価を受けた．

Sam の初期評価の結果を以下に示す．
- 筋緊張の低下と関節の過剰な可動域
- 感覚の過剰な負担に引き続いて起こるごく短い時間の覚醒
- 変化しやすい吸啜パターン
- 必要最小限の抗重力運動
- 必要最小限の体重支持能力
- ハンドリングに対して過敏さを示すことがなく，ある程度の耐性はもっている

作業療法と理学療法による家庭療育を週 1 回勧められた．以後の 8 ヵ月間，Sam は NDT と感覚統合を組み合わせたアプローチを受けた．粗大運動と巧緻運動の発達を促す目的で NDT

が行われた．一方，覚醒の至適レベルの維持や感覚処理の正常化に対しては感覚統合が行われた．さらに，Sam が 8 ヵ月のとき，母親と一緒にダウン症候群の子どもたちのための集団プログラムに参加しはじめた．このグループで，他の親たちと交わりながら，親は子どもが動いたり，玩具や人と関わるような促し方の指導を受けた．

これから後の数年間，Sam は作業療法と理学療法の個別指導と集団プログラムの両方に参加した．この時期に明らかになった運動と感覚処理に関する問題点は，以下の通りであった．
- 効率のよくない運動パターン
- 持続的な体重支持や運動の段階づけに困難がある
- 両手動作の欠如
- 下肢の交互運動の障害
- バランスの悪さと活発な腹部筋の活動の欠如
- 注意力の低下と動機づけの欠如
- 活動をはじめようとする際に必要な能力に問題がある
- 新しい活動の導入に対する抵抗
- 何かを投げるときの動作などを含めて，玩具の遊び方が不適切で未熟
- ある感覚入力を登録することに失敗し，こういったことが安全面の問題に波及している
- 多くの触覚入力を自らつくり出して，自分を刺激しようとする傾向や運動経験を多く求める傾向
- 何かにぶつかっていくといった奇異な行動がある

Sam の治療ゴールは以下の通りである．
- 身体認識を増し，物理的環境の中での安全性を保証し，それに両側性の協調運動を促す等のため感覚入力に対する反応を正常化する
- 機能的な体重支持を改善し，近位部のコントロールを増大させること
- 吊された遊具に乗って，遊具を動かしたときに腹部筋の活動が必要な姿勢反応の積極的な生成を促すこと
- 玩具を適切に使ったり，目的的な活動を自発的にはじめられるように運動企画と観念化する技能を高めること

感覚と運動の問題が明らかだったので，NDT と感覚統合理論を組み合わせた治療アプローチを Sam に実施するようになった．感覚統合アプローチでは，機能的な活動を行っているときに，触覚や運動，関節の牽引や圧迫などの様々な感覚経験をコントロールしながら感覚処理の正常化を増すように働きかけた．このようなアプローチが，より適切な反応を引き出すことに効果があっただけでなく，Sam のモチベーションを改善したり，特に新しい状況での関わりを促すための最適な覚醒レベルを維持することにも有効であった．感覚統合と NDT の理論は，いずれも筋緊張，姿勢調節，体重支持と体重移動，それに両側性協調に関する問題点を解決することに有効であった．NDT に基づいた治療的なハンドリングは，過剰な関節の可動性を抑制しながら，より正常な運動パターンを導くことに有効であった．

まとめ

文献的には，ダウン症候群の子どもには筋緊張，運動パターン，身体のアライメントや骨格系，行為，口腔運動能力，遊び，それに身辺自立のスキル等に問題を有し，感覚処理や運動能力に関して困難を伴うと述べられている．感覚の問題と運動の問題は，一緒に存在するので，ダウン症候群の評価と治療に取り組む上で両方の問題を扱って，対処していくことが必要である．これらの問題に取り組む最適な方法は，NDT と感覚統合理論を組み合わせたアプローチである．

表 5-1 感覚統合と神経発達学的治療アプローチを組み合わせたダウン症候群の子どもの治療

介入の必要な領域	治療目標と活動	治療アプローチ
筋緊張の低下	前庭覚の感覚経験が楽しめる活動を通して筋活動を促す	NDT／感覚統合
過剰な運動性	通常見られない運動パターンや姿勢変換の際の過剰な運動を抑制することによって，身体のアライメントを改善する	NDT
注意が喚起しにくい，注意力が乏しい，動機づけの欠如	適切な覚醒レベルを維持する	感覚統合
感覚の過負荷，安全性を確保するための特定の感覚入力を登録できない	身体部位を相互に関連し合い，あるいは身体が環境と関わる中で身体部位の認識を高め，感覚の処理過程を正常化する	感覚統合
触覚入力や身体をぶつける行為を強く求める傾向がある	適切な反応を引き出す楽しい活動を行い，意図的にコントロールされた感覚経験を通して触覚や固有受容覚の処理過程を正常化していく	感覚統合
重力に抗した運動が困難	運動を必然的に含んでいる機能的な活動や治療的なハンドリングを使って，活発な屈曲と伸展の運動成分の調和をはかる	NDT／感覚統合
体重負荷が困難	機能的な体重負荷を高めるために，体幹中枢部のコントロールを改善する	NDT
能率が悪い運動パターン，段階的な運動が困難	姿勢反応を活発に誘発していく．特に腹部筋の活動やコントロールされた運動パターン	NDT
両手の使用が欠如	両手の協調運動を促す．例えば，前庭覚の感覚経験を取り入れながら機能的な活動をする中で，両手の対称性あるいは交互性の運動を促す	感覚統合
なかなか活動を開始できない，新しい活動を避ける，おもちゃの扱いが未熟あるいは不適当	相互作用のレパートリーを増やすために様々な活動を提供したり，徐々に複雑な行為へ発展しながら，観念的なスキルや運動企画を高める	感覚統合

自閉症

　有名な論文の中で，Leo Kanner(1943, 41)は，「人生のはじまりから人と状況」に対して関わることができない者として自閉症を最初に説明した．自閉症の特徴として，予測的行動の欠如，意味を伝える目的以外の言葉の使用，優れた機械的記憶，大きな雑音や動いているものに対する過敏性，偏食，同一性保持に対する強い欲求，それに自発的活動の多様性の欠如(Kanner 1943)等が示されている．自閉症の概念や病因論については，詳細に研究され，明らかにされつつある．現在のところ，自閉症は生物学的基盤をもつ行動的に定められた症候群として説明され，異なる病因や異なった治療を必要とする多くの要因が絡んでいるものと見なされている(Freeman and Ritvo 1984；Gillberg 1991；Gillberg and Coleman 1992；Huebner 1992；Rimland 1985)．

　GillbergとColeman(1992)は，自閉症に関して脳性マヒと類似した状態を想定しており，様々な病因とそれに応じた症候が発現し，そういった症候が集まったものとして自閉症を記述しており，さらに下位のクラス，もしくは下位のタイプが存在し，分類されるという考え方が示されてきている．このような症候の集まりを共有しながら，例えば，自閉症，自閉傾向，それに広汎性発達障害など様々な診断を受けている状況があるが，彼らは統一的に自閉性症候群という用語を使っている．自閉症の診断は，その特徴が，脆弱X症候群，レット症候群，それにツーレット症候群など，他の発達障害でも観察されることがあるので複雑である(Gillberg and Coleman 1992)．さらに，自閉性症候群にアスペルガー症候群を含めるか

どうかに関して，論争が激しくなっている．現在，アスペルガー症候群は，DSM-IVの広汎性発達障害の範疇に入っている(American Psychiatric Association 1994)．アスペルガーは不器用さはあるものの，可能性として言葉の遅れ(American Psychiatric Association 1994)や認知の遅れ(Wing 1991)はないという点で，診断上自閉症と区別されている．しかしながら，アスペルガーと自閉症とを分ける境界線は，存在しないだろうし，これら2つの診断は，実際は重複しているのかもしれない(Tantam, Evered, and Hersov 1990)．

自閉症の診断は，子どもが示す行動の特徴を基本に置いてなされている．この節では，行動に特徴のある自閉性症候群やその他の広汎性発達障害をもつ子どもたちの感覚と運動の特徴に焦点を当てていく．そして，そのような特徴の多くが，脆弱X症候群，レット症候群，その他の遺伝子疾患，それに診断のつかない発達障害の子どもたちだけでなく，自閉症，広汎性発達障害，アスペルガー症候群と診断された子どもたちに適用されると思われる．

自閉症の臨床的特徴

DSM-IV(American Psychiatric Association 1994)によると，自閉症は広汎性発達障害であり，次のような特徴によって明らかとなる．
- 社会的な相互関係を営む際の質的な障害
- 言語的あるいは非言語的コミュニケーションと想像的な活動における質的な障害
- 活動と興味のレパートリーに制限を受ける
- 3歳以前の発症

さらに，自閉症を示す徴候として，専門家たちは次のものを挙げている(Ritvo and Freeman 1984)．
- 運動や認知，社会的-情緒的領域に影響する発達の割合や順序に混乱が生じる
- 過剰反応から過少反応の範囲にわたる感覚刺激に対する反応の混乱，そして「2つの状態が数時間から数ヵ月の期間にわたって交互に出現する」(Freeman and Ritvo 1984, 29)

発達的特徴

自閉症の子どもが示す発達の乱れは，ある領域である時期停滞していたスキルが，その後，停滞していたのと同じ領域で違う時期に急速に習得されること，発達の各領域の間で遂行能力が大きくばらついていること，それに自閉症を示す特異な徴候が出現することなどを背景に含んでいる(Ornitz and Ritvo 1968)．例えば，自閉症の子どもたちはある時期，巧緻運動スキルに遅れがあっても，その後，同じ領域で急速な発達を遂げることがある．彼らは，粗大運動や巧緻運動スキルの発達では年齢相応かもしれないが，他者から要求された通りに目的的にスキルを使うことはできないだろう．このような発達上のばらつきが存在し，しかも自閉症のリスクを示唆する早期の徴候があることに気づくことが非常に重要である．しかしながら，それぞれの徴候は多様な障害として現れるかもしれず，ときとしては自閉症の診断がつかないことさえある．

Freeman(1993)，FreemanとRitvo(1984)，OrnitzとRitvo(1968)は，発達の3つの領域に絞って，生後数年間に見られる自閉症の特徴をまとめている．この3つの領域は，感覚運動，話し言葉-言語，それに人，物，状況との関わり方などである(Freeman and Ritvo 1984；Freeman 1993)．この節では，最初にこういった著者たちの見解について言及していくが，これらの著者による参考文献は，自閉症の発達歴に関してより深く学んでいく際に読まれることを薦める．

異常発達の徴候は，自閉症の子どもにおいて，生後早くから確認できる．ある研究者は，生後数時間に満たない頃からの臨床的発症を追跡している．自閉症を示唆するいくつかの早

期の徴候は，深刻な触覚防衛，母乳を与える際に嫌がる傾向，それに抱っこされたときに明らかに不快を示すことなどである(Gillberg and Coleman 1992)．自閉症の子どもたちは，普通の子どもたちの発達とは異なって，独特のパーソナリティと症候学に沿って発達するのだという視点をもっておくことが重要である．しかし，自閉症としての全ての徴候を発達の早い時期に示した子どもたちが，10年後には"少し人と変わっているだけ"と見られるまでになったケースもある(Gillberg and Coleman 1992, 60)．

　自閉症は，臨床的発症において2つのタイプがあるといわれることがよくある．1番目のタイプの子どもたちは，生後数時間も経たないうちから自閉症の徴候を示し(Gillberg and Coleman 1992)，2番目のタイプは，子どもは12～24ヵ月まで正常に発達し，その後退行し，以前獲得した機能を失っていき，特異的な自閉症の徴候を示すようになる(Freeman and Ritvo 1984；Ornitz and Ritvo 1968)．子どもの両親から，退行が身の回りに起こったことに端を発しているように報告されることが多く，身の回りに起こったことの例としては，兄弟姉妹の誕生，両親の間のトラブル，転居などである(Ornitz and Ritvo 1968)．自閉症の特徴は，30ヵ月以前に見られるという点で一般的に異論はない(Freeman and Ritvo 1984)．しかし，生後1年間は正常に発達していたと見なされていた子どもたちが，検出できなかった自閉症の徴候を示すということが起こるかもしれない(Ornitz and Ritvo 1968)．あるタイプの発生率に対する他のタイプの発生率について，といったようなことについては，まだ明らかになってはいない．

0～6ヵ月

　新生児期では，自閉症を示す明らかな身体的徴候はない．しかし，詳細な評価を実施すると，筋緊張の低下や奇妙な姿勢の取り方が観察されるかもしれない(Ornitz and Ritvo 1968；Gillberg and Coleman 1992)．

　0～6ヵ月の間で，自閉症で示される特徴の1つとして，感覚入力に対する極端な反応がある．乳児は，感覚入力に対して無反応か，もしくは容易に驚いたり過剰に反応するかのどちらかの状態を示すだろう．こういった乳児は，むしろ構われず，1人にされる方が満足するだろう．言語面において，発声自体の少なさや，生理的欲求と無関係に泣くといった状態を示す．対人関係の面では，抱き起こされることに対する予測反応がなかったり，笑う反応がない，もしくは遅延する，人と目を合わすことが少ないといったことが見られたりする(Freeman 1993；Freeman and Ritvo 1984；Ornitz and Ritvo 1968)．僅かな人数だろうが，自閉症の子どもの中には，筋緊張低下や運動発達の遅れのためにこの時期に紹介され，早期治療を受ける場合もある．

6～12ヵ月

　6～12ヵ月の間に，乳児は摂食と睡眠のリズムを確立できず，離乳食を容易に受けつけない．運動発達に関して，発達のある領域は年齢相応であっても，他の領域になると明らかに遅れているといった発達の不一致がある．刺激に対する過剰反応や過少反応があり，物を握ろうとしない．摂食の問題としては，哺乳ビンによる摂食から離乳食へ変わっていくのを嫌がる，咬む，あるいは飲み込むことを嫌がる，嘔吐反射が強いといった状態が観察される(Ornitz and Ritvo 1968)．Kanner(1943)は，食物に対する重度の拒否を示し，生後12ヵ月まで経管栄養が必要だった乳児が，食べ物を無理矢理食べさせることを一時止めると，難なく食べたはじめたというエピソードを記述している(Kanner 1943)．子どもの中には，食物に対して敏感であることや離乳食への移行がうまくいかないという理由でこの時期に早期治療を処方されるケースがある．

6〜12ヵ月の時期に，玩具の奇妙な遊び方や物との関わり方が，頻繁に観察される．例えば，子どもは，お気に入りの物をまるで紐をつかむように長い間ぐっと握り締めているかと思えば，手の中の玩具をあたかも握ることができないかのように，落としてしまうといったことがある．この時期に，子どもは，ウールのような触り心地の素材を拒否して，ある種の触覚入力，例えば，表面がなめらかな素材のものを好むようになるかもしれない．固有受容覚や前庭覚の入力に対する反応もまた特殊で，子どもを「高い高い」のように空間にほうり上げると，子どもは重力との関係を失って，異常におびえてしまうことになるだろう(Ornitz and Ritvo 1968)．このような異常なおびえ方は，ときに治療中にも観察され，重力不安を将来的に示唆するものである．言語面では，喃語はなくなり，指差しを見せることはなく，音を真似ることも観察されない．人との相互関係では，乳児は玩具に興味を示さず，バイバイと手を振ったりするような簡単な動作模倣が見られない(Freeman 1993；Freeman and Ritvo 1984；Ornitz and Ritvo 1968)．巧緻運動の領域でも，模倣動作は見られず，自閉症の子どもたちは，ときに簡単な玩具で遊ぶことさえも模倣できないことがある．後に自閉症と診断された子どもたちが示す徴候で非特異的なものとして，イニシアティブの欠如と多動がある(Gillberg and Coleman 1992)．この多動は，1ヵ所にとどまっているときは，常同的な活動として現れるであろう．

12〜36ヵ月

12〜36ヵ月の間に，すでに以前から獲得していたスキルを失ってしまうことがある．感覚入力に対して一貫しない反応を示すことは，より明確になっていき，子どもは，触覚や視覚，聴覚，それに前庭覚の刺激に対して，あるときは過剰に反応し，また別の場面では同じ刺激を逆に求めようとするだろう．子どもは，同じ運動活動を繰り返し行い，玩具を玩具として扱うのでなく，異なった使い方をするようになる．子どもは，求めに応じて何かをすることを拒否しているように見られたり，着衣や自分で摂食するときに手伝うことで身辺自立に関するマイルストーンを獲得していくが，こういったことも失敗してしまう．言語面では，子どもは発語がなく，話すことをやめ，オウム返しになり，機械的記憶に優れ，身振りをする能力が発達しないだろう．社会面では，子どもは引きこもりがちで，保護者から離されても悲しむことはなく，1人でいることに満足しているし，他者と遊ぶこともない(Freeman and Ritvo 1984)．この時期までに診断されていない子どもでも，さすがにこの時期には自閉症と診断され，人や物との関わり方が普通でないので，特別な治療プログラムを処方されるに至る．

36ヵ月以降

36ヵ月以降，子どもは，なおも感覚刺激に対して敏感で，環境や日々の日課によって変化する(Freeman 1993)．けれども，子どもは徐々に社会性を身につけていくかもしれないし，普通でない語調ではあるが，僅かずつ発語を発達させ，普通とは違う変わった思考パターンを示すかもしれない．36ヵ月以前に見られた運動の遅れは，この時期，目立たなくなる(Ornitz and Ritvo 1968)．子どもたちの中には，筋緊張の低下や不十分な姿勢コントロールが継続している．

自閉症の子どもたちにおける感覚処理の問題

自閉症の子どもたちにおける感覚処理に関する機能障害は，広く述べられている．Kanner(1943)は，当初，環境からの入力に対する反応の欠如と記述した．Rimland(1985)は，このような反応の欠如は，知覚能力の障害による二次的なものとして起こるという仮説を立て，

Kannerの説明を補足している．彼はさらに，そのような知覚能力は，脳幹，特に網様体の機能障害によって生じていると述べた．このような知覚能力の障害は，「知覚の非疎通性(perceptual inaccessibility)」を生じ，反応に対する準備の欠如として示される．Ornitz(1973)は，自閉症の子どもたちに見られる感覚の障害についてさらに詳しく述べ，それらが感覚調整の障害を示す徴候であると提案した．Ornitz(1973)は，そのような感覚処理の機能障害について，刺激に対して反応が欠如しているか，過敏な反応が生じているかどちらかの状態が起こっているとして，しかも，このいずれの状態も子どもに同時に起こり得ると説明している．彼は，そのような状態を感覚調整障害と呼び，今日でもこの呼び方は使われているのである．感覚入力の調整が乏しいことを示す徴候は，感覚刺激に対する定位と注意の欠如，感覚入力に対する矛盾した反応(あるいは知覚的変動性)，または感覚入力に対する敏感さ(感覚の防衛)等で明らかとなる．自閉症の子どもたちは，感覚に対する注意が増している状態に感覚入力を探索する傾向が結びついた状態を示している．自閉症の子どもが「感覚遮断の機能的な状態」に置かれているとすれば，その原因は，神経生理学的なもので，環境によるものではない(Ornitz 1973)．常同的な運動行動は，子どもが強い感覚入力を要求している表れであると思われる(Ornitz 1973)．この見解は，感覚統合理論と共通である．例えば，激しく揺れている子どもは，前庭覚系の入力を求めていると考えられるだろう．物を咬んだり，口に入れている子どもは，口腔での触覚／固有受容覚入力を求めていると見なされるだろう．Ornitz(1973)は，自閉症の子どもは，聞く，見るといった遠位感覚よりも，触る，味わう，におうといった近接感覚を好むと考えている．このような考えも，感覚統合理論と共通である．

　自閉症の子どもの感覚入力に対する反応の減少に関するその他の説明で，自閉症児は感覚刺激に対して過剰に集中してしまう傾向があると指摘されている．自閉症の子どもたちに多重感覚の経験を与えると，彼らは，全ての刺激を統合するよりも，集中した1つの感覚入力モードを選択する傾向にある．反応という点から彼らの限界を考えると，環境から入ってくる感覚入力の複雑さと直接関係しているかもしれない(Lovaas et al. 1971；Burke and Cerniglia 1990)．Lovaasら(1971)は，さらに，自閉症の子どもの感覚に関する問題は，環境の中で多様な刺激をうまく処理できないためであり，それぞれの感覚システムに障害があるのではないと述べている．GoldとGold(1975)は，この考え方を補って，感覚入力に対する定位の障害は，刻々と入ってきている感覚入力を逐次分析する子どもの能力に機能障害があるからと説明を加えている．であるから，自閉症の臨床的な症候は，「基本的な覚醒と注意メカニズムの機能障害」として考えられ(Gold and Gold 1975, 69)，新奇な刺激に対して一貫性のない定位反応を見せるのであると説明されている．

　Ayres(1979)は，自閉症の子どもが感覚入力に対して一貫した反応ができないのは，子どもが感覚入力に対して低反応を示すときには，不十分な感覚登録もしくは定位反応の低下を示し，子どもが感覚入力に対して過敏な場合には，感覚入力の調整不足を示していると説明している(Ayres 1979)．自閉症の子どもたちは，感覚入力の登録や調整に使われる，彼らのもっている許容量がどの程度かに応じて，過敏，もしくは鈍麻といったように見えるのかもしれない(Ayres and Tickle 1980)．

　感覚入力の調整の問題は，ときに前庭覚，固有受容覚，触覚，それに聴覚の処理過程でより明らかになる．自閉症の子どもは，最初，感覚入力に反応しないか，定位するかもしれない．そして次に与えられた同じ入力に対して過剰に反応するのであろう．感覚入力の登録や調整が不十分だと，学習の多くの部分に影響するのである．というのも，学習には情報を登録し，外部からの入力にフィルターをかけ，課題に集中するための適切な覚醒レベルを維持することが必要だからである．自閉症の子どもたちは，感覚処理の問題に関連して起こる，言語，社会的関係，それに認知や目的的な相互関係などに障害を示すのである．次に示す

は，自閉症の子どもに見られる感覚入力の処理に問題があった場合の徴候をまとめたものである．

不適切な前庭覚入力の処理の徴候
- 前庭覚入力を過剰に求めるか，もしくは運動の経験を避けようとする
- 回転後眼振が短い
- 重力不安
- 自発的な運動が少ない
- 姿勢反応が未熟
- 回転する物体を好む(Ornitz and Ritvo 1968)
- 自分でぐるぐる回る(Ornitz and Ritvo 1968)
- 振動刺激を自ら誘発するために，耳や頭をたたく(Ornitz and Ritvo 1968)

触覚入力の処理に問題がある徴候
- 触圧覚を楽しむ
- 逃避反応で見られるような異常な体重支持パターンを示す(固有受容覚入力を求めているのかもしれない)．例えば，足趾歩行や握りこぶしを作った手に体重を乗せる，など
- 両手の中に置かれた物が，指の間からこぼれ落ちてしまう
- マットやボール，その他の物にぶつかっていくのが好きだったり，遊具の上に飛び乗ったり，遊具の上から飛び降りることを好む
- 表面をひっかいたり擦ったりすることを好む(Ornitz and Ritvo 1968)

固有受容覚／運動覚入力に対して問題をもつ場合の反応
- 手や足に体重をかけることを嫌う
- 四肢を引っ張ったり，押したりすると喜ぶ
- 普通でない体重支持のパターン．例えば，固有受容覚入力を求めようとして，足趾で歩くなど
- 振動する玩具を好む
- 物を口に入れたり，食べられない物を噛むなど，口腔の固有受容覚入力を過剰に求める
- 手をばたばたと動かす(Ornitz and Ritvo 1968)

聴覚入力に対する反応の問題
- 日常的な騒音に対する耐性がない．例えば，ミキサーやドアベル，掃除機など．また騒音のする場所を嫌う
- 大きな音や普通たてないような音を出す
- 耳や頭をたたく(Ornitz and Ritvo 1968)
- 何か物を引っ掻く音に聞き入る(Ornitz and Ritvo 1968)

自閉症と感覚統合

　自閉症の子どもたちは，感覚処理における問題を抱えているといわれており，感覚統合理論を用いることは，論理的に適切な治療選択だといえる．自閉症児への治療に関して感覚統合の有効性が，文献に示されている(Ayres and Tickle 1980；Slavik et al. 1984；Pettit 1980；Ray, King, and Grandin 1988)．Ayres(1979)は，自閉症の子どもに見られる障害は，感覚統合アプローチで適切に対処できると文献に示している．この場合の障害とは，感覚登録障害，感覚調整障害，自発性に関連した問題，不十分な運動企画の能力，行動の観念化の問題，あるいは行動の組織化に見られる問題などである．

感覚の登録と調整

　感覚の登録と調整における問題は，以前から述べられており，登録や調整の障害は，子どもの覚醒や注意レベル，さらに，言語の発達や人と物との目的的な相互関係の発達などに影響を及ぼす．感覚統合アプローチは，アイコンタクト，発語，社会的相互関係を営む能力，注意，それに目的的な行動を高めることなどに効果的である．

自発性の乏しさ

　自閉症の子どもたちは，機能的な目的課題を遂行する運動能力はもっているのに，意味のある方法で感覚入力を組織化する能力は欠如していると見られていることが多いようである．こういった問題が，何度も行動を常同的に繰り返したり，玩具や人との目的的な相互関係をつくり出せなかったり，あるいは反応できなかったりといったことにつながるのかもしれない．

運動企画と行動の組織化における問題

　感覚登録の障害は，子ども自身の身体に関する知覚や身体シェマの知覚にマイナスの影響を与え，その結果，運動企画の能力にも反映してくると思われる(Ayres 1979)．ほとんどの子どもたちは，模倣を通して学習する．つまり，自分の身体を知覚したり，自分の身体がどのように動いているかを知ることは，活動を模倣する際に極めて重要なことである．しかし，自閉症の子どもたちは，単純な運動活動を企画したり，模倣したりすることにも困難を示すので，身体知覚の低下をきたすようになるとよく記述されている．さらに，Ayres(1979)は，自閉症の子どもは，動きを複雑な行動に組織化していくのに環境に関する情報を適切に処理することができていないと説明している．自閉症の子どもは運動企画に問題はあるが，物理的な環境に関われないことが常に運動企画の問題であると誤解してはいけない．活動に先行する観念的，あるいは認知的なスキルが問題になる場合も十分に考えられるのである．

不十分な観念化に関する技能

　自閉症の子どもに見られる観念化に関する問題は，自閉症で見受けられる2つの本質的な特徴と関係していると考えられる．すなわち，概念形成の発達に影響する認知の能力に制限を受けることと，感覚登録の不十分さである．自閉症の子どもたちは，まず，最初に言語やコミュニケーションの領域で，例えば反響言語のようなかたちで，明らかに認知能力に制限を受けていること示す．自閉症と診断された子どもたちは，新しい概念を形成したり，あるいはつくり出すことが難しかったり，もしくは自分のまわりの環境と目的的に関われないことがよくある．このような2つの特徴は，観念化の能力と関係している．感覚登録や感覚処理が制限されると，概念形成の早い時期の発達はマイナスに影響される．なぜならば，毎日の生活の中で経験していることは，適切に処理されておらず，その結果，彼らの日常の経験は，概念形成につながっていけないのである．

　運動企画スキルは，観念化の能力に左右されるが，運動企画と観念化の問題とは区別して考えることが重要である．自閉症の子どもに見られる空間と物体との不適切な関係性のもち方や遊びの乏しさは，運動企画の問題よりも認知の制限や不十分な観念化スキルによるものである．例えば，前庭覚入力を求めている子どもは，揺れる遊具に近づいても，単に押したり引いたりするだけである．たとえ，子どもが揺れる遊具に乗ることで求めていた入力が得られたということに気づいても，子どもは，揺れる遊具にどのように乗ればよいのか概念化することができないかもしれない．子どもの観念化スキルが比較的損なわれていなければ，子どもは，前庭覚入力を得るために，遊具に乗る方法を知っているし，（運動課題をあまり要

求しなければ)腹臥位で遊具にもたれかかることもするだろう．自閉症の子どもや観念化スキルの未熟な子どもは，ロープをもって引くことで運動経験を得ようとすることはできたとしても，揺れる遊具にどうやって乗ればいいのかを概念化することはできないかもしれない．子どもは，それで欲求不満を高め，かんしゃくを起こす．

行動の組織化

　観念化スキルが不十分だと，行動の組織化にもマイナスの影響を与える．自閉症の子どもの治療に感覚統合理論を使うことが，彼らに共通した型にはまった行動や常同行為を減じるのに有効だということがはっきりしてくるだろう (Ayres and Mailloux 1983；Bright, Bittick, and Fleeman 1981；King 1987)．彼らが示す行動は，環境の中では不足している感覚入力を自分自身に与えようとする試みだろうと見なされる．このような方法で，彼らは覚醒レベルを変えたり，自分自身の組織化を助けているのである．自閉症の子どもたちは，一般的にいって，自分たちが強く求めている感覚入力を得られる活動に，固執したり，必要以上に注意を払ったりする．感覚統合は，目的的で，子どもたちに必要な形でコントロールされた方法で感覚入力を与えながら，一方では，環境との相互作用や適応反応のレパートリーを増やしていくといった支援をしていくのである．

社会的スキル

　感覚統合クリニックは，同年代の子どもたちや大人との社会的な相互作用を高めるように，自閉症の子どもたちに支援の機会を提供している．社会的な相互作用は，アイコンタクトや言語スキルに影響を与えるので，前庭覚入力を使うことで促されていくだろう (Ayres and Mailloux 1983；Magrun et al. 1981；Ray, King, and Grandin 1988；Slavik et al. 1984)．

感覚統合のプロセス

　感覚統合クリニックは，子どもにコントロールされ，組織化され，しかも，目的的な方法で感覚入力を受けられるように治療的環境が構成されている．Pettit(1980)は，子どもの見せる言語的，非言語的な手がかりをセラピストが解釈し，確信しながら，子どもたちに必要なチャレンジを設定していく過程だと説明している．治療的プロセスの中で，セラピストは環境を操作し，それによって子どもは無理なく必要な感覚入力を受けることができる．子どもが自発的に活動をコントロールしはじめたり，環境と関わる活動をはじめていた場合，子どもは著しい進歩を見せるだろう (Pettit 1980)．重要なことは，このような自発性が起こってこない場合，または，参加を促すような直接的介入が必要な場合を即座に認識することである (Pettit 1980)．

　自閉症の子どもたちに感覚統合アプローチを施行した際の効果判定に関する研究によると，感覚情報を登録しようとする傾向のある子どもや感覚入力により敏感な子どもは，感覚統合アプローチの適応があると示唆している．感覚入力に対する過敏性は，触覚防衛，重力不安，空気を吹きかけるエアパフの定位反応としてはっきり現れてくる (Ayres and Tickle 1980)．感覚統合アプローチを行うことで，まず最初に，定位，覚醒，注意に影響し，次にアイコンタクトや発声に反映される (Ray, King, and Grandin 1988；Slavik et al. 1984)．

　はっきりいえるのは，子どもが適応的な反応を自らつくり出そうと熱中しているとき，治療の中で目覚ましい進歩が得られるのである (Ayres 1979；Pettit 1980)．このような適応反応には，姿勢反応，目的的な活動，自発性，何かを自分ではじめること，それに社会的相互作用などが含まれている．このような適応反応を促すことは，セラピストによる注意深い観察が必要であり，子どものニーズを理解した上で，子どもの行動の背景に存在する多様な理

由を考えていく必要がある．例えば，感覚統合クリニックに入ってきた子どもが，天井から吊ってある遊具にすぐによじ登ろうとするよりも，押したり引いたりしようとした場合には，いくつかの理由があると思われる．

- 観念的スキルが未熟であって，子どもは遊具で何をするのか知らないし，未熟で単純な対象との関わりになってしまう
- 押したり引いたりすることで，固有受容覚入力を求める傾向にある
- 遊具によじ登る方法を理解できない

そのような行動の1つひとつに異なる治療のやり方が必要だし，その選択の決め手は，子どもの行動に関するセラピストの解釈や感覚統合の理論的な視点から，子どものニーズを適切に理解することに依存している．自閉症の子どもたちの治療で，感覚統合を使うことは重要な手段であるが，それを理解した上でセラピストは，実施している基本理論を注意深く自分自身で監視していく必要がある．

自閉症と神経発達学的治療

自閉症は，神経-運動系には問題がなく，感覚統合は治療として好まれて選ばれているが，自閉症の子どもらの一部に，NDTアプローチが二次的に有効な場合がある．後に自閉症と診断された多くの乳幼児は，運動面の障害として，低緊張や姿勢コントロールの低下を示すことが多い(Damasio and Maurer 1978)．不器用さや「脆弱さ」は，アスペルガー症候群の子どもたちにも指摘されている(Tantam, Evered, and Hersov 1990)．アスペルガー症候群と自閉症の診断は，明確に区別されにくいので，自閉症と診断された多くの子どもたちは，実のところ，より厳密に観察されるとアスペルガー症候群という診断を受けるかもしれない．低緊張，姿勢の問題，それに不器用さといった運動障害は，自閉症とアスペルガー症候群の両方に見られるだろう．発達の早い時期に，こういった子どもたちに対して，NDTが処方される．NDTは，主に生後1年間の姿勢コントロールの発達や運動発達を扱い，支援していく．さらに，NDTは，自閉的傾向を示す発達障害の子どもたちに対しても治療の一部として行われる．自閉症の子どもたちがよく示す姿勢，筋緊張，運動の障害には，異常な体重支持パターン，低緊張，不適切な姿勢コントロール，運動の減少，それに不器用さなどがある．

異常な体重支持パターン

上下肢で生じる異常な体重支持パターンは，最も感覚処理の問題と関係しており，足趾で歩いたり，足底や手掌面に体重を乗せたがらないという現象として観察されることがある．通常行っている感覚統合のセッションの中で遊具に乗って揺れているときに，補助的にNDTを使って，セラピストは，体重負荷や体重移動を促すように支援できるだろう．

低緊張と未熟な姿勢コントロール

自閉症の子どもたちは，ときに筋緊張の低下を示すことがあり，重力に抗した姿勢反応や運動に影響を与えるだろう．低緊張や姿勢コントロールの遅れは，前庭覚や固有受容覚入力の処理に問題があるためと思われる．子どもたちは，重力不安があったり，前庭覚入力に対して過敏であり，全体的に運動を避けようとする傾向がある．このような運動からの逃避が，生後1年間に生じた場合は面倒になる．このような場合，NDTは，感覚統合で覚醒の状態が安定した状態に維持できた上で，活発な運動を促す目的で使われるだろう．感覚統合は，感覚入力への反応を正常化するように支援するが，NDTは姿勢反応をつくり出す過程で適切な方向に導くように支援する．

運動の減少

　自閉症に見られる運動の減少は，感覚処理過程に生じた機能障害と関連しているかもしれない．そのような子どもたちは，単純な活動も開始することが難しいが，一旦子どもたちが示す最初の運動への抵抗を乗り越えられると，活動は継続するようになる．このようなケースで，自閉症が姿勢の問題を示さない場合でも，NDTの理論が，キー・ポイント・オブ・コントロール(key points of control)の適用を通して，運動反応の開始を促すように使われていく．例えば，揺れる遊具に近づいても遊具によじ登らずに，ただ遊具の隣に立つような子どもは，感覚入力をすでに登録しているが，遊具によじ登って乗る行為が開始できないのである．もし，子どもがハンドリングから得られる触覚／運動覚入力を許容できれば，活動を実行するために体重移動を促すことが，子どもにとって，物体とより目的的な関係性を続けるのに十分であるかもしれない．

不器用さ

　不器用さや課題に目的をもって関わることに問題がある状態は，この節で前もって説明した認知や実行の問題と関連している．

　要約するとNDTは，環境からの要請に積極的に反応することを促すことで姿勢コントロールや体重支持パターン，それに適応反応の開始などに取り組む場合の感覚統合を支援するアプローチとして利用される．

自閉症の治療で神経発達学的治療を併用する際の注意点

　臨床家は，自閉症の治療にNDTを併用する場合，慎重に実施しなければならない．まず，自閉症の子どもに，姿勢反応を促す目的で触覚や運動覚入力を無理に押しつけると，子どもは折角提供した刺激を有害な刺激と見なすだろう．次に，年少の子どもたちで，まだ診断のついていない場合の神経-運動障害に対してNDTを用いる際には，障害の多様性を見落とすことのないように注意しなければならない．後に自閉症と診断され，NDTの治療を受けていた年少児は，当初は運動発達に大きな進歩を見せるが，子どもがもっている障害の本質的な部分には，まだ取り組まれておらず，そのような子どもたちは，数ヵ月でハンドリングに抵抗するようになり，担当のセラピストを見ただけで非常に敏感になる．ハンドリングに対するこのような反応は，恐らくセラピストから活動を強制されたことへの子どもの嫌悪感によって生じる．自閉症の子どもたちが示す，摂食の問題に対して行われる口腔運動に関する治療にも抵抗を増すようになるかもしれず，このような治療は，選択すべき最初の治療とはいえないだろう．感覚統合と組み合わせてNDTの理論を用いると，姿勢反応の改善や摂食の問題への対応といった目標に対して有効であることがはっきりするだろう．自閉症の子どもに関する姿勢の問題に対してNDTを用いることは，いわば補助的な治療であり，一番最初に選ばれる治療としない方がよいことをセラピスト自身が気づいていることが重要である．

その他の治療アプローチ

　自閉症と診断された子どもを治療する場合，行動面や社会性の問題を扱っていくのに有効だと思われる他の治療的アプローチを知っておくことが重要である．行動療法，社会性グループ，聴覚トレーニング，それにコミュニケーションを促すことは，感覚統合とNDTを組み合わせたアプローチに対して有益な補助手段の例である．子どもに関わる様々な専門職の間で，子どもに関して十分なコミュニケーションをとることの重要性はいうまでもない．

神経発達学的治療と感覚統合の併用の具体例：ケーススタディ

　Georgeは，4歳のときに作業療法を処方された．彼の言語スキルはかなり発達しており，言葉で求めることや自分の考えを伝えることができた．Georgeは，同一性保持の傾向があり，彼が日常的にやっていることのパターンを崩されると，極端な欲求不満に陥った．評価中，次の臨床像が観察された．

- 自己刺激的入力を多量に求める傾向で明らかにされた，触覚と前庭覚の領域における感覚調整の障害
- 正常範囲にあるが，低い筋緊張
- 主に腹部の筋活動が強調されたとき，適正な姿勢反応が見られる
- やや太りぎみで，身体的な努力が求められる活動は避けるという報告がされている
- 社会的な関係をとることが困難
- 観念化が不十分で，同一性の保持を好み，自発的な活動を避ける傾向

Georgeに対する治療目標は，以下の通りである．

- 感覚入力に対する反応の正常化
- 動いている遊具に乗って，腹部の活動を必要とする姿勢反応を積極的に引き出していく
- 環境の中で観念化スキルや目的的な活動を開始する能力を高める
- 環境への適応性を改善し，自発的な適応反応の誘発を促す

表5-2　感覚統合と神経発達学的治療アプローチを組み合わせた自閉症の子どもの治療

介入の必要な領域	治療目標と活動	治療アプローチ
感覚の調整が未熟 ・前庭覚：過剰に求める ・固有受容覚：引っ張る，ジャンプする，押すことなどを求める ・触覚：過敏性があり，触識別が未熟	感覚の処理過程を正常化する ・適応反応を引き出しながら目的的な活動を通して様々な感覚刺激を提供する ・目的的な活動を通して感覚刺激を受け入れるための機会を提供する ・目的的な活動を通して触圧覚や振動を加えるような刺激を経験する機会を提供する．その後，触識別課題に進む	感覚統合
姿勢のコントロールが未熟 ・低めの筋緊張 ・バランス反応が未熟	・同じ姿勢を保持している間に前庭覚を入力して活動中の体幹の協調的な筋収縮を促す ・前庭覚を入力できる機能的な活動をしながら平衡反応を促す．前庭覚入力は，徐々に弱めたり，停止したり，維持したりして変えられる	NDTと感覚統合
運動企画が未熟 ・課題に取り組む方法が理解できない	・機能的な活動をしながら様々な感覚入力を提供し，環境に応じた身体認識を高める．セラピストが課題を行う際に必要な場合は，手を貸すことからはじめる ・様々な活動を提供し，相互に関連するレパートリーを増やしていく ・簡単な適応反応を使い，その後から，より複雑な行為へ移っていく	感覚統合と知覚運動アプローチ
行為の観念化と組織化が未熟 ・単調な行為を好む ・自発性に乏しい ・柔軟性に乏しい	・様々な機能的活動を選ばせる ・活発な率先力や，自己指向性を促す ・適応反応(運動面，社会面，認知面)を生じさせるように子どもを励ます	感覚統合

● 自転車に乗ったり，単純なスポーツをするなどの，身体を使った活動に積極的に参加できるように活動のレパートリーを増やしていく

George は，最初感覚統合アプローチを受けていたが，NDT や行動療法の要素も治療として取り入れられた．表 5-2 に彼に対する治療がまとめられている．

結論

子どもがもっている様々な障害に応じて，自閉症の子どもは様々な治療アプローチを受けることで恩恵をこうむることができる．不適切な感覚処理を示すサインは，環境と目的的な相互関係を営むことに影響するといわれている．そういうことから感覚統合は，治療として理にかなった選択だといえる．自閉症の子どもたちの多くは姿勢の問題を示すが，それは NDT アプローチを併用することで対応することができる．

脆弱 X 症候群

脆弱 X 症候群の子どもの臨床的特徴

脆弱 X 症候群は，家族性，X 連鎖性の疾患で，異常な X 染色体の外観をもった単一遺伝子の欠損が原因である(Hagerman 1992；Cronister and Hagerman 1989)．最近の 15 年間，脆弱 X 症候群は，ダウン症候群に次いで，最も一般的に知られた遺伝性の精神遅滞と見なされてきた(Fisch 1992；Hagerman and Sobesky 1989)．この疾患は母親から子どもへ遺伝する．脆弱 X 症候群は，男女ともに高い発生率で見られ，特に男児の方が重い症状を呈する．

脆弱 X 症候群は，共通した身体的，行動的，発達的特徴を示す．この節では，運動と感覚処理を含んだ彼らの示す特徴について説明していく．重要なことは，脆弱 X 症候群の女児が示す特徴は，男児に見られる特徴と異なり，比較的症状は軽いということである．脆弱 X 症候群の子どもたちの特徴は，5 つの領域に分かれる．すなわち，身体，行動，認知，感覚，それに運動の領域である．

身体的領域

脆弱 X 症候群の男児は，次の特徴を 1 つ以上もっている．すなわち，長い顔，突き出た耳，大きい睾丸，斜視，正常より大きい頭囲，それに目の周囲の膨れである(Goldson and Hagerman 1992；Hagerman and Sobesky 1989)．脆弱 X 症候群の女児(ヘテロ接合体と呼ばれる)は，突出した下顎，突き出た耳，長い顔，それに生後から見られる肥満症候群といった特徴がある(Borghgraef, Fryns, and Van Den Berghe 1990；Hagerman and Sobesky 1989)．

行動と認知の特徴

前述のような身体的な特徴に加えて，脆弱 X 症候群は，認知の問題だけでなく，行動にも特徴があり，状態の程度としては，学習障害から精神発達遅滞までの範囲に及ぶ(Butler et al. 1991；Goldson and Hagerman 1992；Einfeld and Hall 1992；Hagerman and Sobesky 1989；Scharfenaker, Hickman, and Braden 1991)．ヘテロ接合体女児の 70% は，学習障害児と同じ程度の正常ないし正常に近い IQ をもっている(Hagerman and Sobesky 1989)．それ以外の女児は，精神発達遅滞を呈する(Sobesky 1988)．脆弱 X 症候群の女児に見られる行動の特徴として，注意欠損，混乱した思考，社会的不安，内気，変化に対する適応の難しさ，孤立感，異常な反復行動，自尊心の低さ，そして抑うつ的などがある(Borghgraef, Fryns, and Van Den Berghe 1990；Hagerman and Sobesky 1989；Sobesky 1988)．

脆弱 X 症候群の男児の認知の問題は，個人差があるといわれているが，一般的に年齢とと

もに認知能力が減退していく傾向がある．認知能力の減退は，幼児期早期からはじまり，青年期を通して継起していく．このような減退も，成人期早期になると，次第に少なくなっていく(Fisch et al. 1992 ; Goldson and Hagerman 1992 ; Hagerman and Sobesky 1989 ; Levitas, McBogg, and Hagerman 1983)．脆弱X症候群の男児は，女児と同じような特徴をいくつか示す．しかし，男児の場合，女児の特徴に加え，多動性，環境からの影響や感覚入力に対する過敏性，手をぱたぱた振って動かしたり，何か物を咬むといった常同的行動，身体を揺すって動かす行為，不十分なアイコンタクト，攻撃的で突発的な行動，注意の持続困難，それに言語スキルの欠如なども見られる(Butler et al. 1991 ; Einfeld, Hall, and Levy 1991 ; Goldson and Hagerman 1992 ; Hagerman and Sobesky 1989 ; Levitas, Braden, Van Norman, Hagerman, and McBogg 1983)．こういった行動の一部は，感覚処理過程の問題から起因していると思われる．また，感覚処理の問題については，脆弱X症候群の子どもたちに見られると確認されている(Hickman 1991)．加えて，脆弱X症候群の子どもたちは，自閉症が示すような行動を見せる．

　何人かの著者の中には，自閉症の診断で使われるDSM-IVの判定基準に照らし合わせて，脆弱X症候群の男児の60％までがこの診断基準に当てはまっているが(American Psychiatric Association 1994 ; Hagerman et al. 1986 ; Levitas, Hagerman, Braden, Rimland, McBogg, and Matus 1983)，脆弱X症候群の中に自閉症が混在しているかということに関しては依然文献等で議論されている(Einfeld, Molony, and Hall 1989 ; Fisch 1992 ; Hashimoto, Shimizu, and Kawasaki 1993)．脆弱X症候群の子どもたちは，自閉症と類似した行動を示すが，脆弱X症候群の子どもたちは，自閉症の子どもたちよりも周囲への意識は高く，コミュニケーションへの欲求も高く，視知覚スキルもすぐれている(Levitas, McBogg, and Hagerman 1983)．臨床家にとって重要なことは，脆弱X症候群の子どもにも自閉症のような特徴があるということを知っておくことである．こういった特徴は，適切な治療的介入を決定していく際に影響を及ぼすだろう．

感覚処理の問題

　脆弱X症候群の子どもの発達に関する問題には，感覚や運動の問題を含んでおり，そのために，感覚統合とNDTを組み合わせたアプローチが重要になる．脆弱X症候群の子どもが見せる感覚処理に関する問題は，全ての感覚領域において感覚調整と感覚識別の障害を示すことがある(Cronister and Hagerman 1989 ; Hagerman and Sobesky 1989 ; Levitas, Braden, Van Norman, Hagerman, and McBogg 1983)．これに加えて，運動企画に関するスキルの障害も，ときとして観察される．

　脆弱X症候群の子どもの触覚に関する感覚処理の問題は，調整と識別の両方に問題がある．触覚入力に対する過敏性や防衛反応は，男児で頻繁に観察される(Levitas, Braden, Van Norman, Hagerman, and McBogg 1983)．このような反応は，わずかな不快感が生じたことから敵意を含んだ，あるいは，攻撃的な反応になっていく．触覚防衛は，脆弱X症候群の男児の80％に見られ，類似した反応は女児にも観察できる(Levitas, Braden, Van Norman, Hagerman, and McBogg 1983 ; Scharfenaker, Hickman, and Braden 1991)．触覚防衛を示す子どもたちの中には，食べ物などの新しい素材に対する防衛反応を示したり，知らない人から触られることを避けるように反応することがある．彼らの中には，足趾歩行が観察されることがある(Scharfenaker, Hickman, and Braden 1991)．足趾歩行は，触覚の過敏性や固有受容覚処理に問題があると考えられている(Scharfenaker, Hickman, and Braden 1991)．触覚に関する感覚処理の問題も，摂食や口腔運動スキルの妨げとなる(Goldson and Hagerman 1993)．Ayres(1972a)は，触覚の過敏性を逃避反応と多動性とに結びつけて考察

を加えた．それらは，注意困難や衝動性と同じように脆弱X症候群の子どもの共通した行動の特徴である(Hickman 1991；Levitas, Braden, Van Norman, Hagerman, and McBogg 1983；Scharfenaker, Hickman, and Braden 1991)．触識別の障害は，立体認知や皮膚面に書かれた書字を認識することの障害が含まれている(Cronister and Hagerman 1989；Scharfenaker, Hickman, and Braden 1991)．また，触識別の障害は運動企画の発達にも影響を及ぼす(Ayres 1984)．

触覚処理の障害に加えて，脆弱X症候群の子どもたちは，前庭覚や固有受容覚入力の調整が不十分である徴候も示す．調整障害のタイプとしては，運動に対する逃避反応と重力不安である(Levitas, Braden, Van Norman, Hagerman, and McBogg 1983)．運動に対する逃避反応は，動いている遊具を避けたり，激しい運動に耐えられないといった状況が存在することで明らかになる(Hickman 1991)．感覚調整の問題は，運動を回避する傾向がある一方で，同時に回転する玩具をじっと見つめたり，自分で身体を揺らすような，定型的で何度も繰り返され，まるで儀式でもしているような動きさえ見せることなどで明らかである(Scharfenaker, Hickman, and Braden 1991；Jones 1991)．脆弱X症候群の子どもたちに見られる前庭覚に関連したその他の問題は，重力不安，自動的な姿勢反応の障害である(Levitas, Braden, Van Norman, Hagerman, and McBogg 1983；Scharfenaker, Hickman, and Braden 1991)．

前庭覚，触覚，聴覚，視覚，それに味覚といったそれぞれの感覚入力の調節に関する問題は，覚醒レベルを増させ，攻撃的な行動の発現，あるいは引きこもりなどにつながるかもしれない．手をかむ(hand biting)，足趾で歩く(toe walking)，手をバタバタ(hand flapping)させるなどの常同運動(Cronister and Hagerman 1989；Hagerman and Sobesky 1989；Levitas, Braden, Van Norman, Hagerman, and McBogg 1983；Scharfenaker, Hickman, and Braden 1991)は，固有受容覚入力を得ようとして起こすものであると説明されている．子どもに感覚の過敏性があると，運動スキルや遊び，情緒発達，環境との相互作用，対人関係などの妨げとなる(Scharfenaker, Hickman, and Braden 1991)．例えば，ある子どもの中には，過剰な刺激を受けることを避けようとして，環境から引きこもったり(Scharfenaker, Hickman, and Braden 1991)，それとは逆に，過剰な攻撃性を示すようになる子どもたちもいるかもしれない．いずれの行動も，対人関係に影響する(Scharfenaker, Hickman, and Braden 1991)．

観念化や運動企画の困難さを含む行為の実行に関する問題は，脆弱X症候群にも見られる．このような問題は，スキル獲得の発達が遅れる一因となっている(Scharfenaker, Hickman, and Braden 1991；Cronister and Hagerman 1989)．脆弱X症候群の子どもたちは，観念化の問題があり，認知の問題に影響する．運動企画の問題は，子どもの発達早期から観察され，模倣ができなかったり，何かによじ登ることができない，物体の周りを動き回ったり，年齢相応の遊びができないといった状況がある(Scharfenaker, Hickman, and Braden 1991)．脆弱X症候群の子どもたちは，その日は活動がうまくできても，別の日には同じ活動をうまくできないということがよく観察される(Scharfenaker, Hickman, and Braden 1991)．

運動の問題

感覚処理の問題に加えて，脆弱X症候群の子どもたちは，姿勢と運動の面においても問題を抱えており，こういった状態は，特に発達の早い時期に顕著である．脆弱X症候群の子どもの運動に関して最も特徴的なのは，結合組織の形成障害である．結合組織の形成障害は，結果的に筋緊張の低下や関節のゆるみにつながるし(Goldson and Hagerman 1992；Davids, Hagerman, and Eilert 1990)，姿勢や運動の協調性に影響する(Davids, Hagerman, and

Eilert 1990；Goldson and Hagerman 1992；Levitas, McBogg, and Hagerman 1983；Scharfenaker, Hickman, and Braden 1991）。姿勢の問題は，過度の腰椎前弯と胸椎後弯（円背）を含む（Scharfenaker, Hickman, and Braden 1991）。姿勢コントロールや運動の協調性と組織化などが不十分だと，粗大運動の発達に影響を受けるようになる（Levitas, McBogg, and Hagerman 1983）。そのような粗大運動の遅れは，脆弱X症候群の女児に比べ男児の方がより目立っている（Freund 1994）。運動協調の障害には，体幹の回旋運動が不十分であることに加え，ギクシャクし，誇張された運動や段階づけられた運動調整の欠如が状態として見受けられる（Scharfenaker, Hickman, and Braden 1991）。

　発達早期に見られた運動に関する問題は，青年期になってもなお姿勢や運動制御に影響を及ぼし続けている。青年期にはいると，過度の関節のゆるみは，粗大および巧緻な運動スキルを発揮していく際，耐久性に問題を示しはじめる（Goldson and Hagerman 1992）。脊柱側弯も，この年齢になって目立ってくる症状である（Davids, Hagerman, and Eilert 1990）。

　発育障害や口腔運動の問題は，脆弱X症候群の子どもで，生後1年の間に起こってくるかもしれない。このような問題は，ある部分では結合組織の形成障害に対して二次的に起こる胃食道の逆流の結果からきていたり，頻繁に嘔吐を繰り返し，体重が増えないといった結果を招くかもしれない（Goldson and Hagerman 1993）。脆弱X症候群の子どもは，触覚防衛の影響である舌触りのする食べ物を受けつけない場合があるので，触覚防衛が発育障害の一因となることもある（Goldson and Hagerman 1993）。このような場合，感覚統合アプローチで触覚防衛に取り組む必要がある。

治療——神経発達学的治療と感覚統合を組み合わせたアプローチ

　感覚統合を脆弱X症候群の子どもたちに適用していくことは，彼らの感覚処理過程の障害を扱っていく上で適切な治療アプローチだと認められている（Cronister and Hagerman 1989；Goldson and Hagerman 1992；Hickman 1991；Levitas, Braden, Van Norman, Hagerman, and McBogg 1983；Scharfenaker, Hickman, and Braden 1991）。

　NDTの理論は，運動の質に関する問題を扱っていくものとして，脆弱X症候群の治療の中に盛り込まれていく。治療内容としては，姿勢-筋緊張の低下や関節の不安定性などに影響していると思われる，運動の協調性，自動的な姿勢調節，それに姿勢コントロールなどに向けられる。口腔運動の問題に関しては，感覚統合とNDTアプローチを組み合わせて取り組んでいく。脆弱X症候群の子どもたちにNDTを行っていく際には，NDTの理論と感覚統合の理論を組み合わせていくといったことに注意を要する（感覚統合とNDTアプローチの組み合わせに関する情報について，p. 117の**表5-3**を参照）。NDTでハンドリングをしているときに伝わる触覚や前庭覚，運動覚の入力が強い場合，脆弱X症候群の子どもにとって不快な感覚と見なされることがあるかもしれない。であるから，子どもの感覚処理の問題に対して常に注意深い確認が必要であり，それによって，治療を適切に調整していくことができるのである（自閉症に対してNDTを適用していく際の注意点を検討した節（p. 108）を参照すること。そのような注意点は脆弱X症候群の子どもたちにもあてはまるからである）。

感覚統合
触覚入力の調整と識別の障害

　治療場面の中で固有受容覚を提供するような活動を取り入れると，触覚入力に対する子どもの反応を正常化する際の助けになる（Scharfenaker, Hickman, and Braden 1991）。特別の触覚刺激を与えてくれる活動が治療の中に組み入れられる。こういった子どもたちの治療目標は，感覚調節がうまくいっていない徴候とされる逃避反応や，相手に対して敵意を示す

ような反応，それに常同的な行動反応を少なくすることである．さらに，もっと環境的にも社会的にも適切な相互関係をもてるように子どもの能力を高めることが，強く求められている．身体認知や運動の遂行の改善に対しても強調する必要がある．

前庭覚や固有受容覚入力の処理に関する問題

　前庭覚入力の調整障害に対しては，感覚統合アプローチで取り組んでいくことができる．調整障害の治療は，子どもが環境から受け取る運動に関係した感覚入力の量をコントロールすることと，子どもが自発的に運動活動をはじめられるように援助することの2つをかみ合わせていかなくてはならない．脆弱X症候群の子どもで，前庭覚と固有受客覚の入力を結びつけた簡単な課題のように運動の模倣と組み合わせた活動は，これまでよい結果を出してきている(Scharfenaker, Hickman, and Braden 1991)．さらに，重力不安に対しては，活動を実際に行っている間も明確な前庭覚と固有受容覚の入力を適宜組み合わせながら対処していく．

他の感覚入力に対する過敏反応

　感覚統合アプローチは，覚醒や他の感覚入力に対する過敏な反応を鎮めていくために適用される．幼少期には，治療の方向性としては，感覚入力をコントロールしながら，段階づけて与えていくように構成する必要がある(Scharfenaker, Hickman, and Braden 1991)．例えば，覚醒レベルは，子どもたちの治療環境への適応を促していく過程の中で正常化していくように注意が払われなければならない．この場合の治療環境とは，自然光や薄暗い明るさを用いたり，子どもの治療に有効と思われる遊具を活用しながら，子どもの注意が散漫になる状況を減らし，穏やかな聴覚入力，例えば，環境音楽のような音を聞かせることなどの要素を含んだものである(Scharfenaker, Hickman, and Braden 1991)．さらに，固有受容覚や触圧覚の入力を提供する活動は，子どもたちが落ち着くのを助けたり，行動の組織化を支援するように利用される．こういった例としては，あらゆる肢位で体重負荷を経験できる機会を提供する活動，つまり，子どもを毛布で巻いてくるんだり，腹臥位になっている子どもの体の上をしっかりと圧迫刺激を加えながらボールを転がしていったり，重いものを押す，運ぶ，もち上げるといったことを利用したり，そして人と組み合ったりする等の活動が考えられる(Scharfenaker, Hickman, and Braden 1991)．子どもが成長すると共に，感覚入力に対する過敏性を減じていくテクニックは，学校や職場などの環境の中にも取り入れていかなくてはならないだろう．子どもたちが，自分自身で落ち着けるような方法を得ていくように支援していくことは重要で，彼らに様々なリラックスの方法を教えたり，あるいは壁に向かって身体を寄りかからせて押したり，両手を合わせて自分で押すなど，自分で重い触圧覚や固有受容覚を加えていくようなやり方を身につけることが必要である(Scharfenaker, Hickman, and Braden 1991)．

運動企画の問題

　脆弱X症候群の子どもに対する感覚統合アプローチは，触覚や前庭覚の感覚処理を改善すること，身体の認知を高めること，それに運動企画や運動順序を改善することに焦点が当てられる(Cronister and Hagerman 1989；Goldson and Hagerman 1992；Hickman 1991；Levitas, Braden, Van Norman, Hagerman, and McBogg 1983；Scharfenaker, Hickman, and Braden 1991)．粗大運動や巧緻運動の遂行能力は，個々の生活年齢と一致している．従って，観念化の領域に対する治療の効果は，個々人の認知能力の問題に左右される可能性がある(Levitas, Braden, Van Norman, Hagerman, and McBogg 1983)．その点で

は，運動企画の問題に対する治療は，感覚統合障害の子どもに行われるやり方に類似している．

行動と注意の組織化

感覚統合アプローチは，脆弱X症候群の子どもたちがある活動から別な活動へ，ある環境から別な環境へ移りやすくなるように，また目的的な行動や環境との相互作用を改善できるように支援するものである(Hickman 1991)．さらに，感覚統合アプローチを使うことで，注意の持続時間を高め，学習を強化できると推測されている(Cronister and Hagerman 1989；Goldson and Hagerman 1992；Hickman 1991；Levitas, Braden, Van Norman, Hagerman, and McBogg 1983；Scharfenaker, Hickman, and Braden 1991)．

脆弱X症候群の子どもの治療に感覚統合を利用するメリットとしては，行動や社会的な相互作用を改善したり，注意力の問題を改善し，学習に有効なスキルを向上させ，それに加えて，全体的な運動遂行能力や運動企画能力を発展させるものと考えられている(Cronister and Hagerman 1989；Goldson and Hagerman 1992；Hickman 1991；Levitas, Braden, Van Norman, and McBogg 1983；Scharfenaker, Hickman, and Braden 1991)．ケーススタディで，感覚統合の介入によって，未熟だった日常生活活動の中で行動面に改善があったと報告がなされている(Levitas, Braden, Van Norman, Hagerman, and McBogg 1983)．口腔運動制御や摂食の問題は，感覚統合とNDTの組み合わせで対応していく．NDTの理論は，脆弱X症候群の子どもに見られる運動の障害に対して有効で，子どもの姿勢反応を改善するための感覚統合の治療場面に組み入れていくことができる．

神経発達学的治療

NDTは，活動性の改善や子どもが使っている機能的な運動パターンの質を改善することに焦点が置かれている．先にも述べたように，改善すべき対象として，運動の協調性，自動的な姿勢調節，そして姿勢などが含まれている．

運動の協調性や姿勢調節の改善を促すには，感覚統合アプローチだけにとどまらず，機能的な運動課題を実施する際に，治療的なハンドリングを取り入れていくことが重要である．例えば，動きのある遊具を使うことで，様々な発達的姿勢をとった中で姿勢調節を促しながら，一方でセラピストは求めている姿勢アライメントを確かなものとしていける．

動的なコントロールは，活発な体幹の屈曲，伸展，側屈，それに回旋といった必要な運動要素を促すことによって得られる．子どもの発達における中枢部の姿勢コントロールを改善することは，可能性のある姿勢の変形のリスクを減らす手助けになるかもしれない．体重負荷と体重移動を取り入れた運動を利用することで粗大運動や巧緻運動の発達に必要な姿勢の安定性や耐久性，コントロールを改善していける．

その他の治療アプローチ

脆弱X症候群の子どもに感覚統合とNDTを併せて利用することに加えて，Levitasら(Levitas, Braden, Van Norman, Hagerman, and McBogg 1983)は，子どもたちの多様な発達的，情緒的，精神的ニーズに対応するために様々な領域が統合された治療アプローチが実施されることを強く勧めている(Scharfenaker, Hickman, and Braden 1991)．このような付加的なアプローチには，言語療法，行動療法，精神療法，葉酸(folic acid：ビタミンB複合体の一種)を使った治療などが含まれる．

言語療法

　脆弱X症候群の子どもに見られる言語の問題は，語用論的な領域，つまり言語の，使用する者と言語表現との関係の中に生じた問題，あるいは会話の障害である．そういった問題を例に挙げれば，会話の話題の維持，本来の意味から逸脱したコメント，会話の開始時に生じる問題，短期記憶の問題，抽象的な推理の乏しさ，保続，言語に応じた行為の問題，流暢さの問題，アイコンタクトの問題などが含まれる(Ferrier et al. 1991；Klasner 1988；Newell, Sanborn, and Hagerman 1983；Scharfenaker, Hichman, and Braden 1991)．さらに，表現力に富んだ発語の開始が遅れることも知られている(Scharfenaker, Hickman, and Braden 1991)．頻回に及ぶ耳の感染症が発語の遅れに起因している(Klasner 1988)．感覚統合と言語療法を組み合わせたアプローチは，言語発達を促すために適用される(Scharfenaker, Hickman, and Braden 1991)．このようなアプローチの利点は，子どもたちがいっそう落ち着きを増したり，行動のまとまりが出てきたり，感覚統合を通して，注意力が増していき，こういった子どもの変化に従って，認知や言語に関係のある課題に集中して取り組んでいけるようになることである．さらに，口腔運動や口腔の統合運動障害に関する問題も，感覚統合を用いてアプローチしていける(Scharfenaker, Hickman, and Braden 1991)．

行動療法と精神療法

　行動療法は，脆弱X症候群の子どもにうまく機能するかもしれない．行動療法は，攻撃的な行動やその他の不適切な行動がある場合の対応として利用されてきている(Levitas, Braden, Van Norman, Hagerman, and McBogg 1983)．問題となる行動への対応を進めていく中で，精神療法は，年齢とともに生じる不安や情緒的な混乱に立ち向かっている子どもたちを支援する役割をもっている(Levitas, Braden, Van Norman, Hagerman, and McBogg 1983；Scharfenaker, Hickman, and Braden 1991)．精神療法は，子どもの落ち着きを促すようなテクニックで個々の子どもを手助けしたり，怒りや欲求不満をコントロールするように子どもを支援していく(Scharfenaker, Hickman, and Braden 1991)．

葉酸を使った治療

　葉酸を使った治療は，X染色体が葉酸が欠乏した培養器の中で脆弱化していくことが発見されてはじめられた(Rimland 1987)．治療効果に関する結論はまだ出ていないが，葉酸を投与された子どもに知的能力や行動，言語能力の改善が見られたと報告されている(Levitas, Braden, Van Norman, Hagerman, and McBogg 1983；Rimland 1987)．

ケーススタディ

　2歳のRichardは，1歳のときに脆弱X症候群と診断され，最初，家庭で作業療法を受けていた．生後18ヵ月のときに，Richardは，感覚統合とNDTを受けられるクリニックでの作業療法を処方された．その時期，彼は非常に敏感で，注意散漫で，しかも言葉と運動の領域で明らかな遅れがあった．発達評価と臨床観察の結果，以下に示すようなことが確認できた．

- 視覚や聴覚の入力を登録することが困難
- あらゆる感覚入力を調整することが困難
- 注意散漫があり，行動にまとまりがない
- 口腔運動領域の体性感覚入力の処理が不十分で，これは摂食障害に関係していた
- 周囲を自発的に探索することが少ない
- 1ヵ所にじっとして，不快な声で泣く傾向にある
- 低筋緊張で，近位部の関節の不安定性がある

表 5-3 感覚統合と神経発達学的治療アプローチを組み合わせた脆弱X症候群の子どもの治療

介入の必要な領域	治療目標と活動	治療アプローチ
触覚防衛があり，触覚入力の識別が未熟	触圧覚のような抑制効果のある活動，触識別だけでなく，自ら進んで触覚入力を幅広く経験する機会を提供する	感覚統合
前庭覚入力の調整が未熟	前庭覚入力と固有受容覚入力とが調和した目的的な活動に関与した機会を提供する	感覚統合
姿勢の調節が未熟	例えば，揺れる遊具に乗るなどの機能的な活動を通して姿勢の調整を促す	感覚統合／NDT
筋緊張低下や関節弛緩のために運動が質的に未熟	機能的な運動活動をしながら体重負荷や体重移動における適切なアライメントを確実なものにする．具体的には，機能的な活動をしながら同時収縮を促す，ハンドリングをしながら様々な運動パターンを協調させる	NDT
観念化が未熟	様々な活動の選択権を与える．活発な率先力や自己指向性，それに認知面，社会面，運動面といったあらゆる領域での適応反応を促し自信をつける	感覚統合
運動企画	様々な感覚入力を与えることによって環境と関わりをもちながら身体の認識を改善する．様々な活動を提供し，相互に関連するレパートリーを増やす．単純な適応反応からはじめて，複雑なものへ移行する	感覚統合

- 粗大運動と巧緻運動の遅れ

これらの問題全てが，Richard の摂食や更衣，遊びといった機能的な活動を行う際の妨げとなっていた．Richard は，まず最初に NDT と感覚統合アプローチとを併用した形で治療を受けた．彼は，早期治療介入のグループプログラムも処方された．そのプログラムは，感覚統合と NDT を重要視していた．

作業療法の治療目標は，以下の通りである．

- 感覚処理の正常化
- 治療場面に対する忍耐力を増す
- 運動スキルや身辺自立に関する課題の実行に関係する姿勢コントロールと関節の安定性を改善する
- 自発的な探索行動を高める

治療を実施している間，前庭覚，固有受容覚，それに触覚入力を与えることで，最適な覚醒状態を徐々に維持できるようになり，また，姿勢調節などの適応反応も徐々に見られるようになった．感覚統合は，空間での運動や環境の積極的な探索を促すために適用された．運動企画を必要とする単純な活動の中で，同時に感覚入力と連動しながら取り組んできた．NDT は，体幹の回旋などの姿勢反応や近位部コントロールを促したり，近位部の関節の安定性を改善するために使われた．いずれの治療も，機能的なスキルや遊びの基本的要素を学習する目的で利用された．

治療をはじめて 6 ヵ月後，Richard は次のように変化した．周囲を積極的に探索しようとし，治療的ハンドリングに慣れて，玩具や人との関わりをもつレパートリーが増え，さらに，1 人で歩けるようになった等の変化が見受けられた．彼は，感覚統合と NDT を組み合わせたアプローチを継続して受けた．

まとめ

　脆弱X症候群の子どもたちは，感覚処理と運動能力の両方に問題を抱えている．それらは，感覚入力の調整，行動の組織化，注意，運動企画，姿勢-筋緊張，関節のゆるみ，協調運動，それに自動的な姿勢反応などに関する問題である．感覚と運動の両方が欠如すると，評価を行い問題点を明らかにし，治療を実施して適切に対応する必要がある．感覚統合とNDTを組み合わせたアプローチは，この子どもたちに適している．

神経発達学的治療と感覚統合との組み合わせ 6

　神経発達学的治療（NDT）と感覚統合の治療理論を組み合わせて適用していくことは，様々な方法で実行することができる．この本では，治療セッションを行う場面で実際に NDT と感覚統合を組み合わせて使うことに焦点を当てている．それによって，セラピストは治療的介入をする際に適切なアプローチを提供していく上での，両アプローチに関係する広範な予備知識を身につけることになるだろう．

　感覚統合の理論については，以下のものが含まれる．
- 適応に結びつくように様々にコントロールされた感覚入力を経験できる機会を提供する．そうすることで，行動や社会的相互関係，認知スキルなどの適切な反応を促すことができる
- 子どもの内的動機を促す
- 意味のある活動を通して目的的な行動を促進する

　NDT の理論については，次のものが含まれる．
- 運動中にキー・ポイント・オブ・コントロールを用いて，姿勢の調整を促すことができる
- 自発的に運動しようとするときに同時に起こってくる異常な運動パターンを抑制するために，ハンドリングテクニックを適用できる
- 機能的な活動のための系統的な準備を整えることができる

　セラピストは子どもを評価し，治療に関連する主要な領域を確認した後に，適切な治療アプローチを選択することが重要である．**表 6-1** に評価中に確認するべき領域と介入方法とを示した．これは，それぞれの機能に取り組む際に役に立つものと思われる．

　機能性を発揮する際に最も基本的なレベルは，周囲の状況に関わらず安定した覚醒状態を維持する能力である．安定した覚醒状態のもとで，私たちは身体や環境からの感覚入力を登録し，調整し，処理することが求められ，こういったことは治療の中でも扱われていく．その他の分野で評価や治療の中で扱われるべきものとして，生体力学的な拘束から自由になる能力がある．生体力学的な拘束からの自由とは，可動性，伸張，アライメントを与えるもので，NDT を駆使していく中で扱っていけるものである．生体力学的な拘束から自由になり，十分な感覚情報が処理できると，感覚入力に従って姿勢を調整したり，特定の課題で姿勢調節の必要性を予測することができるようになる．また，身体，物体，環境から受ける固有受容覚，触覚，視覚，前庭覚といった感覚情報のフィードバックを知覚し，これらの情報を空間での活動や動きに先行して利用することが必要とされる．予測的な動きは，フィードフォワードと関連しており，前庭覚や固有受容覚に問題がある子どもの場合，有効に機能しないことが知られている（Fisher 1991）．フィードフォワードには，活動を組織化するための感覚入力と運動を随意的に体系化するための能力が求められるので，感覚と運動企画の両方の観点から論じる必要がある．

　治療でフィードフォワードを扱っていく場合，課題遂行に必要な運動を予め考慮に入れておくことが重要である．課題を行おうとする人が安定し，指標も安定した条件で行われる

表 6-1 機能の領域と適切な介入

機能の領域	適切な介入
覚醒状態	感覚統合
生体力学的な制限	NDT：筋の伸張，運動性，アライメント
フィードフォーワード	感覚統合：活発で意志をもった行為を引き出す NDT：活発で意志をもった行為を引き出す
フィードバック	感覚統合：感覚入力を高める NDT：ハンドリングを通して感覚入力を高める
姿勢コントロール	NDT：姿勢反応や正常な共同運動を促す
単純な運動企画とワンステップの目的的な行為から開始	感覚統合：動機づけ，観念化，運動企画
時空間における行為の組織化	感覚統合：注意，観念化，複数のステップがある課題の遂行
環境	NDT：自助具や座位保持椅子などの福祉機器 感覚統合：教室の調整 NDT/感覚統合：両親のニーズと教育

Blanche, E.I. 1988. Hierarchical model of occupational therapy elements in practice. Master's thesis, University of Southern California.
Montgomery, P. 1991. Merging neurophysiologic approaches with contemporary theories III : Neuro-developmental treatment and sensory integrative theory. In *Contemporary management of motor control problems ; Proceedings of the II step conference.* Alexandria, VA : Foundation for Physical Therapy. より改変

　課題の遂行は，フィードバックに依存したものである．人や指標が動的である場合の課題は，目標に関連して個人の位置を予測する必要があるので，フィードフォーワードに依存しているといえる(Koomar and Bundy 1991)．安定性を変えたり，個人や目標を動かすことで環境に変化を加え，それによってフィードバックとフィードフォーワードとの様々な組み合わせが可能である．

　姿勢の調整は，コントロールされた感覚入力を適宜使っていくこと，状況に応じて運動成分の促通すること，あるいは環境を操作することで成し遂げられていき，だからこそ，子どもは状況に応じた適応の必要性を予測することを求められるのである．

　観念化や運動企画を通して意図的に環境に適応していく能力には，複数の刺激のもとになるものからの情報を統合することと，運動活動を開始する能力とが必要とされる．環境に意図的に適応していくことは，子どものモチベーションや情報の処理能力を考慮する必要があり，それに加えて，多分に姿勢が安定していることも重要であろう．この機能レベルは，感覚統合理論で最もよく説明される．

　次の機能レベルでは，時間と空間の中で，行動を意味のある順序性に沿って運動を企画していく能力と同じく，空間，物，それに人などのいくつかの刺激源から押し寄せてくる情報を適宜処理することが求められてくる．空間の中で自由に動いていく能力は，感覚統合の治療理論の中で直接取り扱われることで，観念化，内的動機づけ，注意，それに系統立った活動を実行する能力などに焦点が当てられている．

　上記のような機能の全ては，子どもの家族，学校，クリニック，それに地域から成り立っている社会的，そして文化的環境の中で働いていくものである．このような環境のことに関しては，子どもが退院する時期を告げられた瞬間から考えていく必要がある．環境は子どもの進歩に直接的に影響するので，治療計画は，このような関連性を念頭に置いて決めていくべきである．

　つまり，感覚統合アプローチは，覚醒の適切な状態を維持するために使われると，それによって課題に対する注意力が得られ，維持することができる．もし，子どもが姿勢や動きに

問題を示す場合，NDTアプローチを活用して促通される運動の必要条件（運動の中でも特に促しを必要とされる部分）を促していくように焦点が当てられていく．このような運動の必要条件は，感覚統合のセッションや日常生活動作などの機能的状況，遊び，あるいは機能的な動きの中で実現されていくのである．さらに感覚統合は，コントロールされた感覚入力を用いて，子どもを感覚統合の治療場面に導入しつつ，モチベーションや動作の開始，それに環境との目的的な関わりなどに影響を与えている．最終的には，連続した行動の中で動作を組織化していく能力は，子どもが感覚情報を組織化できなければならないし，姿勢も安定していなければならない．また，子どもは時空間内で意味のある活動を順序立てたり，組織化する能力が必要である．これらの要素の全ては，社会文化的な，あるいは物理的な環境の中で生じている．

　次に示す治療活動は，感覚と運動の構成要素を組み合わせたものである．これらの活動の中には，修正ができるものもあり，NDTもしくは感覚統合を通して子どものニーズに応じて関わっていけるものである．セラピストは，治療場面を通して行われるそれぞれの活動に必要な運動や感覚処理を取り扱いやすくなる．それによって，セラピストは子どものニーズに応じて治療を適宜変更することができるのである．

神経発達学的治療と感覚統合を組み合わせた具体的な活動の紹介

活動1　様々な方向への揺れを加える遊び

この活動で取り扱う問題
- 前庭覚入力の処理が不適切
- 体幹の屈曲活動が不十分
- 上肢の同時収縮が低下
- 運動企画が不十分
- 両側性統合が困難

遊具
- Sit 'N Spin™（図に示すように円盤の上に座り，自分でハンドルをまわして身体を回転させて遊ぶ遊具）

セラピストの介入
子どもは，Sit 'N Spin™の底面に座り，その座っている底面を回転させるために，上肢でハンドルを左右交互に回転させなければならない．もし必要ならば，回転をはじめるときに援助する．

活動の目的

感覚面
- 回転の前庭覚入力を処理する
- 空間における身体知覚を認識する
- 運動企画を改善する

運動面
- 体幹の屈曲を活発化する
- 上肢の同時収縮や耐久力を促す
- 座位の姿勢反応を促す
- 上肢の両側性協調運動を改善する

注意事項
- Sit 'N Spin™から子どもが降りた後のめまいやバランスを失うことに注意すること．
- この活動は，姿勢や運動パターンにおいて屈曲を強めてしまうような子どもたちには薦められない．

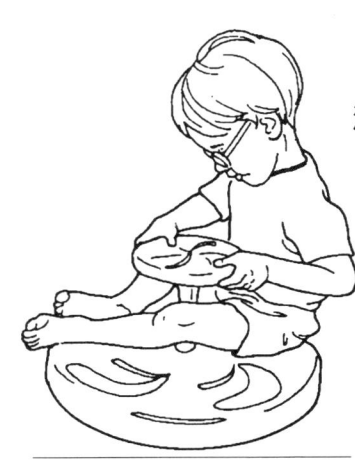

子どもはSit'N Spin™に座ったまま，両手を交互に動かして回転させる．

活動 2　脱衣前の練習

この活動で取り扱う問題
- 触覚情報の処理が不十分
- 上肢の筋力が弱い
- 立位で体重を側方に移すことが困難
- 立位や片足立ちで姿勢反応が弱い
- 運動企画が不十分
- 身体知覚の認識が低い
- 運動スキルが未熟なために，身辺処理スキルの発達が不十分

遊具
- セラバンド®，あるいはゴムベルト

セラピストの介入
　子どもが立っているときに，セラバンド®，あるいはゴムベルトを子どもの腰に巻きつける．子どもに両手を使ってセラバンド®，あるいはゴムベルトを押し下げながら，腰，下肢，それに足部へと下ろしていくように指示する．

活動の目的
感覚面
- 触覚や固有受容覚の入力を処理したり，許容したりする
- 身体の各部位をそれぞれ関連づけながら触覚的，視覚的に意識するようになる
- 子どもはセラバンド®，あるいはゴムベルトが足のどの位置にあるかを局地化する必要があるので，触覚的な位置感覚の入力を高める

運動面
- 立位で体重を移す
- 座位や立位で平衡反応を練習する
- 立位から座位への移行運動を経験する
- 両側性の上肢の協調性や筋力を改善する

注意事項
- 子どもが立位でバランスを失ったり，セラバンド®，あるいはゴムベルトが足にある間に倒れないよう，注意すること
- 子どもが，セラバンド®，あるいはゴムベルトが膝下にきた時点で，足を使って下ろさないように注意すること

活動に加える改良や修整
　もし，子どもが立位を維持できない場合，セラバンド®，あるいはゴムベルトが腰の下にきた時点で，それを下ろすために，子どもは支持のために壁に寄りかかったり，あるいは座位になってもよい．

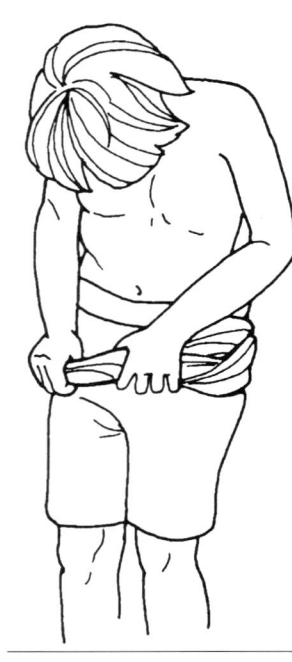

子どもは，股関節周囲に巻かれたセラバンド®を下肢の方に押し下げながら取り除く．

活動3　動かないで(彫像のように)じっとする遊び

この活動で取り扱う問題
- 前庭覚の処理過程が低下
- 空間での身体認識が不十分
- 姿勢反応が減少
- 同時収縮が不十分
- 固有受容覚のフィードバックが不十分

遊具
- 大きく，柔らかいマット

セラピストの介入
　マットの上で立っている間，セラピストと子どもはお互い顔を見合って，両手をもって立つ．セラピストは，ゆっくり子どもの周りを2～3周する．それから，セラピストと子どもはそれぞれの手をはなす．その後，子どもは，自分の身体をある姿勢で固定し，その姿勢を彫像のように維持しなければならない．その間にセラピストはその"彫像"を押し倒そうとする．セラピストは，子どもが同時収縮を起こし，その姿勢を維持し，適切な姿勢調節ができるように，子どもを押す力を十分に段階づけて実施する必要がある．

活動の目的
感覚面
- 固有受容覚，および前庭覚入力の処理
- 空間での身体認識を高める

運動面
- 回転に応じた姿勢反応や姿勢調節を促す
- セラピストが加えた抵抗に逆らった活発な同時収縮

注意事項
　この活動は，子どもがつまずいたり，倒れたりしないように，他に遊具のない大きく広い場所で実施すべきである．

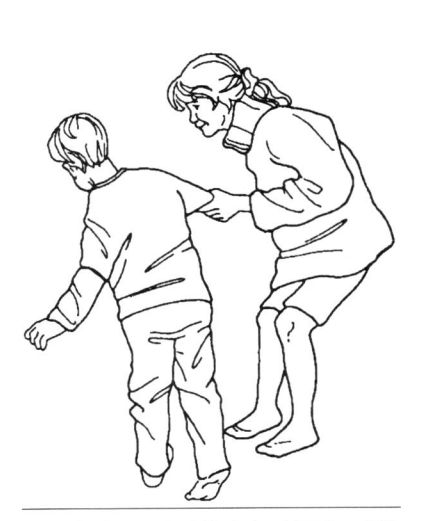

セラピストは，子どもを2～3回ゆっくり振り回し子どもの手をはなす．

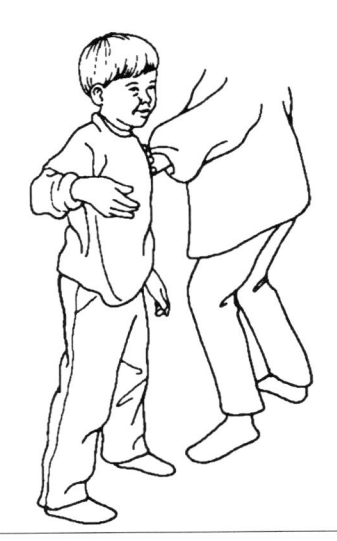

子どもが彫像の姿勢を維持している間，セラピストは同時収縮や姿勢調整を促すために強弱をつけて子どもを押す．

活動 4　身体を転がす遊び（ミルクシェイク）

この活動で取り扱う問題
- 触覚の処理が低下
- 前庭覚の処理が低下
- 姿勢反応が低下

遊具
- 大きめのドラム缶，もしくは3～4個のタイヤチューブをつなぎ合わせたトンネル

セラピストの介入
　子どもが四つ這い位，あるいは腹臥位でドラム缶かタイヤチューブの中にいるときに，セラピストは子どもの背にビーンズバックや毛布，その他の肌触りのある物を置く．子どもは寝返るか横に這いながら，ドラム缶，あるいはタイヤチューブを転がす．セラピストは，子どもがドラム缶，あるいはタイヤチューブを転がせるように手伝ってもかまわない．

活動の目的
感覚面
- 触覚，固有受容覚，それに前庭覚の入力を高める

運動面
- ドラム缶やタイヤチューブの動きに応じた姿勢反応や姿勢調節が求められる
- ドラム缶かタイヤチューブを転がすための最初の体重移動が経験できる
- 上下肢への体重負荷や体重移動を経験できる

活動に加える改良や修整
　子どもがドラム缶の中で適切な姿勢がとれないとき，セラピストは，子どもの下肢を操作しながら回転を促すことができる．

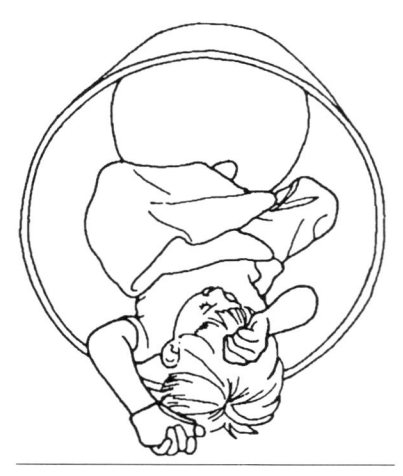

子どもは，様々な感触のあるものと一緒にドラム缶の中で転がる．

活動 5　迷路を歩く遊び

この活動で取り扱う問題
- 立位や歩行時の平衡反応が低下
- 立位での側方の体重移動が困難
- 運動企画が未熟
- 両側統合が困難
- 空間での身体認識が低下

遊具
- はしごと2つのベンチ

セラピストの介入
　はしごを2つのベンチの上で固定する．はしごの末端をそれぞれのベンチに乗せる．はしごの高さは，子どもの能力に応じて変えられるようにしておく．はしごの横木を触らないように，横木をまたいで歩きながら，子どもに一方のはしごの端から他方の端まで歩かせる．その間にセラピストは安全に注意しながら見守る．セラピストは，子どものスキルレベルに応じて，はしごの高さを調節し，子どもの反応を見ながら高さを変えなければならない．

活動の目的
感覚面
- 目と足の協調性を改善する
- 運動企画が求められる
- 横木を触らずに，またいで歩くために，空間での身体認識を高める
- 下肢を通して体重負荷の感覚を認識することができ，ダイナミックな姿勢コントロールが要求される

運動面
- 一方の下肢に体重を移し，次に他方の足で横木をまたぐ．そのときに，バランスを失わないように，適切に姿勢を調節する
- 横木をまたぐ際に，下肢を交互に動かすよう励ます

注意事項
　セラピストはそばに立って，子どもがバランスを失いそうになった際に援助できるように注意を払っておく．

活動に加える改良や修整
　もし，子どもが1人で課題を実施できない場合，次に示す課題を試みてみるとよい．
- 子どもが体重移動の際に安定性を維持するために，子どもの前で棒を握らせる．この方法は，姿勢筋緊張が低い子どもたちに有効である．
- 運動が難しい子どもの場合，セラピストは必要な運動の要素を促してみる．それによって，子どもは活動できるかもしれない．
- 片マヒの子どもたちの場合，セラピストは，例えば股関節を操作しながら，子どもの患側に体重が移動するように促す必要があるかもしれない．

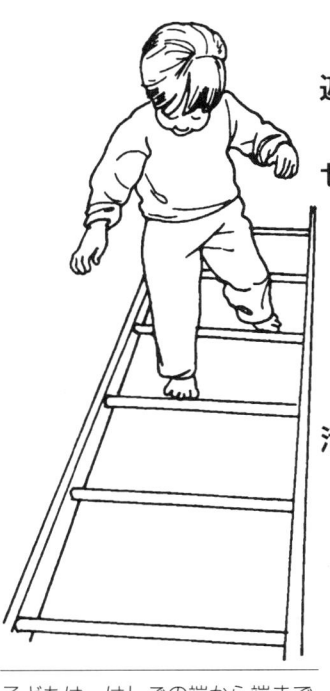

子どもは，はしごの端から端まで横木に触らないように歩く．

活動6　セラピストの示した動きに合わせて動く遊び

この活動で取り扱う問題
- 視覚と運動の統合が低下
- 触覚の処理が未熟

遊具
- テーブル
- 大きいサイズのプレキシガラス（アクリル樹脂の透明な板で，ガラスのようにして遊びに活用できる．例えば，子どもとセラピストの間において，板上にペンで何かを描くことなどに使われる）
- 消せるマーカー
- ペンライト

セラピストの介入

　テーブルの上でセラピストと子どもの間にプレキシガラスを置く．子どもとセラピストは，お互い向かい合って座らなければならない．セラピストがプレキシガラスの一方の面でマーカーかペンライトを動かす．その動きに合わせて，子どもに他方のプレキシガラスの面上で示指を使ってなぞらせる．セラピストは，プレキシガラスの面上をマーカーかペンライトを使って子どもの目と手の協調性を誘導する．例えば，垂直や水平，あるいは円を描きながら子どものニーズをうかがう．動きの速さは，いろいろ変化させる方がよい．活動は，子どもが適切なイスに座って正しい姿勢をとっているか，あるいは目と手の協調運動にふさわしいテーブルの高さであるかを確かめてから行うこと．

活動の目的

感覚面
- 上肢を通して触覚や固有受容覚入力を処理する経験ができる

運動面
- 重力に抗したダイナミックな座位コントロールや自発的な頭部のコントロールが求められる
- 重力に抗した上肢の分離した運動
- 視覚と運動の協調性

活動に加える改良や修整

　セラピストは，例えば，先の太いペンを使って刺激の大きさを変えることで，子どもの視覚刺激を適合しやすくできる．利き手，非利き手に関係なく子どもにさせてみる．

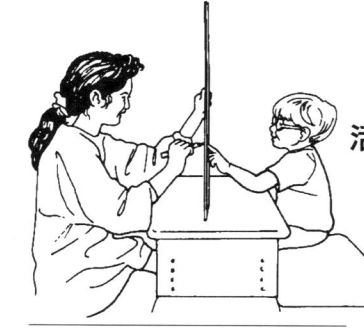

セラピストは，プレキシガラスの上で消せるマーカーかペンライトを使い，子どもの目と手の協調性を導く．子どもは，示指でマーカーの動きを追う．

活動7　吸盤を使ったゲーム

この活動で取り扱う問題
- 上肢での体重負荷や体重移動に問題がある
- 目と手の協調性が低下
- 活発な体幹の回旋運動が減少
- 重力に抗した腹臥位伸展が未熟
- 固有受容覚の処理が低下

遊具
- ハンド吸着盤
- トランプ
- セラピーボール

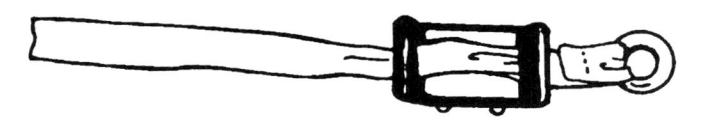

ハンド吸着盤

セラピストの介入

　手につけた吸盤は，丸い吸盤と，皮ひも，それにDリングからできている．吸盤の隙間に皮ひもを通す．次に，Dリングを使って，子どもの手背部で革ひもをしっかり固定する．参考のために，手につける吸盤のイラストを載せておく．

　床にトランプを巻き散らす．腹臥位でセラピーボールに寄りかかり，伸ばした上肢で身体を支えるよう子どもに指示する．子どもの手に固定した吸盤を使い，子どもに床からカードを取らせ，セラピストに戻すようにする．子どもが，セラピーボールに寄りかかり，カードを取るために手を伸ばして体重が移動する際に，セラピストは，子どもの骨盤をもって支えてやるか，あるいは子どもの体重移動を促す必要があるだろう．セラピストは，また，子どもが伸展位で体幹を回旋させ，セラピストにカードを手渡すときに体幹を促通する必要があるかもしれない．この活動で使うセラピーボールの高さによって，体重を負荷している間に上肢と体幹の適切なアライメントが確保できなければならない．例えば，体幹の屈曲と伸展のバランス，肘の伸展，それに両手の伸展である．

活動の目的

感覚面
- 上肢で体重を負荷している際に，触覚や固有受容覚入力を処理する
- 視覚とリーチングの協調性
- 姿勢調節をしながら体重を負荷するために，セラピーボールに寄りかかって直線や側方のボールの動きを処理する

運動面
- 腹臥位で体幹を活発に働かせて伸展位を保ちながら，上肢の体重負荷を維持する
- 上肢に体重を負荷させた状態から側方に体重を移動させ，手を伸ばす
- 体幹の伸展を保ちながら体幹の回旋を促し，セラピストにカードを手渡させる

注意事項

　上肢に体重負荷しているときや，子どもがカードを手に入れているときに，吸盤を巻きつけた子どもの指が屈曲しないようにセラピストは注意する必要がある．この課題を行ってい

る際に，子どもの腹筋群の活動が不十分で腰椎前弯を増加させないよう注意する．そのとき，セラピストは腹筋の活動を高めるために手のつく位置を変えたほうがよい．また，子どもが体幹の回旋の代わりに肩の内旋を使ってないか，あるいはセラピストにカードを渡すときに肩の外旋を代償として使ってないことを確かめること．

活動に加える改良や修整

もし，子どもの下肢の姿勢筋緊張が高まってきたならば，セラピストは，ボールに寄りかかった腹臥位で体重移動を促しながら，下肢のいかなる異常運動パターンも抑制したくなるだろう．

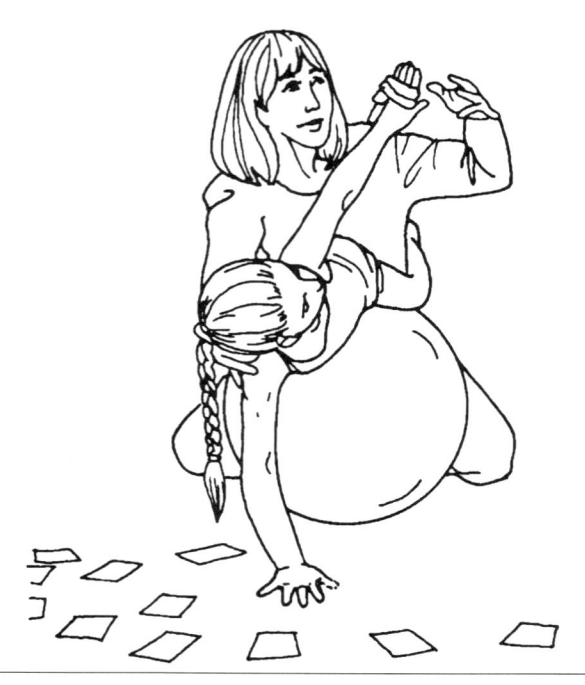

子どもがセラピストの手にカードを手渡すために体幹を回旋する際，セラピストは活発な体幹のコントロールを促す必要があるかもしれない．

活動 8　目標を定めて動作を行う遊び

この活動で取り扱う問題
- 前庭覚の処理が低下
- 体幹の回旋運動が不十分
- 目と手の協調性が不十分
- 運動企画が低下
- 正中線を越える運動が困難

遊具
- 大きめのセラピーボール
- ベンチ
- ボールかお手玉
- 目標となるもの

セラピストの介入
　子どもをセラピーボールの上で背臥位に寝かせ，体幹を回旋させてベンチの上にあるボールかお手玉を取らせる．子どもの横に目標となるものを準備する．背臥位を保ちながら，子どもは体幹を回旋させ，目標から遠い方の手で目標を捕まえる．セラピストは，子どもの骨盤，あるいは下肢をもって姿勢を安定させるか，もしくはより中枢部をハンドリングしながら活発な体幹の回旋運動を促す．

活動の目的
感覚面
- 運動経験からのフィードバックや活動を通して前庭覚，触覚，固有受容覚の入力を高める
- 目と手の協調運動を改善する

運動面
- 腹筋群の活発な屈曲を伴う体幹の回旋運動を用いる
- 活発なリーチング，把握，それにタイミングよくはなすことを促す

注意事項
　子どもがボールを手に入れるために体幹を回旋しているときに，上肢で身体を支えないように注意する．重力不安のある子どもたちに，この活動を使ってはいけない．

活動に加える改良や修整
　触覚経験を増やすために，感触の異なるボールやその他の素材が利用できる．

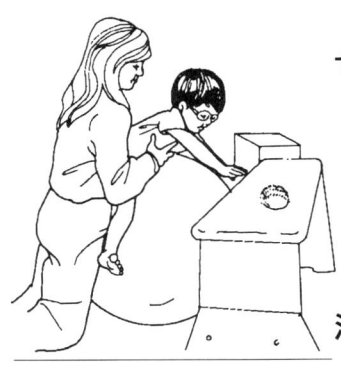

子どもは大きめのセラピーボールの上で背臥位になり，ベンチの上のボールをとるために，体幹を回旋しなければならない．次に，子どもはボールを目標に向かって投げる．セラピストは，より中枢部に両手を置いて活発な腹部のコントロールを促す必要があるかもしれない．

活動 9　一定の姿勢を保持する遊び（静かな時）

この活動で取り扱う問題
- 空間での身体知覚や身体像の認識が低下
- 触覚，固有受容覚，それに前庭覚の感覚処理が不十分
- 足への体重負荷が不十分
- 座位での姿勢コントロールが不十分
- 重力に抗した安定した姿勢を維持する能力が低下
- 身体の肢位や動きの認識が低下

遊具
- ベンチ
- 鏡

セラピストの介入
　子どもをベンチに座らせる．子どもの股関節や膝関節，足関節がなるべく90°屈曲するようにする．足全体を床にぴったりつけて体重を支えさせる．子どもに集中させる．最初に身体や身体の肢位に，次に周囲の活動に注目させる．身体部位同士の関連性や身体部位と空間，物との関連性を報告させるゲームをする．子どもが回答しやすいように，鏡を使って視覚フィードバックを与える．

活動の目的
感覚面
- 固有受容覚，前庭覚，触覚，視覚を使って身体部位への認識を促し，身体部位がおのおの関わったり，空間やものと関わるようにする
- 下肢への体重負荷やダイナミックな姿勢コントロールの感覚的な認識を高める
- 自分自身に注意を集中して感覚の経験を系統立てる

運動面
- 体幹筋のバランスのとれた活動を通して重力に抗したダイナミックな姿勢をコントロールする
- 下肢への体重負荷を経験する

注意事項
　体幹や骨盤，下肢，頸部のアライメントが崩れないように注意する．

活動に加える改良や修整
　この肢位は，運動や環境と目的的に関わる際の基本的な開始肢位と思われる．セラピストは，ときにハンドリングを加え，座位でのダイナミックな姿勢コントロールを維持するよう援助する必要があるだろう．課題を難しくするために，この活動を，例えばボールのような不安定な面で実施してもよい．

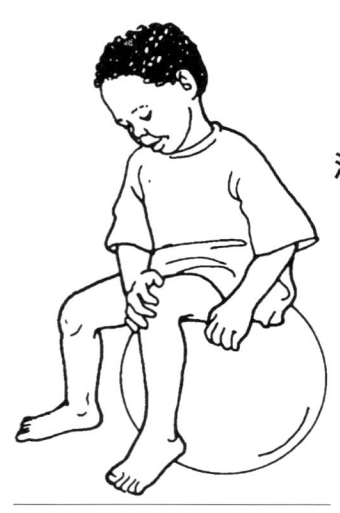

静的な座位の細かな修正は，ボールの上に座ることで経験できる．

活動10　腹臥位で乗るブランコ遊び（ゆがんだサーフボード）

この活動で取り扱う問題
- 抗重力伸展活動が乏しい
- 側方の体重移動が困難
- 重力の影響による副次的な腹臥位での代償的な運動パターン
- 体重を負荷する際の同時収縮が低下
- 前庭覚入力に対する過剰反応
- 固有受容覚入力の処理が不十分

遊具
- ボルスタースウィング
- 安全マット
- 空中ブランコで使われる三角状の握り柄のあるブランコ（三角ブランコ，トラピーズ：trapeze）

セラピストの介入
　プラットフォームスウィングを安全マット上にぶら下げ，スウィングの一方の末端をスウィングの他方の末端よりも30 cmほど高くした非対称な位置にセットする．子どもをスウィングに腹臥位で乗せ，子どもの頭をスウィングの末端の高い方にくるようにする．子どもがこの姿勢でスウィングに乗ることによって，子どもの身体に加わる重力の影響は減少する．水平位から垂直位に近づくにつれ，姿勢は伸展筋の活動を必要としなくなる．子どもにスウィングを吊っているロープや三角ブランコを引っ張って，あるいは床など安定した面を両足で蹴ってスウィングを動かすよう励ます．

活動の目的
感覚面
- 直線方向の前庭覚入力を処理する
- スウィングを覆う生地に頼りながら，子どもの身体の腹側面に加わる触覚入力に耐える
- 物や空間に関連する身体知覚を認識するようになる

運動面
- 頸部や肩甲帯での同時収縮を高める
- 両側の協調性を改善する
- 腹臥位での平衡反応や立ち直り反応を促す

注意事項
　骨盤サポートをつけたり，滑り止めシートを利用して，スウィングの揺れ幅をみながら，子どもが後方にずれないように注意する．肩甲帯を挙上したり，骨盤や下肢（過度の股関節外転，外旋）の支持面を広くするなどの代償に注意する．

活動に加える改良や修整
　セラピストは，対角線や側方の揺れを加えながら子どもの経験できる刺激を変更してみる．これは，側方の体重移動や恐らくは回旋も促せるだろう．もし，子どもが吊したロープや三角ブランコを引っ張って揺らせたならば，子どもはさらに固有受容覚の入力を経験するだろう．プラットフォームスウィングの表面に綿毛状の毛布や手触りのあるものを敷くと，触覚経験に変化をつけられる．

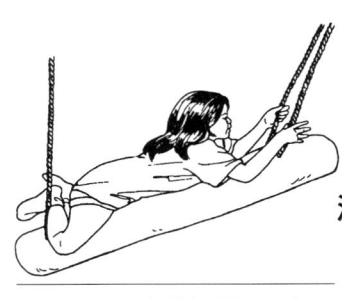

子どもは，一方が高く吊ってあるサーフボードを腹臥位でこぐ．この時，伸展筋の活動は要求しない．下肢の広い支持面に注意すること．これは，セラピストが抑制しなければならない．

活動 11　手押し車姿勢を保持して行う遊び（手押し車でボウリング）

この活動で取り扱う問題
- 頸部や肩甲帯の安定性が低下
- 重力に抗した腹臥位での伸展が困難
- 固有受容覚入力の処理が不十分

遊具
- 安全マット
- ボウリングのピン
- ボール
- バルーン
- ボルスター
- ブロック

セラピストの介入
　子どもを手押し車のような姿勢にする．もし必要ならば，子どもの腹部をボルスターやボール，セラピストの手で支える．子どもに頭を使って，ひとつかそれ以上のものをたたいたり，倒したりさせる．

活動の目的
感覚面
- 頸部の固有受容覚，重力の受容器，それに眼球の運動制御を統合する
- 頸部伸展を通して固有受容覚入力を与える

運動面
- 活発に体幹を働かせ，上肢の体重負荷を持続する
- 上肢に積極的に体重を移す
- 肩甲帯から分離した頸部の動きを促す
- 体重負荷や体重移動を通して手掌面のアーチを積極的に作っていく

注意事項
　体幹と上肢のアライメントを調整しながら，肩の内旋，肘の過伸展，それに過剰な翼状肩甲は避ける．これは，体重移動を促すこと，より中枢部をハンドリングすること，それに子どもの頭部の位置について言語的に指示することを通して成し遂げられる．手掌面を広げて体重負荷をさせる．子どもの腹部が落ち込んでいないことを確かめること．腹部の落ち込みは，腹筋群の活動の低下を示している．そのようなケースは，タッピングや間欠的に支持を加える，あるいはボールやボルスターなどの道具を用いて中枢部の支持性を与えることで，このような低下した筋群の活動を促すことができる．

活動に加える改良や修整
　子どもを片手だけで姿勢を維持させ，物を倒させる．子どもに物を取らせ，目標に向かってそれを投げさせる．

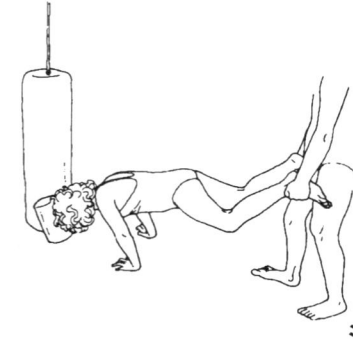

子どもが両手に体重を負荷し，手押し車のような姿勢を維持している間，子どもは自分の頭で物を押す．セラピストが子どもの中枢部をハンドリングすることは，このような特異な子どもの助けになるかもしれないということに注意すること．

活動 12　スクーターボード上での座位を保持する遊び（スクーターボードに乗ったターザン）

この活動で取り扱う問題
- 腹筋の力が不十分
- 座位での自動的な姿勢反応が不十分
- 両側の協調性が不十分
- 空間での身体認識が低下
- 前庭覚の処理が不十分

遊具
- 天井に固定された回転するサスペンションフック
- ロープ
- スクーターボード

セラピストの介入
　部屋の中央部で天井に固定されたフックにロープを取りつける．床面は凹凸がなく，障害物も置かない．部屋の中央でスクーターボードの上にあぐらで座らせ，ロープを両手でもたせる．子どもにスクーターボードに乗ったまま，上肢を使って前進するように指示する．

活動の目的
感覚面
- ロープを引っ張ることで固有受容覚を与える
- 運動経験を通して前庭覚入力を与える

運動面
- 腹筋の活動を高める
- 肩甲帯の同時収縮を高める
- 上肢の機能的な協調性を高める
- スクーターボードに乗った姿勢を維持するように姿勢を調節させる
- 機能的な把握や握力を改善する

注意事項
　活動中，保護のためにヘルメットをかぶっていた方がよい．この活動に参加する子どもは，体重を支えるだけの持続的な握力が必要である．

活動に加える改良や修整
- 子どもに直線方向や環状方向に動くよう励ます．
- 運動を開始するために，子どもに両足で壁を蹴って押し出させるようにすれば，活動の難易度は上がる．
- ロープに結び目をつけてやると，子どもは握りやすくなる．
- 子どもに，まっすぐ立っているボルスターやフォームブロック（発泡素材でできているブロック）の山などをぶつけたり，倒したりできる目標をもたせることも重要．

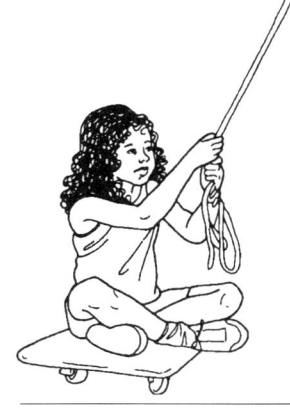

子どもはスクーターボードに座り，天井から吊り下げられたロープをもって，自分でスクーターボードを動かす．

活動 13　よじ登る遊び

この活動で取り扱う問題
- 上下肢の近位部関節が不安定
- 抗重力屈曲活動（腹筋）が弱い
- 固有受容覚や運動感覚のフィードバックの処理が不十分

遊具
- 三角ブランコ（トラピーズ）
- セラピーマット，あるいは壁に立てかけた三角マット

セラピストの介入
　子どもの手の届く高さよりも若干高い位置に置いた三角ブランコを子どもにもたせる．例えば，立ち上がるための安定した台を探すなど，子どもが三角ブランコをもつためにどのような手段をとるか観察する．子どもが三角ブランコをもったまま，壁に立てかけた三角マットやセラピーマットの上を歩いて登るように指示する．子どもが腰椎の伸展を使わず，体幹の回旋を使っているかどうか観察する．セラピストは，タッピングをしながら腹部の活動を促す必要があるかもしれない．

活動の目的
感覚面
- 上肢が引っ張られたり，下肢で押しつけたり，さらに重力に抗して体幹筋が収縮することによって固有受容覚入力を与える
- 前庭覚入力を与える
- 足底や手掌に触覚入力を与える

運動面
- 重力に抗した活発な屈曲を促す
- 下肢の両側性の運動協調を改善する

注意事項
　子どもが腰椎の過伸展や股関節の外転・屈曲を未熟な腹筋活動の代償として使わないように注意する．セラピストのハンドリングは，必要かもしれない．

活動に加える改良や修整
　子どもの足の裏に白い粉をつけて，三角マットの上を歩いて登らせる．それによって，自分の足の位置がわかり，視覚的なフィードバックとなる．

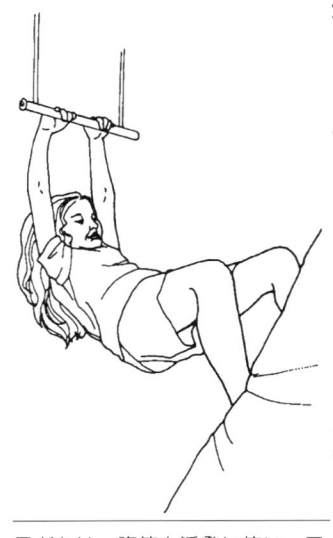

子どもは，腹筋を活発に使い，三角ブランコをしっかり握ったまま三角マットの上を登っていく．

活動 14　かくれんぼ

この活動で取り扱う問題
- 三次元的な構成遊びが困難
- 全体を構成している部分を想像することが苦手
- 頭でイメージすることが難しい

遊具
- 毛布
- 洗濯ばさみ
- 枕
- 大きめのフォームブロック
- タオル

セラピストの介入
　子どもに上記の物を与える．特別な「隠れ家」をつくるように促す．子どもが自分で隠れ家を作れるように，完成までのステップだけでなく，屋根や壁などの構成要素も見分けられるように，セラピストは援助した方がよい．

活動の目的
感覚面
- 完成までを計画し，準備し，そして順序立てる
- 視覚的な形態と空間の知覚を促す
- 物をもち上げたり，運んだり，押したり，引っ張ったりして，固有受容覚入力を与える

運動面
- 身体の両側性の協調運動を促す
- 洗濯ばさみを使うことで，機能的な把握や握力を実践できる
- もち上げたり，曲げたり，手を伸ばしたりして，姿勢調節を促す

注意事項
　万一に備えて，使っているものが安全で軽いか，作っているものが壊れやすいかどうかを確かめること．

活動に加える改良や修整
　子どもが1人に馴れて，自分自身を落ち着かせることができる静かな場所として，「隠れ家」を使う．これは，同級生と協力した遊びを促すには，すぐれた活動である．

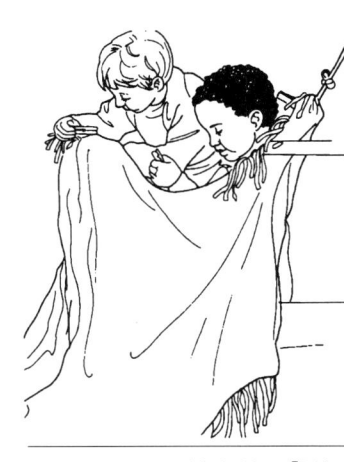

子どもたちは，毛布などで「隠れ家」をつくる．

活動 15　毛布の上に座って引っ張られる遊び（魔法のじゅうたんに乗って）

この活動で取り扱う問題
- 前庭覚の処理が困難
- 自動的な姿勢調節が不十分
- 身体認識が低下

遊具
- 大きめの毛布

セラピストの介入
子どもに大きめの毛布の上に座らせる．毛布の端をもち上げて，平らな床の上で引っ張る．

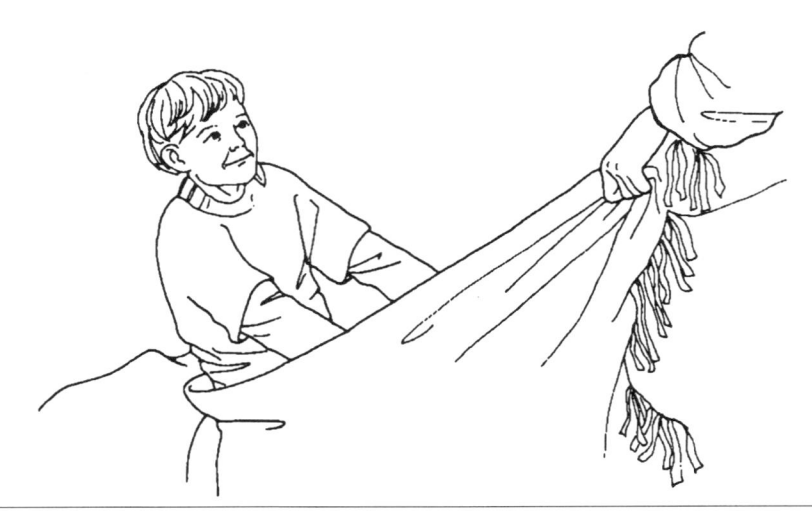

セラピストが毛布を引っ張っている間，子どもはその毛布の上で転倒しないようにまっすぐ座っている．

活動の目的
感覚面
- 引っ張られる動きに耐える
- 毛布の感触や一緒に乗っている友だちとの接触を感じる

運動面
- 運動経験に対する十分な姿勢反応を促す

注意事項
毛布が子どもを支えるだけの十分な広さがあるか確かめること．もし子どものバランス能力が未熟であれば，セラピストから離れた位置に対面で座らせると転倒が予防できる．

活動に加える改良や修整
- この活動は，触覚の過敏性がない複数の子どもと一緒に行うとよいかもしれない．
- 1人か2人の子どもに協力してもらい，他の子どもが乗っている毛布を引いてもらう．これは，かなり重労働になる．
- "凹凸を乗り越える"ようにして，不規則な面で子どもたちの乗った毛布を引っ張ってみるとよいかもしれない．例えば，マットの上から床面へ，あるいは小さなウエッジを乗り越えたりする．

活動 16　身体を転がされる遊び

この活動で取り扱う問題
- 活発な体幹の回旋が欠如
- 前庭覚の処理が困難
- 視知覚に問題がある

遊具
- フェルトボード
- フェルト人形
- 柔らかい面（カーペットやマット）

セラピストの介入
柔らかい面の上で，目標に向かってころころゲームをしてもらう．例えば，子どもにカーペットの床を寝返ってフェルト人形をフェルトボードに置かせる．

活動の目的

感覚面
- 指示面から触覚の経験を与える
- 運動経験から前庭覚入力を高める
- 目標に向かった動きを行い，空間での視知覚や身体認識を改善する
- 目と手の協調性を促す

運動面
- 体幹の回旋と粗大運動を促す

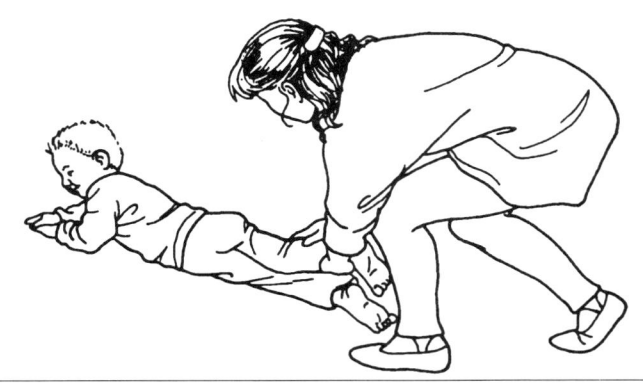

この遊びは，子どもにブロックや枕など，積み上げたものを崩させる遊びと一緒に行う．セラピストは，寝返りしている子どもを下肢から促すように心がけること．

注意事項
丸太様寝返り（股関節部と肩とが一致して寝返る）を避け，分節的な寝返り（体幹の捻れを伴った回旋を用いる）をさせる．

活動に加える改良や修整
- 毛足の長い毛布，小さなウエッジ，あるいは大きめの枕などを活動に加えながら寝返る表面を変えてみる．
- 小さなドラム缶の中に入ったまま，子どもに寝返らせる．
- 寝返りが難しい子どもはハンドリングを用いて援助する．
- グループでリレーゲームをさせてもおもしろい．

活動17　足へのブラッシング

この活動で取り扱う問題
- 足の内側縁に体重を乗せる傾向がある
- 足の外側縁に体重を移すことが困難
- 低緊張で触覚や前庭覚入力に敏感なため，足の外反が未熟
- 触覚や固有受容覚入力の処理が不十分なために，足に対する認識が低下

遊具
- ボルスター，小さめのボール，低めのベンチ
- ブラシ

セラピストの介入
　股関節，膝関節，足関節を90°屈曲し，両足を床につけて体重を負荷し，ボルスター，小さめのボール，あるいは低めのベンチに子どもを座らせる．セラピストは，足の内側縁をブラッシングしたり，子どもの手にもたせたブラシを誘導したりする．足の裏からはじめて，足背へ移動する．子どもは，足の裏を見せるように対応する．

活動の目的

感覚面
- 子どもは刺激されている位置がどこかを局地化する必要があるので，触覚的な位置の認識が高まる
- ブラシをかける動きによって，固有受容覚のフィードバックが増す
- 身体部位の視覚的な認識が高まる

運動面
- 姿勢調節や運動を導く
- 足の内反や足関節の背屈を促す
- 子どもがブラシをかけるために片方の足をもち上げはじめると，側方に体重を移動させる運動企画を促す

注意事項
　子どもの足に期待している反応がでるように観察する．もし，子どもがいつもの外反パターンで対応していれば，刺激の入力方向が適切かどうか確認すること．何度も行ってみる．もし，子どもがずっと足を外反するようであれば，この活動を中止する．調整が困難な子どもに，この活動を実施してはいけない．

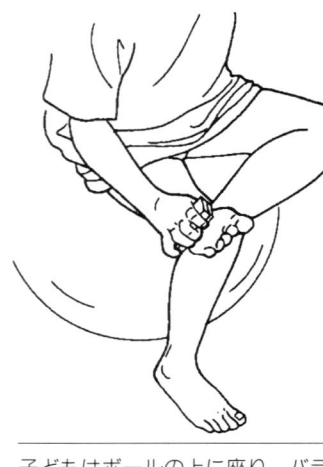

子どもはボールの上に座り，バランスを保ちながら足をブラッシングする．

活動 18　足部にシールを貼って遊ぶ（シールを探せ）

この活動で取り扱う問題
- 足部の触覚が鈍い
- 弁別能力が不十分

遊具
- ボール，ボルスター，低めのベンチ
- シール

セラピストの介入
　子どもにボールやボルスター，あるいは低めのベンチに座らせる．子どもの身体のいろいろな場所にシールを貼る．例えば，それぞれの足の内側縁，または足の裏に貼ったり，片方の足に一度に2ヵ所貼ったりする．セラピストがシールを貼るときは，子どもに目を閉じさせたほうがよい．

活動の目的
感覚面
- シールを貼ることで得られる触覚入力を子どもに位置を確認させる

運動面
- シールを貼った場所に応じて，手を伸ばす，正中線を越える，側方に体重を移す，身体を曲げるなどの様々な運動パターンを組み合わせる
- 足からシールをはがすために，指先でつまむ

注意事項
　子どもたちの中には，足をもち上げたり，シールをはがす際に，体重を側方に移すことができない子どもがいる．このような場合，セラピストは，股関節部をコントロールし，運動を促しながら，体重移動を励ましていく必要がある．

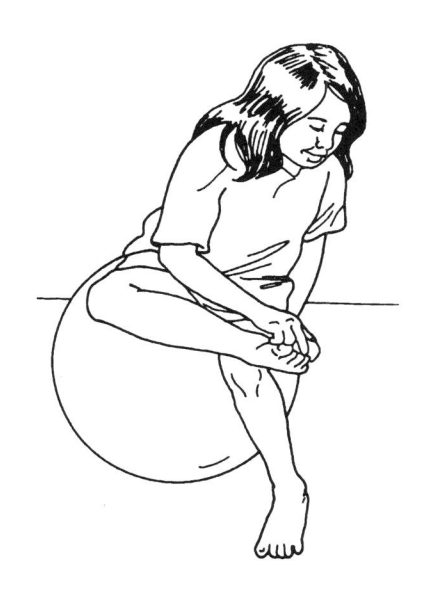

活動 19　角度をつけたボルスターを揺らして遊ぶ

この活動で取り扱う問題
- 座っているときに，腰椎の前弯や胸椎の後弯が生じやすい
- 前庭覚入力の処理が不十分

遊具
- 高さ調節の金具のついたボルスタースウィング

セラピストの介入
　もし，子どもの骨盤が後傾（体幹の後弯）していれば，ボルスタースウィングの前方部よりも後方部を約5〜8 cm 高く上げて吊す．もし，子どもの骨盤が前傾する傾向があり，腹筋の働きが弱い（体幹の前弯）場合，ボルスタースウィングの後方部よりも前方部を約5〜8 cm 高く上げて吊す．求められる姿勢反応を促すために，反応を促しやすい位置でボルスタースウィングを停止させる．

活動の目的
感覚面
- ボルスタースウィングに乗って揺れる刺激の強さに応じて前庭覚入力を処理したり，身体の位置を調節する
- ボルスタースウィングをある角度で止めて，重力に抗した頭部や体幹の側方の立ち直りを促す
- ボルスタースウィングの位置に応じて，姿勢を垂直にするために固有受容覚入力を適切に処理する

運動面
- 姿勢調節を改善する

注意事項
　スウィングを止めるときの適切な角度を検討する．その角度は，それぞれの子どもで変化するだろう．姿勢の過剰な修正が起きるかもしれない．揺らしている間にスウィングを止めると，子どもが重力に抗して立ち直るかどうか注意して見ておく．極端な止め方をすると，子どもの能力以上の姿勢コントロールを求めるかもしれない．その結果，子どもは同じ角度で揺らされても転倒しなかったのに，落ちてしまうかもしれない．

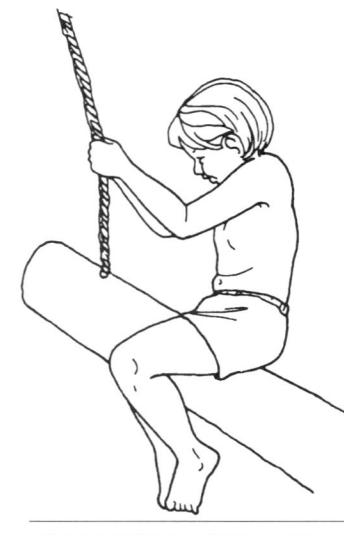

骨盤の状態（前傾，後傾）とボルスタースウィングの傾きとの関連を観察すること．図中にある子どもの骨盤は，ボルスタースウィングの一端が低くなっていることに応じて中間位になっている．子どもの腹筋の活動は弱く，安定した座位を維持することは難しい．

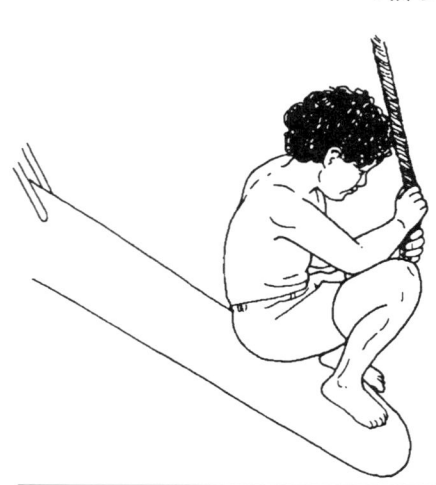

図中では，ボルスタースウィングの前方が低く吊られている（この位置は腰椎の伸展を高めるために用いられる）．それに伴って子どもの骨盤は後傾し，その状態で姿勢を保つ．子どもの腹筋は，子どもが引っ張ったり，押したりしてスウィングを動かすと活発に働く．

活動 20　物を押したり，もち上げたりして遊ぼう

この活動で取り扱う問題
- 低緊張，そして不十分な体重負荷のパターンを示す
- 体性感覚入力の処理が不適切
- 固有受容覚入力を強く求める傾向がある
- 空間での身体認識が低下
- 中枢部の安定性と同時収縮が低下

遊具
- 大きめの遊具，例えば，ボルスター，タイヤチューブ，あるいは大きめのセラピーボール（家庭では，家具や本などで代用する）など

セラピストの介入
　セラピストは，子どもが手で押しているときに体重を負荷している状況を見守っておく．特に，母指を外転し，肘の同時収縮を使って（過伸展させない），肩甲帯を安定させて（翼状肩甲を避ける）両手をつくように注意する．必要な場合は，適切な体重負荷のやり方を指導する．特に押している際に，セラピストは，子どもが遊具を押している方向と反対方向に抵抗を加えることも必要かもしれない．このような遊具に対して抵抗を加えることは，子どもの関節や筋への固有受容覚入力を高めることにつながる．それによって，中枢部の関節の安定性やダイナミックな同時収縮が促される．さらに，家庭で両親は，1日を通して子どもが重い荷物を押したり，引いたり，あるいは運んだりできるような活動を意識するとよい．例えば，床の上でイスを押す，本を運ぶ，ゴミを捨てにいく，家の中に日用品をもち込むなど．

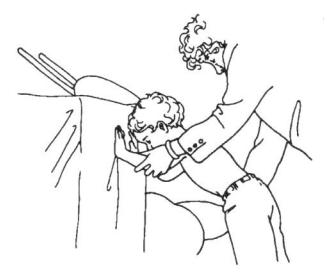

活動の目的
感覚面
- 固有受容覚のフィードバックを上部体幹や上肢を通して与える
- 支持面に生じる変化に応じて固有受容覚や触覚の入力を処理する．それは，子どもからの姿勢反応を促すことにつながるだろう

運動面
- 肩甲帯や上肢，それに手への体重負荷と同時収縮の機会を与える

注意事項
　上肢への不適切な体重負荷のやり方は避ける．また，関連した関節の同時収縮できる能力を知っておくこと．使用しているものの重さや大きさが適切であるかどうか確かめること．また，押しているときにひっくり返ったりしないように安定しているかどうか確かめること．押す，引く，もち上げる活動は，様々なパターンを経験することができる．

活動に加える改良や修整
　バックパックを利用した運ぶ活動や小さなショッピングカート，ワゴンを使った押す／引く活動にも挑戦してみる．

子どもは大きなものを押す．そのときセラピストは，身体のアライメントを整えるためにハンドリングを行う．

活動 21　身体の認識を高める遊び（おなかにボールをつめる）

この活動で取り扱う問題
- 触覚入力の処理が不十分
- 運動企画能力が未熟
- 運動スキルが十分発揮できない．その結果，身辺自立のスキル（衣服の着脱）の発達が未熟となる

遊具
- 小さめのカラーボール（直径約 4～6.5 cm）

セラピストの介入
　子どもをベンチか床に座らせ，そばに子どもサイズの容器に小さめのボールをいっぱい入れる．小さめのボールを子どものシャツの中に入れる．ボールをそでの中や胸，背中に入れてもよいかもしれない．子どもが身体にあるボールを見つけるよう励まし，次にそのボールを投げたり，容器に戻すように指示する．セラピストは，ボールの色を子どもに当てさせるとよい．

活動の目的
感覚面
- 子どもが身体にあるボールの位置を局地化する必要があるので，身体認識を高めることにつながる

運動面
- 衣服の着脱に必要な運動スキルを促す
- シャツの中に手を入れ，ボールをつかみ，引っ張り出す

注意事項
　子どもが感覚調整に問題があり，この活動を嫌がるようであれば実施しない．

活動に加える改良や修整
　様々な触覚経験を促すために感触の異なるボールを使ってみる．

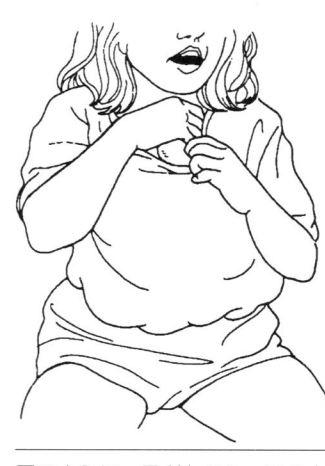

図のように，子どものシャツの中に約 12 個のボールを入れる．その後，ボールを探り出し，容器の中をめがけて投げる．

活動 22　握り柄を握って揺れるボルスターに乗る遊び

この活動で取り扱う問題
- 肩甲骨が外転しやすい
- 上腕骨と肩甲骨との間がこわばって，重力に抗した体幹の伸展が不十分
- 体幹の回旋が未熟で，正中線を越える運動が不十分

遊具
- ボルスタースウィング
- 三角ブランコ（トラピーズ）

セラピストの介入

　子どもをボルスタースウィングに座らせ，頭上にある三角ブランコをもたせる．セラピストは，活動中，子どもの背後に座り，子どもの肩甲帯の十分な同時収縮を促す必要があるかもしれない．セラピストは，また，子どもが回旋しなければならない状況で姿勢調節を促す必要がある．これは，常に斜めへの体重移動を経験できる．この活動は，同時に別な活動と組み合わせて，体幹の回旋や正中線を越える運動を促すことができる．例えば，子どもが片手で三角ブランコをもちながら，もう一方の手でお手玉やボールを目標に投げる．

活動の目的

感覚面
- 揺れながらバランスを維持するために前庭覚入力を処理する

運動面
- 体幹の伸展や肩甲骨の内転，肩甲帯の同時収縮，それにボルスタースウィングに乗ってバランスを維持しながら三角ブランコをもつといった経験ができる機会を提供する
- ボルスタースウィングを対角面で一側から一側へ押しているときに，体幹の回旋を促す
- 子どもが片手で三角ブランコを握ったまま活動をする際に，体幹の回旋や正中交叉を促す

注意事項

　代償運動として従重力的な屈曲に注意し，また，そのような屈曲を避ける．三角ブランコを頭の高さより上に置いていないか確かめる．

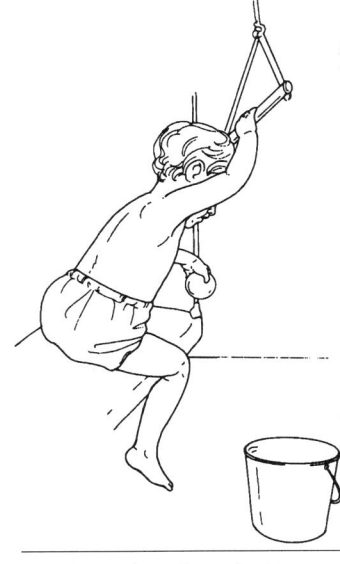

子どもは一方の手で三角ブランコを握ったまま，他方の手を使ってものを容器の中に投げる．この図のように，三角ブランコの吊されている位置に注意すること．三角ブランコをあまり低い位置に吊すと，体幹の屈曲を強めてしまうかもしれない．

活動 23　握り柄をもってボールの上に乗る遊び

この活動が取り扱う問題
- ボールなどの遊具に乗せられたときに，重力に準じた屈曲姿勢をとる傾向がある
- 体幹を回旋しながら体幹の伸展を行うことが不十分
- 座位バランスが不十分

遊具
- 大きめのセラピーボール
- 三角ブランコ(トラピーズ)

セラピストの介入
　子どもをボールの上に座らせ，子どもの頭上にある三角ブランコをもたせる．ボールを異なる方向に動かし，ボールの動きに応じた子どもの体幹の調整能力を観察する．子どもは，体幹を活発に伸展するために三角ブランコをしっかりもつ必要がある．部屋の中にあるものを視覚的にとらえたり，物語を話すなどの子どもにとって意味のある活動をさせる．

活動の目的
感覚面
- 感覚入力に応じて姿勢を調節する必要性を認識させる

運動面
- 姿勢調節と運動を促す
- 活発な体幹の伸展と回旋運動を促す
- 前庭覚や固有受容覚入力に応じた姿勢反応を促す
- 持続的な把握を促す

注意事項
　子どもの体幹に期待した反応が出ているかどうか観察する．三角ブランコが適切な高さ(頭上)に設定されているか，あるいは体幹の伸展が生じていないか，また，子どもが体幹の屈曲を強めて安定しようとしていないか確かめる．子どもは三角ブランコをしっかりもっていなければならない．この活動は，重力不安のある子どもたちに使ってはいけない．

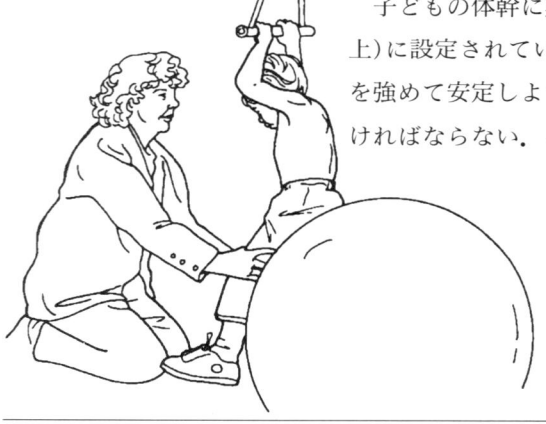

子どもは立ってボールに寄りかかり，殿部をつけたままボールの上まで移動して座ったり，逆にボールの上で座った姿勢から床に立ったりする．

活動 24　足部での側方への体重移動を促す遊び

この活動で取り扱う問題
- 足部の筋緊張が低く，体性感覚のフィードバックが減少しているので，足の内側縁で体重を支持する傾向がある

遊具
- プラットフォームスウィング，あるいはボルスタースウィング

セラピストの介入
　子どもがプラットフォームスウィングかボルスタースウィングに立っているときに，セラピストは期待した体重移動の方向にスウィングを手で動かす．スウィングの片側をもち上げることによって，足部のなかでの体重移動，あるいは一方の下肢から他方の下肢へと体重移動を促すことができる．子どもがボルスタースウィングに立っているときに，側方への体重移動が高まる．この活動は，治療セッション中に断続的に行うことができる．

活動の目的

感覚面
- 体重負荷による足底への固有受容覚入力に変化を与える
- 体重負荷による固有受容覚入力の変化に気づかせる

運動面
- 支持面に生じる変化に応じて足の位置を調節する能力を高める
- 立ち直り反応を促す

注意事項
　期待する反応が出るか観察する．プラットフォームスウィングを大きく揺らし過ぎると，子どもは身体を硬くしてしまうかもしれない．子どもが支持面の変化に応じて，バランスを維持するためのスキルをもっているかどうか確かめること．

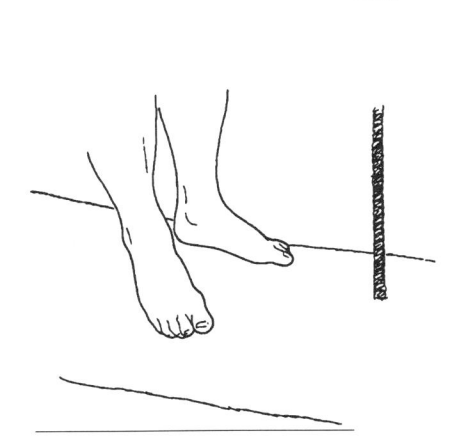

子どもは，ボルスタースウィングに立った状態で側方に体重を移す．この活動は，プラットフォームスウィングでも同様に実施できる．

活動 25　力くらべ

この活動で取り扱う問題
- 筋緊張の低下
- 中枢部の関節が不安定
- 体重負荷が未熟
- 身体からの固有受容覚／運動覚フィードバックの低下

遊具
- マット
- 枕

セラピストの介入

子どもに片膝立ちか立位をとらせ(子どものバランス能力に合わせる)，セラピストは片膝立ちをとる．セラピストが子どもの両手をもって，子どもの腕を間欠的に押したり，引いたりして，子どもの身体へ抵抗を加える．反応が促されているかを確認する．子どもは，中枢部の関節の安定性が高まれば，反応してくるだろう．子どもにセラピストの両手を押し返すように励ます(レスリングで手を組み合うように)．次のような反応は，この活動によって促すことができる．

- 子どもの腕を押し，次に押す力を緩めることによって上肢の体重負荷を促す
- 様々な方向に押したり，引いたりすることで下肢の体重移動を促す

活動の目的

感覚面
- セラピストが与える固有受容覚の合図に応じて固有受容覚と触覚入力を処理する

運動面
- 上肢への体重負荷
- 肩甲帯，肘，前腕，それに手関節での同時収縮を促す
- 上下肢の体重移動を促す
- 上肢がセラピストの促通に順応する
- バランス反応が改善する
- 正中交叉を経験する

注意事項

期待した反応を観察する．子どもがセラピストのハンドリングに応じるだけの能力があり，同時収縮ができないと，この活動は実施できない．

活動に加える改良や修整

左右それぞれの片膝立ちで実施してみる．

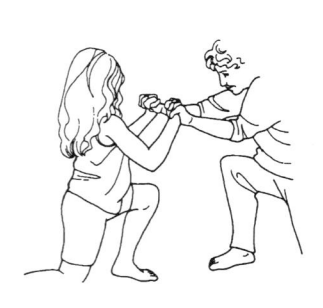

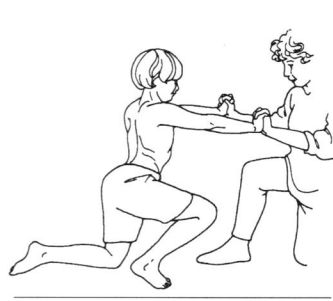

子どもとセラピストがお互い片膝立ちで，押したり引いたりする．上の図では，子どもは良好な中枢部関節の安定性を示している．下の図では，子どもは中枢部関節の安定性が悪く，安定性を維持するための腹筋の活動が弱い．特に，腰椎の前弯増強，翼状肩甲，それに肘の過伸展による固定に注意すること．

活動26　綱引き

この活動で取り扱う問題
- 中枢部の関節が不安定
- 握力が弱い
- 固有受容覚／運動覚によるフィードバックの処理が不十分
- 両側性の協調運動が未熟

遊具
- 結び目をつけたロープ，あるいは結び目をつけた布（シーツ状のもの）

セラピストの介入
　子どもにロープの端をもたせ，反対側をセラピストか友だちがもち，お互いに引っ張り合う．子どもが前腕中間位，もしくは回外位でロープをもっているか確かめること．子どもに両側とも対称的に，あるいは交互に上肢を使い，引っ張り合いながらロープを自分の手前にたぐり寄せるよう励ます．この活動が有効と思われる子どもたちは，握力が弱い，回外運動が弱い，それに前腕，手関節，手指の同時収縮が弱いといったケースである．

活動の目的
感覚面
- ロープを握ったり，しがみついたりして，触覚入力を与える．また，ロープを引っ張り合うことで固有受容覚入力を与える

運動面
- ロープを手放さないよう，活発な前腕の回外運動と筋の同時収縮を発揮する
- 母指を対立させた把握を経験
- 上肢の両側性対称運動，あるいは両側性交互運動を経験
- 安定した立位を維持しながら，下肢の一側から他側へ体重を移動

注意事項
　子どもは，ロープを引っ張り合うために必要な強力な握力を要求される．セラピストは，期待した反応を促すだけでなく，子どもの反応に応じて姿勢を調整したり，ロープを引っ張る必要があるだろう．セラピストは，子どもが母指対立位で，前腕を中間位か回外位にしてロープをしっかり引っ張り返しているかを確かめる必要がある．

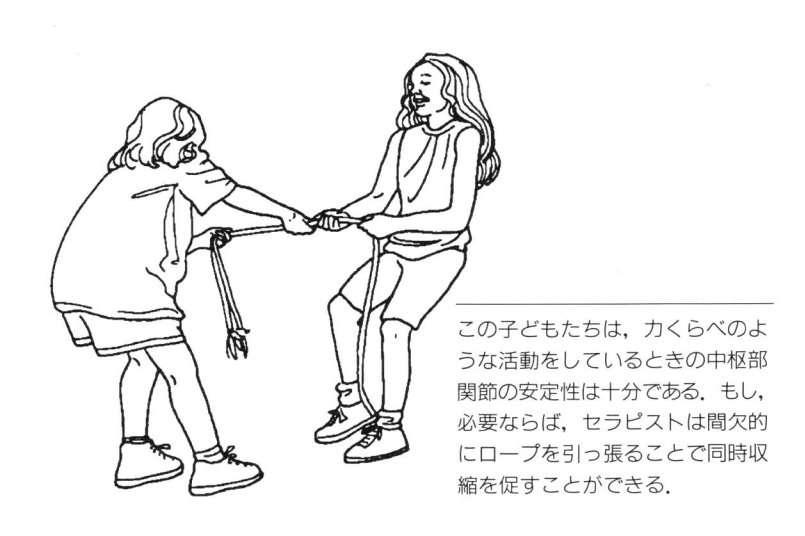

この子どもたちは，力くらべのような活動をしているときの中枢部関節の安定性は十分である．もし，必要ならば，セラピストは間欠的にロープを引っ張ることで同時収縮を促すことができる．

活動 27 　滑車のついたブランコ（グライダー）で空間を滑走する遊び

この活動で取り扱う問題
- 前庭覚への情報の処理が不十分
- 抗重力的伸展活動が未熟で，垂直姿勢をとらせると胸椎部が後弯し，腹臥位での活動が乏しい
- 上肢の同時収縮が弱い
- 運動企画能力が未熟

遊具
- 大きめの三角マットか高めのベンチ
- グライダー
- マット
- 3～4個の大きめのタイヤチューブ

セラピストの介入
　子どもに大きめの三角マットか高めのベンチの上に登らせ，吊されたグライダーをもたせる．そして，セラピストが子どもの下肢か骨盤をもって，自発的な伸展を促した上で，子どもを滑空させる．子どもが手をはなし，前方に伸ばして積まれたタイヤチューブに体重を乗せ，崩れ落ちるまで子どもの下肢か骨盤をもって支える．

活動の目的
感覚面
- 直線の前庭覚入力を処理
- 上肢を通して固有受容覚入力を経験
- 運動企画を改善
- 物や空間に関する身体知覚の認識を高める

運動面
- 上肢の体重負荷を促す
- 骨盤と下肢を支えられて，重力に抗した体幹と股関節の活発な伸展を促す
- 頸部，肩甲帯，上肢の同時収縮を促す

注意事項
　過剰な腰椎の前弯に注意する．セラピストは，腹筋群の活動を促すために，適切なアライメントを整える必要があるだろう．また，グライダーを握り続けるために，上肢や上部体幹の過剰な引っ張りで屈曲位になっていないか注意する．過剰な翼状肩甲に注意する．

活動に加える改良や修整
　もし子どもが下肢を過剰に内転，内旋，伸展している場合，セラピストは下肢をそれぞれ伸展，外転，外旋位で支持するとこのパターンを抑制できる．また，セラピストは骨盤と胸郭との適切なアライメントを整え，腹筋群の活動を促す必要があるだろう．

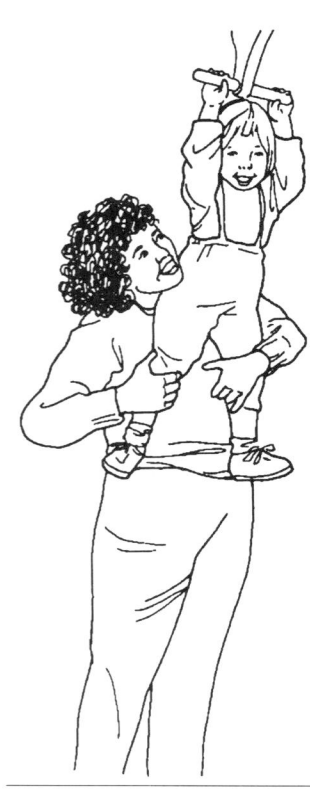

セラピストは，子どもの下肢を外転・外旋位で支持して，子どもの骨盤を肩より少し後方で保持して，股関節や体幹の活発な伸展を促す．子どもはグライダーをしっかり握り，部屋の中を滑空する．

活動 28　体幹の捻れを伴う遊び(ツイスト)

この活動で取り扱う問題
- 体幹の回旋が欠如
- 肩甲帯における中枢部の関節が不安定
- 運動企画能力が未熟

遊具
- スクーターボードか小さめのプラットフォームスウィング

セラピストの介入
　子どもがスクーターボードかプラットフォームスウィングにあぐら座位で乗っているときに，子どもの両手をもち，左右に動かして子どもの下部体幹に活発な回旋が生じるようにする．

活動の目的
感覚面
- 回転の前庭覚入力を与える
- 体幹の回旋によって，固有受容覚と運動覚のフィードバックを高める

運動面
- 自発的な，他動的な体幹の回旋を促す
- 運動企画能力を促す
- 肩甲帯と上肢を通して中枢部の関節の安定性を増す

注意事項
　体幹の回旋を使う代わりに上肢の正中交叉や体幹の屈曲といった代償作用が働いていないか注意する．

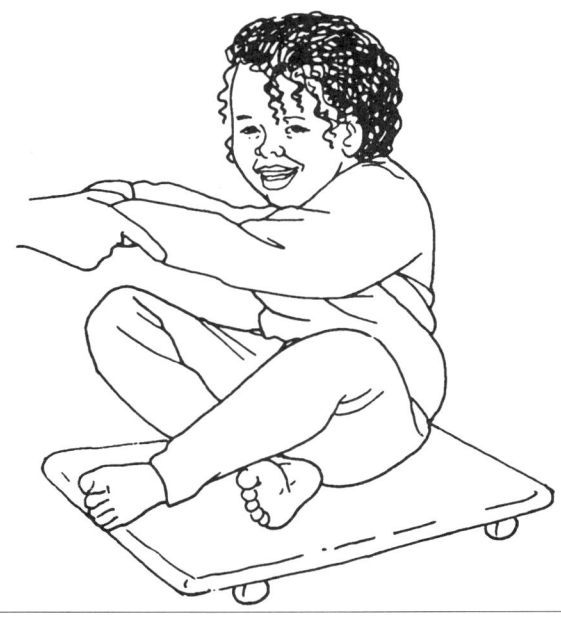

子どもは活発に体幹を回旋させ，下部体幹をねじらせたり，スクーターボードを左右に動かしたりする．

活動 29　壁に向かって行う腕立て伏せ

この活動で取り扱う問題
- 中枢部の関節が不安定
- 上肢の持久力が弱い
- 体幹の伸展が弱い

遊具
- 壁

セラピストの介入
　子どもに壁と向かい合わせに立たせ，図に示すように両足を肩より後方に位置させて，上肢を壁につけてもたれさせる．子どもにこの姿勢で，腕立て伏せをするように指導する．子どもが腕立て伏せをする回数は，子どもの持久力に応じて決める．

活動の目的
感覚面
- 上半身からの固有受容覚／運動覚入力を高める

運動面
- 肩甲帯，上肢，腹筋群の持久力を改善
- 体幹の伸展を高める

注意事項
　この活動が効果を発揮するには，子どもは少なくとも1回は自分で腕立て伏せを成し遂げる必要がある．腰椎の前弯（腹筋群の活動の弱さを表す）や翼状肩甲（中枢部の関節の不安定性を表す）に注意する．この課題を何回も繰り返した後，子どもに疲労の徴候がないか注意する．そのような場合，活動を中止する．

活動に加える改良や修整
　この活動は，一般的な腕立て伏せを修正したものである．課題をうまく実行できるように，セラピストが子どもの能力を評価した後，家庭で行う治療プログラムとして，適宜改良して使っていくのが理想である．

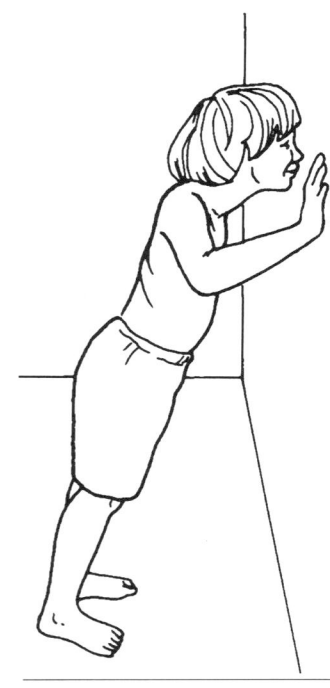

足を肩より後方につけて，適切な姿勢アライメントを維持したまま，子どもは壁を押し続ける．

文　　献

Aitchison, C., D. L. Easty, and J. Jancar. 1990. Eye abnormalities in the mentally handicapped. *Journal of Mental Deficiency Research* 34:41-48.

American Psychiatric Association. 1994. *Diagnostic and statistical manual of mental disorders* (DSM-IV), 4th ed. Washington, DC: American Psychiatric Association.

Andrews, L. G. 1981. Myelopathy due to atlanto-axial dislocation in a patient with Down's syndrome and rheumatoid arthritis. *Developmental Medicine and Child Neurology* 23(3):356-60.

Anwar, F., and B. Hermelin. 1979. Kinesthetic movement after-effects in children with Down's syndrome. *Journal of Mental Deficiency Research* 23:287-97.

Arendt, R. E., W. E. MacLean, L. F. Halpern, G. A. Youngquist, and A. A. Baumeister. 1991. The influence of rotary vestibular stimulation upon motor development of nonhandicapped and Down syndrome infants. *Research in Developmental Disabilities* 12:333-48.

Aronson, M., and K. Fallstrom. 1977. Immediate and long-term effects of developmental training in children with Down's syndrome. *Developmental Medicine and Child Neurology* 19:489-94.

Ayres, A. J. 1962. *Southern California perceptual motor tests*. Los Angeles: Western Psychological.

_____. 1963. The development of perceptual-motor abilities: A theoretical basis for treatment of dysfunction. *American Journal of Occupational Therapy* 17:221-25.

_____. 1964. Tactile functions: Their relation to hyperactive and perceptual-motor behavior. *The American Journal of Occupational Therapy* 18(1).

_____. 1965. Patterns of perceptual-motor dysfunction in children: A factor analytic study. *Perceptual and Motor Skills* 20:335-68.

_____. 1966a. Interrelationships among perceptual-motor functions in children. *American Journal of Occupational Therapy* 20(2):68-71.

_____. 1966b. Interrelations among perceptual-motor abilities in a group of normal children. *American Journal of Occupational Therapy* 20(6):288-92.

_____. 1969. Deficits in sensory integration in educationally handicapped children. *Journal of Learning Disabilities* 2:160-68.

_____. 1972a. *Sensory integration and learning disorders*. Los Angeles: Western Psychological.

_____. 1972b. Types of sensory integrative dysfunction among disabled learners. *American Journal of Occupational Therapy* 26:13-18.

_____. 1972c. Improving academic score through sensory integration. *Journal of Learning Disabilities* 5:338-43.

_____. 1975. *Southern California postrotary nystagmus test manual*. Los Angeles: Western Psychological.

_____. 1977. Cluster analyses of measures of sensory integration. *American Journal of Occupational Therapy* 31:362-66.

_____. 1979. *Sensory integration and the child*. Los Angeles: Western Psychological.

_____. 1984. Personal communication.

_____. 1985. *Developmental dyspraxia and adult onset apraxia*. Torrance, CA: Sensory Integration International.

_____. 1989. *Sensory integration and praxis tests* (SIPT). Los Angeles: Western Psychological.

Ayres, A. J., and Z. K. Mailloux. 1981. Influence of sensory integration procedures on language development. *American Journal of Occupational Therapy* 35:383-90.

_____. 1983. Possible pubertal effects on therapeutic gains in an autistic girl. *American Journal of Occupational Therapy* 37:350-54.

Ayres, A. J., and L. Tickle. 1980. Hyper-responsivity to touch and vestibular stimuli as a predictor of positive response to sensory integration procedures by autistic children. *American Journal of Occupational Therapy* 34:375-82.

Baron, J. 1972. Temperament profile of children with Down's syndrome. *Developmental Medicine and Child Neurology* 14:640-43.

Bauer, B. A. 1977. Tactile sensitivity: Development of a behavioral responses checklist. *American Journal of Occupational Therapy* 31:357-61.

Bayley, N. 1969. *Bayley scales of infant development.* New York: Western Psychological.

———. 1993. *Bayley scales of infant development,* 2d ed. San Antonio, TX: Harcourt Brace.

Beery, E. 1989. *The developmental test of visual-motor integration.* Cleveland, OH: Modern Curriculum.

Bell, J. A. 1991. The epidemiology of Down's syndrome. *The Medical Journal of Australia* 155:115-19.

Benzie-Levine, S. 1982. Lecture notes on assessment, presented at the NDT/Bobath Eight Week Course in the Treatment of Children with Cerebral Palsy, Chicago.

Berk, R. A., and G. A. DeGangi. 1983. *DeGangi-Berk test of sensory integration.* Los Angeles, CA: Western Psychological.

Bernstein, N. 1967. *The coordination and regulation of movement.* New York: Pergamon.

Berry, P., and P. Gunn. 1984. Maternal influence on the task behavior of young Down's syndrome children. *Journal of Mental Deficiency Research* 28:269-74.

Blacha Forsyth, S. 1983. Concepts in early sensory development. *South African Journal of Physiotherapy* 39(1).

Blair, E., and Stanley, F. 1985. Interobserver agreement in the classification of cerebral palsy. *Developmental Medicine and Child Neurology* 27:615-22.

Blanche, E. I. 1988. Hierarchial model of occupational therapy elements in practice. Master's thesis, University of Southern California.

Blanche, E., and J. Burke. 1991. Combining neurodevelopmental and sensory integration approaches in the treatment of the neurologically impaired child: Parts 1 and 2. *Sensory International Quarterly* XIX (1/2).

Bly, L. 1983. *The components of normal movement in the first year of life and abnormal movement development.* Monograph, NDTA, Inc.

———. 1984. Cerebral palsy classification characteristics. Handout (8-week pediatric certification course syllabus).

———. 1991. A historical and current view of the basis of NDT. *Pediatric Physical Therapy* 3:131-135.

———. 1993. Lecture notes on NDT theory, assessment and treatment, presented at the NDTA, Inc. Approved Baby Course, Palo Alto, CA.

———. 1994, February 6. Personal communication.

Bly, L., and M. Nash. 1988. Course notes, Neurodevelopmental Treatment Advanced Baby course, Anchorage, Alaska.

Bobath, B. 1961. The motor disorders of infantile hemiplegia and their treatment. Paper presented at the N.S.S. conference on Management of Hemiplegia Cerebral Palsy in Children and Adults, Bristol, England.

———. 1962. Hemiplegia cerebral palsy in children and adults and their physiotherapy. *Developmental Medicine and Child Neurology,* Little Club Clinics #4.

———. 1965. *Abnormal postural reflex activity caused by brain lesions.* London: Heinemann.

———. 1967. The very early treatment of cerebral palsy. *Developmental Medicine and Child Neurology* 9:373-90.

———. 1971a. Motor development: Its effect on general development and application to the treatment of cerebral palsy. *Physiotherapy* 57:526-32.

———. 1971b. *Abnormal postural reflex activity caused by brain lesions,* 2d ed. London: Heinemann.

———. 1974. The different problems and needs in the treatment of athetoid and spastic children. Bobath Course syllabus.

———. 1975. Sensorimotor development. *American NDT Newsletter* 7:1.

———. 1978. *Adult hemiplegia: Evaluation and treatment.* London: Heinemann.

Bobath, B., and K. Bobath. 1969. Classifications of types of cerebral palsy based on quality of muscle tone. Bobath Course syllabus.

———. 1975. *Motor development in the different types of cerebral palsy.* London: Heinemann.

Bobath, K. 1954. The treatment of cerebral palsy by reflex inhibition and the facilitation of automatic movement. Paper presented at September meeting of British Council for Welfare of Spastics, London.

———. 1959. The neuropathology of cerebral palsy and its importance in treatment and diagnosis. *Cerebral Palsy Bulletin* 1(8):13-33.

———. 1966. The motor deficits in patients with cerebral palsy. *Clinics in Developmental Medicine No. 23.* London: Spastics International Medical Publications with William Heinemann.

———. 1970. The problem of spasticity in the treatment of patients with lesions of the upper motor neurone. In Proceedings of the Sixth International Congress of the World Confederation for Physical Therapy, 459-464. Van Gronum and Co. N.V. Assen Netherlands.

———. 1971. The normal postural reflex mechanism and its deviation in children with cerebral palsy. *Physiotherapy* 57:515-25.

———. 1980. *A neurophysiological basis for the treatment of cerebral palsy.* Philadelphia: Lippincott.

Bobath, K., and B. Bobath. 1956. The diagnosis of cerebral palsy in infancy. *Archives of Disease in Childhood* 31:408-414.

———. 1958. An assessment of the motor handicap of children with cerebral palsy and of their response to treatment. *British Occupational Therapy Journal* 21:19-34.

———. 1962. An analysis of the development of standing and walking patterns in patients with cerebral palsy. *Physiotherapy* June:144-53.

———. 1964. The facilitation of normal postural reactions and movement in the treatment of cerebral palsy. *Physiotherapy* 50(8):246-62.

———. 1974. The importance of memory traces of motor efferent discharges for learning skilled movements (letter to the editor). *Developmental Medicine and Child Neurology* 16:837-38.

———. 1984. The neuro-developmental treatment. In *Management of the motor disorders of children with cerebral palsy,* edited by D. Scutton, 6-18. London: Spastics International Medical Publications.

Boehme, R. 1988. *Improving upper extremity function: An approach to assessment and treatment of tonal dysfunction.* Tucson, AZ: Therapy Skill Builders.

Borghgraef, M., J. P. Fryns, and H. Van Den Berghe. 1990. The female and the fragile X syndrome: Data on clinical and psychological findings in 7 fragile (X) carriers. *Clinical Genetics* 37:341-46.

Braakhekke, J. P., F. J. M. Gavreels, W. O. Renier, T. J. G. van Rens, H. O. M. Thijssen, and J. H. Bergeer. 1985. Cranio-vertebral pathology in Down syndrome. *Clinical Neurology and Neurosurgery* 87(3):173-79.

Bradley-Johnson, S., D. D. Friedrich, and A. R. Wyrembelski. 1981. Exploratory behavior in Down's syndrome and normal infants. *Applied Research in Mental Retardation* 2:213-28.

Breakey, A. 1955. Ocular findings in cerebral palsy. *Archives of Ophthalmology* 53:852.

Bridges, F. A., and D. Cicchetti. 1982. Mothers' ratings of the temperament characteristics of Down syndrome infants. *Developmental Psychology* 18(2):238-44.

Bright, T., K. Bittick, and B. Fleeman. 1981. Reduction of self-injurious behavior using sensory integrative techniques. *American Journal of Occupational Therapy* 35:167-73.

Brooke, D. C., J. K. Burkus, and D. R. Benson. 1987. Asymptomatic occipito-atlantal instability in Down syndrome (trisomy 21). *The Journal of Bone and Joint Surgery* 69-A(2):293-95.

Brown, F. R., M. K. Greer, E. H. Aylward, and H. H. Hunt. 1990. Intellectual and adaptive functioning in individuals with Down syndrome in relation to age and environmental placement. *Pediatrics* 85-S:450-52.

Brown, P. M., G. T. R. Lewis, A. J. Parker, and R. Maw. 1989. The skull base and nasopharynx in Down's syndrome in relation to hearing impairment. *Clinical Otolaryngology* 14:241-46.

Bruininks, R. H. 1978. *Bruininks-Oseretsky test of motor proficiency.* Circle Pines, MN: American Guidance Service.

Bryce, J., and J. Murray. March 1990. Notes from Bobath refresher course, London.

Burke, J., and L. Cerniglia. 1990. Stimulus complexity and autistic children's responsivity: Assessing and training a pivotal behavior. *Journal of Autism and Developmental Disorders* 202:233-53.

Burke, S. W., H. G. French, J. M. Roberts, C. E. Johnston, T. S. Whitecloud, and J. O. Edmunds. 1985. Chronic atlanto-axial instability in Down syndrome. *The Journal of Bone and Joint Surgery* 67-A(9):1356-60.

Butler, M., T. Mangrum, R. Gupta, and D. N. Singh. 1991. A 15-item checklist for screening mentally retarded males for the fragile X syndrome. *Clinical Genetics* 39:347-54.

Butterworth, G., and D. Cicchetti. 1978. Visual calibration of posture in normal and motor retarded Down's syndrome infants. *Perception* 7:513-25.

Canning, C. D., and S. M. Pueschel. 1990. Developmental expectations: An overview. In *A parent's guide to Down syndrome: Toward a brighter future,* edited by S. M. Pueschel, 103-115. Baltimore: Paul H. Brookes.

Carr, J. 1970. Mental and motor development in young mongol children. *Journal of Mental Deficiency Research* 14:205-20.

Carrasco, R. C. 1993. Key components of sensory integration evaluation. *Sensory Integration: Special Interest Section Newsletter* 16(2):1-7.

Cermak, S. A. 1991. Somatodyspraxia. In *Sensory integration: Theory and practice,* edited by A. G. Fisher, E. A. Murray, and A. C. Bundy, 137-165. Philadelphia: F. A. Davis.

Chandler, L., M. S. Andrews, and M. W. Swanson. 1980. *Movement assessment of infants manual.* Seattle: Clinical Training Unit, Child Development and Mental Retardation Center, University of Washington.

Chaudhry, V., C. Sturgeon, A. J. Gates, and G. Myers. 1987. Symptomatic atlantoaxial dislocation in Down's syndrome. *Annals of Neurology* 21:606-09.

Colbert, E. G., and R. R. Koegler. 1958. Toe walking in childhood schizophrenia. *The Journal of Pediatrics* 53:219-20.

Coleman, M. 1978. Down's syndrome. *Pediatric Annals* 7(2):90-103.

Connolly, B. H., and B. T. Michael. 1986. Performance of retarded children, with and without Down syndrome, on the Bruininks-Oseretsky test of motor proficiency. *Physical Therapy* 66(3):344-48.

Connolly, B., S. Morgan, F. F. Russell, and B. Richardson. 1980. Early intervention with Down syndrome children. *Physical Therapy* 60(11):1405-08.

Connolly, B. H., S. Morgan, and F. F. Russell. 1984. Evaluation of children with Down syndrome who participated in an early intervention program: Second follow-up study. *Physical Therapy* 64(10):1515-19.

Connolly, B., and F. Russell. 1976. Interdisciplinary early intervention program. *Physical Therapy* 56(2):155-58.

Cook, D. G. 1991. The assessment process. In *Pediatric occupational therapy: Facilitating effective service provision,* edited by W. Dunn, 35-72. Thorofare, NJ: SLACK.

Cooke, R. 1984. Atlantoaxial instability in individuals with Down syndrome. *Mental Retardation* 22(4):193-94.

Cope, R., and S. Olson. 1987. Abnormalities of the cervical spine in Down's syndrome: Diagnosis, risks, and review of the literature, with particular reference to the Special Olympics. *Southern Medical Journal* 80(1):33-36.

Cordo, P. J., and L. M. Nashner. 1982. Properties of postural adjustments associated with rapid arm movements. *Journal of Neurophysiology* 47(2):287-302.

Cristofaro, R. L., and D. Heskiaoff. 1981. Bilateral habitual hip dislocation in a child with Down's syndrome. *Clinical Orthopaedics and Related Research* 155:41-42.

Cronister, A. E., and R. J. Hagerman. 1989. Fragile X syndrome. *Journal of Pediatric Health Care* 3:9-19.

Curry, J., and C. Exner. 1988. Comparison of tactile preferences in children with and without cerebral palsy. *American Journal of Occupational Therapy* 42(6):371-77.

Cusick, B. D. 1990. *Progressive casting and splinting for lower extremity deformities in children with neuromotor dysfunction.* Tucson, AZ: Therapy Skill Builders.

Cuskelly, M., and M. Dadds. 1992. Behavioral problems in children with Down's syndrome and their siblings. *Journal of Child Psychology* 33(4):749-61.

Dahle, A. J., and F. P. McCollister. 1986. Hearing and otologic disorders in children with Down syndrome. *American Journal of Mental Deficiency* 90(6):636-42.

Damasio, A., and R. Maurer. 1978. A neurological model for childhood autism. *Archives of Neurology* 35:777-86.

D'Amico, J. C. 1984. Developmental flatfoot. In *Symposium on podopediatrics: Clinics in podiatry,* edited by J. V. Ganley, 535-546. Philadelphia: W. B. Saunders.

Danella, E., S. Blancha, L. Vogtle, and M. Rast. 1980. Guidelines for occupational therapy assessment. Handout in the syllabus for NDT/Bobath Eight-Week Course in the Treatment of Children with Cerebral Palsy, Akron, Ohio.

Daniels, L., and R. Mattice. 1987. The use of suspension equipment in treating children with cerebral palsy. *Sensory Integration International Newsletter* XV(3):1-4.

Davids, J. R., R. J. Hagerman, and R. E. Eilert. 1990. Orthopeadic aspects of fragile X syndrome. *The Journal of Bone and Joint Surgery* 72(A):889-96.

Davis, W. E., and J. A. S. Kelso. 1982. Analysis of invariant characteristics in the motor control of Down's syndrome and normal subjects. *Journal of Motor Behavior* 14(3):194-212.

DeGangi, G. A., and S. I. Greenspan. 1989. *Test of sensory functions in infants.* Los Angeles: Western Psychological.

DeLeon, S. Y., M. N. Ilbawi, R. T. Egel, P. E. Miller, M. Y. Obeid, L. Podorovsky, J. A. Quinones, and R. F. Sulayman. 1991. Perioperative spinal canal narrowing in patients with Down's syndrome. *Annals of Thoracic Surgery* 52:1325-28.

Devenny, D. A., W. Silverman, H. Balgley, M. J. Wall, and J. J. Sidtis. 1990. Specific motor abilities associated with speech fluency in Down's syndrome. *Journal of Mental Deficiency Research* 34:437-43.

Diamond, L. S., D. Lynne, and B. Sigman. 1981. Orthopedic disorders in patients with Down syndrome. *Symposium on Orthopedic Surgery in the Mentally Retarded* 12(1):57-71.

Donnell, G. N., O. S. Alfi, J. C. Rublee, and R. Koch. 1975. Chromosomal abnormalities. In *Down's syndrome (mongolism): Research, prevention and management,* edited by R. Koch and F. F. de la Cruz, 16-31. New York: Brunner/Mazel.

Donoghue, E. C., B. H. Kirman, G. H. L. Bullmore, D. Laban, and K. A. Abbas. 1970. Some factors affecting age of walking in a mentally retarded population. *Developmental Medicine and Child Neurology* 12:781-92.

Dugdale, T. W., and T. S. Renshaw. 1986. Instability of the patellofemoral joint in Down syndrome. *The Journal of Bone and Joint Surgery* 68-A(3):405-13.

Dunn, W., and P. Oetter. 1991. Application of assessment principles. In *Pediatric occupational therapy: Facilitating effective service provision,* edited by W. Dunn, 75. Thorofare, NJ: SLACK.

Edwards, S. J., and H. K. Yuen. 1990. Case report: An intervention program for a fraternal twin with Down syndrome. *The American Journal of Occupational Therapy* 44(5):454-58.

Einarsson-Backes, L., and K. Stewart. 1992. Infant neuromotor assessments: A review and preview of selected instruments. *The American Journal of Occupational Therapy* 46(3):224-32.

Einfeld, S., and W. Hall. 1992. Behavior phenotype of the fragile X syndrome. *American Journal of Medical Genetics* 43:56-60.

Einfeld, S., H. Molony, and W. Hall. 1989. Autism is not associated with the fragile X syndrome. *American Journal of Medical Genetics* 34(2):187-93.

Einfeld, S., W. Hall, and F. Levy. 1991. Hyperactivity and the fragile X syndrome. *Journal of Abnormal Child Psychology* 19:253-62.

El-Khoury, G. Y., C. R. Clark, F. R. Dietz, R. G. Harre, J. E. Tozzi, and M. H. Kathol. 1986. Posterior atlantooccipital subluxation in Down syndrome. *Radiology* 159(2):507-09.

Elliot, M., and J. Connolly. 1984. A classification of manipulative hand movements. *Developmental Medicine and Child Neurology* 26:283-96.

Elliott, S., R. E. Morton, and R. A. J. Whitelaw. 1988. Atlantoaxial instability and abnormalities of the odontoid in Down's syndrome. *Archives of Disease in Childhood* 63:1484-89.

Erhardt, R. 1982. *Developmental prehension assessment*. Laurel, MD: Ramsco.

———. 1992. Eye-hand coordination. In *Development of hand skills in children*, edited by J. Case-Smith and C. Pehosky, 13-33. Rockville, MD: American Occupational Therapy Association.

Esenther, S. E. 1984. Developmental coaching of the Down syndrome infant. *The American Journal of Occupational Therapy* 38(7):440-45.

Exner, C. 1980. Development of hand functions. In *Occupational therapy for children*, edited by P. N. Pratt and A. S. Allen, 235-259. St. Louis: Mosby.

———. 1992. In-hand manipulation skills. In *Development of hand skills in children*, edited by J. C. Smith and C. Pehoski, 35-45. Rockville, MD: The American Occupational Therapy Association.

Ferrier, L. J., A. S. Bashir, D. L. Meryash, J. Johnston, and P. Wolff. 1991. Conversational skills of individuals with fragile X syndrome: A comparison with autism and Down syndrome. *Developmental Medicine and Child Neurology* 33:776-88.

Finerman, G. A. M., D. Sakai, and S. Weingarten. 1976. Atlanto-axial dislocation with spinal cord compression in a mongoloid child. *The American Journal of Bone and Joint Surgery* 58-A(3):408-09.

Fisch, G. S. 1992. Is autism associated with the fragile X syndrome? *American Journal of Medical Genetics* 43:47-55.

Fisch, G. S., L. R. Shapiro, R. Simensen, C. E. Schwartz, J. P. Fryns, M. Borghgraef, L. M. Curfs, P. N. Howard-Peebles, T. Arinami, and A. Mavrou. 1992. Longitudinal change in IQ among fragile X males: Clinical evidence of more than one mutation? *American Journal of Medical Genetics* 43:28-34.

Fisher, A. 1991. Vestibular-proprioceptive processing and bilateral integration and sequencing deficits. In *Sensory integration: Theory and practice*, edited by A. G. Fisher, E. A. Murray, and A. C. Bundy, 71-107. Philadelphia: F. A. Davis.

———. 1992. Praxis and dyspraxia. Handout for OT course 503: sensory integration theory. Department of Occupational Therapy, College of Associated Health Professions. University of Illinois, Chicago.

Fisher, A. G. 1989. Objective assessment of the quality of response during two equilibrium tasks. *Physical and Occupational Therapy in Pediatrics* 9(3):57-78.

Fisher, A. G., and A. C. Bundy. 1982. Equilibrium reactions in normal children and in boys with sensory integrative dysfunction. *Occupational Therapy Journal of Research* 2:171-83.

———. 1989. Vestibular stimulation in the treatment of postural and related disorders. In *Manual of physical therapy techniques*, edited by O. D. Payton, R. P. DiFabio, S. V. Paris, E. J. Prostas, and A. F. VanSant, 239-258. New York: Churchill Livingstone.

Fishler, K., J. Share, and R. Koch. 1964. Adaptation of Gesell developmental scales for evaluation of development in children with Down's syndrome (mongolism). *American Journal of Mental Deficiency* 68:642-46.

Folio, M. R., and R. R. Fewell. 1983. *Peabody developmental motor scales*. Chicago: Riverside.

Foreman, P. J., and J. Ward. 1986. A survey of paediatric management practices in Down's syndrome. *Australian Paediatric Journal* 22:171-76.

Frank, J. S., and M. Earl. 1990. Coordination of posture and movement. *Physical Therapy* 70:855-63.

Fraser, A. E. 1986. *Standardization of the supine flexion postural test for assessing 4-8 year old children for determination of dyspraxia*. Unpublished master's thesis, University of Southern California.

Freeman, B. J. 1993. The syndrome of autism: Update and guidelines for diagnosis. *Infants and Young Children* 6:1-11.

Freeman, B. J., and E. Ritvo. 1984. The syndrome of autism: Establishing the diagnosis and principles of management. *Pediatric Annals* 13(4 April):284-305.

Freund, L. 1994. Diagnosis and developmental issues for young children with fragile X syndrome. *Infants and Young Children* 6:34-45.

Frith, U., and C. D. Frith. 1974. Specific motor disabilities in Down's syndrome. *Journal of Child Psychology and Psychiatry* 15:293-301.

Furrer, F., and T. H. Deonna. 1982. Persistent toe-walking in children. *Helvetica Paedriatica Acta* 37:301-16.

Gahery, Y. 1987. Associated movements, postural adjustments and synergies: Some comments about the history and significance of three motor concepts. *Archives of Italiennes de Biologis* 125:345-60.

Gardner, M. F. 1982. *Test of visual-perceptual skills (non-motor), manual*. San Francisco: Children's Hospital of San Francisco.

Gath, A., and D. Gumley. 1986. Behavior problems in retarded children with special reference to Down's syndrome. *British Journal of Psychiatry* 149:156-61.

Gillberg, C. 1991. Clinical and neurobiological aspects of Asperger syndrome in six family studies. In *Autism and Asperger syndrome*, edited by U. Frith. Cambridge: Cambridge University Press.

Gillberg, C., and M. Coleman. 1992. *The biology of the autistic syndrome*, 2d. ed. London: Mac Keith.

Glatz-Noll, E., and R. Berg. 1991. Oral dysfunction in children with Down's syndrome: An evaluation of treatment effects by means of videoregistration. *European Journal of Orthodontics* 13:446-51.

Gold, M., and J. Gold. 1975. Autism and attention: Theoretical considerations and a pilot study using set reaction time. *Child Psychiatry and Human Development* 6:68-80.

Goldson, E., and R. J. Hagerman. 1992. The fragile X syndrome. *Developmental Medicine and Child Neurology* 34:822-32.

_____. 1993. Fragile X syndrome and failure to thrive. *American Journal of Disabilities of Children* 147:605-06.

Goodall, E., and J. Corbett. 1982. Relationships between sensory stimulation and stereotyped behavior in severely mentally retarded and autistic children. *Journal of Mental Deficiency* 26:163-75.

Goodgold-Edwards, E., and J. G. Gianutsos. 1990. Coincidence anticipation performance of children with spastic cerebral palsy and nonhandicapped children. *Physical and Occupational Therapy in Pediatrics* 10(4):49-83.

Gordon, J. 1990. Disorders of motor control. In *Key issues in neurological physiotherapy*, edited by L. Ada and C. Canning, 26-50. London: Butterworth-Heinemann.

Gore, D. R. 1981. Recurrent dislocation of the hip in a child with Down syndrome. *The Journal of Bone and Joint Surgery* 63-A(5):823-25.

Green, J. M., J. Dennis, and L. A. Bennets. 1989. Attention disorder in a group of young Down's syndrome children. *Journal of Mental Deficiency Research* 33:105-22.

Gregory, J. L. 1981. Standardization of the prone extension postural test to assess vestibular function on children ages 4 through 8. Master's thesis, University of Southern California.

Gregory-Flock, J. L., and E. J. Yerxa. 1984. Standardization of the prone extension postural test on children ages 4 through 8. *American Journal of Occupational Therapy* 38:187-94.

Griffin, P. P., W. W. Wheelhouse, R. Shiavi, and W. Bass. 1977. Habitual toe-walkers. *Journal of Bone and Joint Surgery* 59(A):97-101.

Gunn, P., P. Berry, and R. J. Andrews. 1981. The temperament of Down's syndrome infants: A research note. *Journal of Child Psychology and Psychiatry* 22:189-94.

_____. 1982. Looking behavior of Down syndrome infants. *American Journal of Mental Deficiency* 87(3):344-47.

_____. 1983. The temperament of Down's syndrome toddlers: A research note. *Journal of Child Psychology and Psychiatry* 24:601-05.

Hagerman, R. J. 1992. Annotation: Fragile X syndrome, advances and controversy. *Journal of Child Psychology and Psychiatry* 33:1127-139.

Hagerman, R. J., and W. E. Sobesky. 1989. Psychopathology in fragile X syndrome. *American Journal of Orthopsychiatry* 59:142-52.

Hagerman, R., A. W. Jackson III, A. Levitas, and M. Braden. 1986. An analysis of autism in fifty males with the fragile X syndrome. *American Journal of Medical Genetics* 23:359-74.

Haley, S. M. 1986. Postural reactions in infants with Down syndrome: Relationship to motor milestone development and age. *Physical Therapy* 66(1):17-22.

Hall, J. E., R. B. Salter, and S. K. Bhalla. 1967. Congenital short tendo calcaneus. *Journal of Bone and Joint Surgery* 49(B):695-97.

Hardy, J. 1983. *Cerebral palsy.* Englewood Cliffs, NJ: Prentice Hall.

Harris, N. P. 1981. Duration and quality of the prone extension position in four-, six-, and eight-year-old normal children. *American Journal of Occupational Therapy* 35:26-30.

Harris, S. R. 1980. Transdisciplinary therapy model for the infant with Down's syndrome. *Physical Therapy* 60(4):420-23.

_____. 1981a. Effects of neurodevelopmental therapy on motor performance of infants with Down's syndrome. *Developmental Medicine and Child Neurology* 23:477-83.

_____. 1981b. Relationship of mental and motor development in Down's syndrome infants. *Physical and Occupational Therapy in Pediatrics* 1(3):13-18.

_____. 1983. Comparative performance levels of female and male infants with Down syndrome. *Physical and Occupational Therapy in Pediatrics* 3(2):15-21.

Hartley, X. Y. 1982. Receptive language processing of Down's syndrome children. *Journal of Mental Deficiency Research* 26:263-69.

Hashimoto, O., Y. Shimizu, and Y. Kawasaki. 1993. Brief report: Low frequency of the fragile X syndrome among Japanese autistic subjects. *Journal of Autism and Developmental Disorders* 23:201-09.

Hatwell, Y. 1990. Spatial perception by eyes and hands: Comparison and intermodel integration. In *Development of eye hand coordination across the life span,* edited by C. Bard, M. Fluery, and L. Hay, 99-132. Columbia, South Carolina: University of South Carolina Press.

Henderson, S. E., J. Morris, and U. Frith. 1981. The motor deficit in Down's syndrome children: A problem of timing? *Journal of Child Psychology and Psychiatry* 22(3):233-45.

Heriza, C. 1991. Motor development: Traditional and contemporary theories. In *Contemporary Management of Motor Control Problems—Proceedings of the II step conference.* Alexandria, Virginia: Foundation for Physical Therapy.

Hickman, L. 1991. Fragile X syndrome and sensory integrative therapy. Paper presented at the National Fragile X Conference, Denver, Colorado.

Ho, H. H., and D. K. Kalousek. 1989. Brief report: Fragile X syndrome in autistic boys. *Journal of Autism and Developmental Disorders* 19:343-47.

Horak, F. 1991. Assumptions underlying motor control for neurologic rehabilitation. In *Contemporary management of motor control problems—Proceedings of the II step conference.* Alexandria, VA: Foundation for Physical Therapy.

Hreidarsson, S., G. Magram, and H. Singer. 1982. Symptomatic atlantoaxial dislocation in Down syndrome. *Pediatrics* 69(5):568-71.

Huebner, R. 1992. Autistic disorder: A neuropsychological enigma. *The American Journal of Occupational Therapy* 46:487-501.

Illingworth, R. S. 1988. Toe walking and toeing in. In *Common Symptoms of Disease in Childhood,* 270-271. Oxford: Blackwell Scientific.

Jiang, Z. D., Y. Y. Wu, and X. Y. Liu. 1990. Early development of brainstem auditory evoked potentials in Down's syndrome. *Early Human Development* 23:41-51.

Jones, J. 1991. Fragile X syndrome; One family's discovery, education and treatment. *OT Week* December 12:12-13.

Kanner, L. 1943. Autistic disturbances of affective contact. *Nervous Child* 2:217-50.

Kantner, R. M., D. L. Clark, L. C. Allen, and M. R. Chase. 1976. Effects of vestibular stimulation on nystagmus response and motor performance in the developmentally delayed infant. *Physical Therapy* 56(4):414-21.

Kapandji, I. A. 1982. *The physiology of the joints, volume one: Upper limb,* 2d ed. New York: Churchill Livingstone.

Kasari, C., P. Mundy, N. Yirmiya, and M. Sigman. 1990. Affect and attention in children with Down syndrome. *American Journal of Mental Retardation* 95(1):55-67.

Kenney, W. E. 1963. Certain sensory defects in cerebral palsy. *Clinical Orthopedics* 27:193-95.

Kerr, R., and C. Blais. 1985. Motor skill acquisition by individuals with Down syndrome. *American Journal of Mental Deficiency* 90(3):313-18.

King, L. J. 1987. A sensory-integrative approach to the education of the autistic child. *Occupational Therapy in Health Care* 4:77-85.

Klasner, E. 1988. Speech and language characteristics of fragile X individuals. *Fragile X Association of Michigan Newsletter* May: 4-5.

Knights, R. M., B. R. Atkinson, and J. A. Hyman. 1967. Tactual discrimination and motor skills in mongoloid and non-mongoloid retardates and normal children. *American Journal of Mental Deficiency* 71(6):894-900.

Knobloch, H., F. Stevens, and A. F. Malone. 1987. *The manual of developmental diagnosis.* Houston, TX: Developmental Evaluation Materials.

Kobori, M., H. Takahashi, and Y. Mikawa. 1986. Atlanto-axial dislocation in Down's syndrome. *Spine* 11(3):195-200.

Konttinen, Y. T., and S. S. Santavirta. 1987. Atlantoaxial instability in Down's syndrome. *British Medical Journal* 13:1549.

Koomar, J. A., and A. C. Bundy. 1991. The art and science of creating direct intervention from theory. In *Sensory integration: Theory and practice,* edited by A. G. Fisher, E. A. Murray, and A. C. Bundy, 251-317. Philadelphia: F. A. Davis.

Kopp, C. B., J. B. Krakow, and K. L. Johnson. 1983. Strategy production by young Down syndrome children. *American Journal of Mental Deficiency* 88(2):164-69.

Krakow, J. B., and C. B. Kopp. 1983. The effects of developmental delay on sustained attention in young children. *Child Development* 54:1143-45.

Landry, S. H., and M. L. Chapieski. 1989. Joint attention and infant toy exploration: Effects of Down syndrome and prematurity. *Child Development* 60:103-18.

──────. 1990. Joint attention of six-month-old Down syndrome and preterm infants; 1: Attention to toys and mother. *American Journal on Mental Retardation* 94(5):488-98.

Lane, S. J. 1986. Structure, function and dysfunction of the vestibular system. Lecture presented at Sensory Integration Theory Course, Los Angeles.

Larson, K. A. 1982. The sensory history of developmentally delayed children with and without tactile defensiveness. *American Journal of Occupational Therapy* 36(9):590-96.

LaVeck, B., and S. S. Brehm. 1978. Individual variability among children with Down's syndrome. *Mental Retardation* 16:135-37.

Lesny, I., A. Stehlik, J. Tomasek, A. Tomankova, and I. Havlicek. 1993. Sensory disorders in cerebral palsy: Two-point discrimination. *Developmental Medicine and Child Neurology* 35:402-05.

Levin-DeFazio, J. 1986. *Intervention in oral motor skills.* Akron, OH: Children's Hospital Medical Center of Akron.

Levinson, A., A. Friedman, and F. Stamps. 1955. Variability of mongolism. *Pediatrics* 16:43-53.

Levitas, A., M. Braden, K. Van Norman, R. Hagerman, and P. McBogg. 1983. Treatment and intervention. In *Fragile X syndrome diagnosis, biochemistry, and intervention,* edited by R. J. Hagerman and P. McKenzie McBogg, 201-239. Dillon, CO: Spectra.

Levitas, A., P. McBogg, and R. Hagerman. 1983. Behavioral dysfunction in the fragile X syndrome. In *Fragile X syndrome diagnosis, biochemistry, and intervention,* edited by R. J. Hagerman and P. McKenzie McBogg, 153-173. Dillon, CO: Spectra.

Levitas, A., R. Hagerman, M. Braden, B. Rimland, P. McBogg, and I. Matus. 1983. Autism and the fragile X syndrome. *Developmental and Behavioral Pediatrics* 4:151-58.

Lewis, M., and J. Brooks-Gunn. 1984. Age and handicapped group differences in infants' visual attention. *Child Development* 55:858-68.

Lewis, V. A., and P. E. Bryant. 1982. Touch and vision in normal and Down's syndrome babies. *Perception* 11:691-701.

Libb, J. W., A. Dahle, K. Smith, F. P. McCollister, and C. McLain. 1985. Hearing disorder and cognitive function of individuals with Down syndrome. *American Journal of Mental Deficiency* 90(3):353-56.

Lincoln, A. J., E. Courchesne, B. A. Kilman, and R. Galambos. 1985. Neuropsychological correlates of information-processing by children with Down syndrome. *American Journal of Mental Deficiency* 89(4):403-14.

Linkous, L. W., and R. M. Stutts. 1990. Passive tactile stimulation effects on the muscle tone of hypotonic developmentally delayed young children. *Perceptual and Motor Skills* 71:951-54.

Locke, J. L. 1993. *The child's path to spoken language.* Cambridge, MA: Harvard University Press.

Loesch-Mdzewska, D. 1968. Some aspects of the neurology of Down's syndrome. *Journal of Mental Deficiency Research* 12:237-46.

Longo-Kimber, J. 1984. The duration and quality of the prone extension position in five and seven year old normal children. *Canadian Journal of Occupational Therapy* 51:127-30.

Lovaas, I., L. Schreibman, R. Koegel, and R. Rehm. 1971. Selective responding by autistic children to multiple sensory input. *Journal of Abnormal Psychology* 77:211-22.

Loveland, K. A. 1987. Behavior of young children with Down syndrome before the mirror: Finding things reflected. *Child Development* 58:928-36.

Ludlow, J. R., and L. M. Allen. 1979. The effect of early intervention and pre-school stimulus on the development of the Down's syndrome child. *Journal of Mental Deficiency Research* 23:29-44.

Lydic, J. S., and C. Steele. 1979. Assessment of the quality of sitting and gait patterns in children with Down's syndrome. *Physical Therapy* 59(12):1489-94.

Lydic, J. S., M. M. Windsor, M. A. Short, and T. A. Ellis. 1985. Effects of controlled rotary vestibular stimulation on the motor performance of infants with Down syndrome. *Physical and Occupational Therapy in Pediatrics* 5:93-118.

Magalhaes, L. C., Koomar, J. A., and S. A. Cermak. 1989. Bilateral motor coordination in 5- to 9-year old children: A pilot study. *American Journal of Occupational Therapy* 43(7):437-43.

Magnus, R. 1926. Some results of studies in the physiology of posture. *Lancet* II:531-85.

Magrun, M., S. McCue, K. Ottenbacher, and R. Keefe. 1981. Effects of vestibular stimulation on spontaneous use of verbal language in developmentally delayed children. *The American Journal of Occupational Therapy* 35:101-05.

Mahoney, G., A. Glover, and I. Finger. 1981. Relationship between language and sensorimotor development of Down syndrome and nonretarded children. *American Journal of Mental Deficiency* 86(1):21-27.

Marcell, M. M., and V. Armstrong. 1982. Auditory and visual sequential memory of Down syndrome and nonretarded children. *American Journal of Mental Deficiency* 87(1):86-95.

Marcell, M. M., C. F. Harvey, and L. P. Cothran. 1988. An attempt to improve auditory short-term memory in Down's syndrome individuals through reducing distractions. *Research in Developmental Disabilities* 9:405-17.

Martel, W., R. Uyham, and C. W. Stimson. 1969. Subluxation of the atlas causing spinal cord compression in a case of Down's syndrome with a "manifestation of an occipital vertebra." *Radiology* 93:839-40.

Maurizi, M., F. Ottaviani, G. Paludetti, and S. Lungarotti. 1985. Audiological findings in Down's children. *International Journal of Pediatric Otorhinolaryngology* 9:227-32.

May-Benson, T., J. Koomar, and W. Coster. 1994. Identifying gravitational insecurity in children with sensory integrative dysfunction: A pilot study. Unpublished, Boston University, Boston.

McDade, H. L., and S. Adler. 1980. Down syndrome and short-term memory impairment: A storage or retrieval deficit? *American Journal of Mental Deficiency* 84(6):561-67.

McEvoy, J., and R. McConkey. 1983. Play activities of mentally handicapped children at home and mothers' perception of play. *International Journal of Rehabilitation Research* 6(2):143-51.

McIntire, M. S., and S. J. Dutch. 1964. Mongolism and generalized hypotonia. *American Journal of Mental Deficiency* 68:669-70.

McIntire, M. S., F. J. Menolascino, and J. H. Wiley. 1965. Mongolism—Some clinical aspects. *American Journal of Mental Deficiency* 69:794-800.

Melyn, M. A., and D. T. White. 1973. Mental and developmental milestones of noninstitutionalized Down's syndrome children. *Pediatrics* 52(4):542-45.

Mendez, A. A., D. Keret, and G. D. MacEwen. 1988. Treatment of patellofemoral instability in Down's syndrome. *Clinical Orthopaedics and Related Research* 234:148-58.

Menken, C., S. Cermak, and A. Fisher. 1987. Evaluating the visual-perceptual skills of children with cerebral palsy. *American Journal of Occupational Therapy* 41:646-51.

Menkes, J. H. 1990. *Textbook of child neurology.* Philadelphia: Lea & Febiger.

Michaels, E. 1990. Medical advances, positive attitudes brighten future of Down's children. *Canadian Medical Association Journal* 143(6):546-49.

Miller, L. J. 1988. *Miller assessment for preschoolers,* revised. San Antonio, TX: Psychological.

―――. 1994. *The T.I.M.E.: Toddler and infant motor evaluation.* Tucson, AZ: Therapy Skill Builders.

Minear, W. L. 1956. A classification of cerebral palsy: American academy of cerebral palsy. *Pediatrics* 18:841-52.

Miola, E. S. 1987. Down syndrome: Update for practitioners. *Pediatric Nursing* 13(4):232-37.

Mito, T., P. M. Pereyra, and L. E. Becker. 1991. Neuropathology in patients with congenital heart disease and Down syndrome. *Pediatric Pathology* 11:867-77.

Monfraix, C., G. Tardieu, and C. Tardieu. 1961. Disturbances of manual perception in children with cerebral palsy. *Cerebral Palsy Bulletin* 41:646-51.

Montgomery, P. 1985. Assessment of vestibular function in children. In *Physical and occupational therapy in pediatrics: Vestibular processing dysfunction in children,* edited by K. Ottenbacher and M. Short, 33-55. New York: Haworth.

―――. 1991. Merging neurophysiologic approaches with contemporary theories III: Neurodevelopmental treatment and sensory integrative theory. In *Contemporary management of motor control problems; Proceedings of the II step conference.* Alexandria, VA: Foundation for Physical Therapy.

Montgomery, P., and J. Gauger. 1978. Sensory dysfunction in children who toe walk. *Physical Therapy* 58:1195-1201.

Moore, J. 1984. The neuroanatomy and pathology of cerebral palsy. In *Selected proceedings from Barbro Salek Memorial Symposium.* Neurodevelopmental Treatment Association Newsletter, May 1984.

Moore, R. A., K. W. McNicholas, and S. P. Warran. 1987. Atlantoaxial subluxation with symptomatic spinal cord compression in a child with Down syndrome. *Anesthesia and Analgesia* 66:89-90.

Morris, S. E., and M. D. Klein. 1987. *Pre-feeding skills.* Tucson, AZ: Therapy Skill Builders.

Msall, M. E., M. E. Reese, K. DiGaudio, K. Griswold, C. V. Granger, and R. E. Cooke. 1990. Symptomatic atlantoaxial instability associated with medical and rehabilitative procedures in children with Down syndrome. *Pediatrics* 85-S:447-49.

Nashner, L. M., A. Shumway-Cook, and O. Marin. 1983. Stance posture control in select groups of children with cerebral palsy: Deficits in sensory organization and muscular coordination. *Experimental Brain Research* 48:393-409.

Newell, K., B. Sanborn, and R. Hagerman. 1983. Speech and language dysfunction. In *Fragile X syndrome diagnosis, biochemistry, and intervention*, edited by R. J. Hagerman and P. McKenzie McBogg, 201-239. Dillon, CO: Spectra.

Noonan, J. A., E. P. Todd, S. Norman, C. B. Bacdayan, L. J. Swift, R. J. Mier, J. F. Kilner, and J. Engelberg. 1987. Down's syndrome. *Southern Medical Journal* 80(8):1016-23.

Nordt, J. C., and E. S. Stauffer. 1981. Sequelae of atlantoaxial stabilization in two patients with Down's syndrome. *Spine* 6(5):437-40.

O'Connor, N., and B. Hermelin. 1961. Visual and stereognostic shape recognition in normal children and mongol and non-mongol imbeciles. *Journal of Mental Deficiency Research* 5:63-66.

Olson, J. C., J. C. Bender, J. E. Levinson, A. Oestreich, and D. J. Lovell. 1990. Arthropathy of Down syndrome. *Pediatrics* 86(6):931-36.

O'Malley, P. J., and J. F. Griffith. 1977. Perceptuo-motor dysfunction in the child with hemiplegia. *Developmental Medicine and Child Neurology* 19:172-78.

Opila-Lehman, J., M. A. Short, and C. A. Trombly. 1985. Kinesthetic recall of children with athetoid and spastic cerebral palsy and of nonhandicapped children. *Developmental Medicine and Child Neurology* 27:223-30.

Ornitz, E. 1973. Childhood autism: A review of the clinical and experimental literature. *California Medicine* 118:21-47.

_____. 1974. The modulation of sensory input and motor output in autistic children. *Journal of Autism and Childhood Schizophrenia* 4(3):197-215.

Ornitz, E., and E. Ritvo. 1968. Perceptual inconstancy in early infantile autism. *Archives of General Psychiatry* 18:76-98.

Palmer, M. M., and M. B. Heyman. 1993. Assessment and treatment of sensory versus motor-based feeding problems in very young children. *Infants and Young Children* 6(2):67-73.

Parham, L. D. 1987a. Toward professionalism: The reflective therapist. *American Journal of Occupational Therapy* 41(9):555-61.

_____. 1987b. Evaluation of praxis in preschoolers. In *Physical and occupational therapy in pediatrics: Sensory integrative approaches in occupational therapy*, edited by Z. Mailloux, 23-36. New York: Haworth.

Parker, A. W., and B. James. 1985. Age changes in the flexibility of Down's syndrome children. *Journal of Mental Deficiency* 29:207-18.

Parker, A. W., and R. Bronks. 1980. Gait of children with Down syndrome. *Archives of Physical Medicine and Rehabilitation* 61:345-51.

Pehosky, C. 1992. Central nervous system control of precision in the hand. In *Development of hand skills in children*, edited by J. Case-Smith and C. Pehosky, 1-11. Rockville, MD: American Occupational Therapy Association.

Perry, J. 1987, January. *Gait analysis*. Master's level course at University of Southern California, Downey, CA.

Perry, J., D. Antonelli, and W. Ford. 1975. Analysis of knee-joint forces during flexed knee stance. *Journal of Bone and Joint Surgery* 57-A:961-67.

Pesch, R. S., and D. K. Nagy. 1978. A survey of the visual and developmental-perceptual abilities of the Down's syndrome child. *Journal of the American Optometric Association* 49(9):1031-37.

Pettit, K. 1980. Treatment of the autistic child—A demanding challenge. *Sensory Integration Special Interest Section* 3:220-21.

Phelps, W. M. 1949. Description and differentiation of types of cerebral palsy. *Nervous Child* 8:107-27.

Piper, M. C., and I. B. Pless. 1980. Early intervention for infants with Down syndrome: A controlled study. *Pediatrics* 65(3):463-68.

Piper, M. C., and J. Darrah. 1994. *Motor assessment of the developing infant*. Philadelphia: W. B. Saunders.

Pipes, P. L., and V. A. Holm. 1980. Feeding children with Down's syndrome. *Journal of the American Dietetic Association* 77:277-82.

Pueschel, S. M. 1983. Atlanto-axial subluxation in Down syndrome. *The Lancet* 8331(April 30):980.

Pueschel, S. M., F. H. Scola, T. B. Tupper, and J. C. Pezzullo. 1990. Skeletal anomalies of the upper cervical spine in children with Down syndrome. *Journal of Pediatric Orthopaedics* 10:607-11.

Pueschel, S. M., J. C. Bernier, and J. C. Pezzullo. 1991. Behavioral observations in children with Down's syndrome. *Journal of Mental Deficiency Research* 35:502-11.

Pueschel, S. M., P. L. Gallagher, A. S. Zartler, and J. C. Pezzullo. 1987. Cognitive and learning processes in children with Down syndrome. *Research in Developmental Disabilities* 8:21-37.

Pueschel, S. M., T. W. Findley, J. Furia, P. L. Gallagher, F. H. Scola, and J. C. Pezzullo. 1987. Atlantoaxial instability in Down syndrome: Roentgenographic, neurologic, and somatosensory evoked potential studies. *The Journal of Pediatrics* 110(4):515-21.

Pueschel, S. M., and F. H. Scola. 1987. Atlantoaxial instability in individuals with Down syndrome: Epidemiologic, radiographic, and clinical studies. *Pediatrics* 80(4):555-60.

Purdy, A. H., J. C. Deitz, and S. R. Harris. 1987. Efficacy of two treatment approaches to reduce tongue protrusion of children with Down syndrome. *Developmental Medicine and Child Neurology* 29:469-76.

Rast, M. M., and S. R. Harris. 1985. Motor control in infants with Down syndrome. *Developmental Medicine and Child Neurology* 27:675-85.

Ray, T., L. J. King, and T. Grandin. 1988. Brief: The effectiveness of self-initiated vestibular stimulation in producing speech sounds in an autistic child. *The Occupational Therapy Journal of Research* 8:186-90.

Reeves, G. 1985. The influence of somatic activity on body scheme. *Sensory Integration Special Interest Section Newsletter* 8(2):1-2.

Reisman, J., and B. Hanschu. 1992. *Sensory integration inventory—Revised for individuals with developmental disabilities.* Hugo, MN: PDP Press.

Reiss, A. L., and L. Freund. 1992. Behavioral phenotype of fragile X syndrome: DSM-III-R autistic behavior in male children. *American Journal of Medical Genetics* 43:35-46.

Rimland, B. 1985. The etiology of infantile autism: The problem of biological versus psychological causation. In *Classic readings in autism,* edited by A. Donnellan. New York: Teachers College Press.

———. 1987. The vitamin treatment of fragile X syndrome: A suggestion. *Fragile X Foundation Newsletter,* 3(2):5.

Ritvo, E. R., and B. J. Freeman. 1984. A medical model of autism: Etiology, pathology and treatment. *Pediatric Annals* 13:298-305.

Robinson, R. 1973. The frequency of other handicaps in children with cerebral palsy. *Developmental Medicine and Child Neurology* 15:305-12.

Roley, S. S. 1989, January; updated by A. G. Fisher. 1990. Clinical observations: Supplemental information. In *Interpreting the sensory integration and praxis tests.* Los Angeles.

Root, M. L., W. P. Orien, and J. H. Weed. 1977. *Normal and abnormal function of the foot: Clinical biomechanics.* Los Angeles: Clinical Biomechanics.

Rosenzweig-Hinchcliffe, D. 1984. Guide for the gross motor neuromotor assessment. Handout from Problem Solving Using the Neurodevelopmental Treatment Approach Course, Long Beach, CA.

Royeen, C. B. 1985. Domain specifications of the construct tactile defensiveness. *American Journal of Occupational Therapy* 39(9):596-99.

———. 1986. The development of a touch scale for measuring tactile defensiveness in children. *American Journal of Occupational Therapy* 40(6):414-18.

Royeen, C. B., and J. C. Fortune. 1990. TIE: Touch inventory for school aged children. *American Journal of Occupational Therapy* 44:165-70.

Royeen, C. B., and S. J. Lane. 1991. Tactile processing and sensory defensiveness. In *Sensory integration: Theory and practice,* edited by A. G. Fisher, E. A. Murray, and A. C. Bundy, 108-136. Philadelphia: F. A. Davis.

Salek, B. 1979, April-June. NDT certification course. New York.

Sanger, R. G. 1975. Facial and oral manifestations of Down's syndrome. In *Down's syndrome (mongolism): Research, prevention and management,* edited by R. Koch and F. F. de la Cruz, 32-46. New York: Brunner/Mazel.

Sawner, K. A. 1969. Brunstrom approach to treatment of adult patients with hemiplegia: Rationale for facilitation procedures. Paper prepared for School of Health Related Professions, State University of New York, Buffalo.

Scharfenaker, S., L. Hickman, and M. Braden. 1991. An integrated approach to intervention. In *Fragile X syndrome,* edited by R. J. Hagerman and A. Cronister Silverman, 327-361. Baltimore: The Johns Hopkins University Press.

Scherzer, A. L., and I. Tscharnuter. 1982. *Early diagnosis and therapy in cerebral palsy.* New York: Marcel Dekker.

──────. 1990. *Early diagnosis and therapy in cerebral palsy,* 2d ed. New York: Marcel Dekker.

Segal, L. S., D. S. Drummond, R. M. Zanotti, M. L. Ecker, and S. J. Mubarak. 1991. Complications of posterior arthrodesis of the cervical spine in patients who have Down syndrome. *The Journal of Bone and Joint Surgery* 73-A:1547-54.

Selby, K. A., R. W. Newton, S. Gupta, and L. Hunt. 1991. Clinical predictors and radiological reliability in atlantoaxial subluxation in Down's syndrome. *Archives of Disease in Childhood* 66:876-78.

Sellers, J. S., and B. Capt. 1989. Use of abduction restraint in facilitating selected motor patterns in a child with Down syndrome: A case report. *Physical and Occupational Therapy in Pediatrics* 9(4):63-68.

Serafica, F. C., and D. Cicchetti. 1976. Down's syndrome children in a strange situation: Attachment and exploration behaviors. *Merrill-Palmer Quarterly* 22(2):137-50.

Shapiro, M. B., and T. D. France. 1985. The ocular features of Down's syndrome. *American Journal of Ophthalmology* 99:659-63.

Sharav, T., and L. Shlomo. 1986. Stimulation of infants with Down syndrome: Long-term effects. *Mental Retardation* 24(2):81-86.

Share, J. B. 1975. Developmental progress in Down's syndrome. In *Down's syndrome (mongolism): Research, prevention and management,* edited by R. Koch and F. F. de la Cruz, 78-86. New York: Brunner/Mazel.

Shaw, E. D., and R. K. Beals. 1992. The hip joint in Down's syndrome: A study of its structure and associated disease. *Clinical Orthopaedics and Related Research* 278:101-07.

Sherk, H. H., P. S. Pasquariello, and W. C. Watters. 1982. Multiple dislocations of the cervical spine in patients with juvenile rheumatoid arthritis and Down's syndrome. *Clinical Orthopaedics and Related Research* 162:37-40.

Sherrington, C. 1961. *The integrative action of the nervous system.* New Haven, CT: Yale University Press.

Shield, L. K., D. R. V. Dickens, and F. Jensen. 1981. Atlanto-axial dislocation with spinal cord compression in Down syndrome. *Australian Paediatric Journal* 17:114-16.

Shikata, J., T. Yamamuro, Y. Mikawa, H. Iida, and M. Kobori. 1987. General orthopaedics: Surgical treatment of symptomatic subluxation in Down's syndrome. *Clinical Orthopaedics and Related Research* 220:111-18.

──────. 1989. Atlanto-axial subluxation in Down's syndrome. *International Orthopaedics* 13:187-92.

Shumway-Cook, A., and F. B. Horak. 1986. Assessing the influence of sensory interaction on balance: Suggestions from the field. *Journal of the American Physical Therapy Association* 66(10):1548-50.

Shumway-Cook, A., and M. H. Woollacott. 1985. Dynamics of postural control in the child with Down syndrome. *Physical Therapy* 65(9):1315-22.

Silverman, M. 1988. Airway obstruction and sleep disruption in Down's syndrome. *British Medical Journal* 296:1618-19.

Sinson, J. C., and N. E. Wetherick. 1981. The behaviour of children with Down syndrome in normal playgroups. *Journal of Mental Deficiency Research* 25:113-20.

———. 1982. Mutual gaze in pre-school Down's and normal children. *Journal of Mental Deficiency Research* 26:123-29.

Slavik, B., and T. Chew. 1990. The design of a sensory integrative treatment facility: The Ayres clinic as a model. In *Environment—Implications for occupational therapy practice,* edited by S. C. Merrill. Rockvile, MD: The American Occupational Therapy Association.

Slavik, B. A., J. Kitsuwa-Lowe, P. T. Danner, J. Green, and A. J. Ayres. 1984. Vestibular stimulation and eye contact in autistic children. *Neuropediatrics* 15:33-36.

Smith, G. F. 1975. Present approaches to therapy in Down's syndrome. In *Down's syndrome (mongolism): Research, prevention and management,* edited by R. Koch and F. F. de la Cruz, 99-110. New York: Brunner/Mazel.

Smith, L., and V. Hagen. 1984. Relationship between the home environment and sensorimotor development of Down syndrome and nonretarded infants. *American Journal of Mental Deficiency* 89(2):124-32.

Sobesky, W. 1988. Psychological problems of fragile X females. *The National Fragile X Foundation Newsletter* 4:1-2.

Special Olympics. 1983. Participation by individuals with Down syndrome who suffer from the atlantoaxial dislocation condition. *Special Olympics Bulletin* March.

Statham, L., and M. P. Murray. 1971. Early walking patterns of normal children. *Clinical Orthopaedics and Related Research* 79:8-24.

Stein, S. M., S. G. Kirchner, G. Horev, and M. Hernanz-Schulman. 1991. Atlantooccipital subluxation in Down syndrome. *Pediatric Radiology* 21:121-24.

Stengel, T. J., L. Bly, S. M. Attermeier, and C. B. Heriza. 1984. Evaluation of sensorimotor dysfunction. In *Clinics in physical therapy: Pediatric neurologic physical therapy,* edited by S. K. Cambell, 13-87. New York: Churchill-Livingstone.

Stratford, B. 1980. Preferences in attention to visual cues in Down syndrome and normal children. *Journal of Mental Deficiency Research* 24:57-64.

Strorzky, K. 1983. Gait analysis in cerebral palsy and nonhandicapped children. *Archives of Physical Medicine and Rehabilitation* 64:291-95.

Sugden, D. A., and J. F. Keogh. 1990. Cerebral palsy. In *Problems in movement skill development: Growth, motor development and physical activity across the life span,* edited by H. G. Williams, 1-39. Columbia, South Carolina: University of South Carolina Press.

Swaiman, K. F. 1989. Neurologic examination of the older child. In *Pediatric neurology: Principles and practice,* edited by K. F. Swaiman, 15-33. St. Louis, MO: Mosby.

Tachdjian, M., and W. Minear. 1958. Sensory disturbances in the hands of children with cerebral palsy. *The Journal of Bone and Joint Surgery* 40:85-90.

Tachdjian, M. O. 1990. *Pediatric orthopedics.* Philadelphia: W. B. Saunders.

Tangerud, A., A. Hestnes, T. Sand, and S. Sunndalsfoll. 1990. Degenerative changes in the cervical spine in Down's syndrome. *Journal of Mental Deficiency Research* 34:179-85.

Tantam, D., C. Evered, and L. Hersov. 1990. Asperger's syndrome and ligamentous laxity. *Journal of the American Academy of Child and Adolescent Psychiatry* 29:892-96.

Torok, N., and M. A. Perlstein. 1962. Vestibular findings in cerebral palsy. *Annals of Otology, Rhinology, and Laryngology* 71:51-67.

Tredwell, S. J., D. E. Newman, and G. Lockitch. 1990. Instability of the upper cervical spine in Down syndrome. *Journal of Pediatric Orthopaedics* 10:602-06.

Tuller, B., M. T. Turvey, and H. L. Fitch. 1982. The Bernstein perspective II: The concept of muscle linkage or coordinative structure. In *Human motor behavior: An introduction,* edited by J. A. S. Kelso, 253-270. Hillsdale, NJ: Lawrence Erlbaum.

Turvey, B., H. L. Fitch, and B. Tuller. 1982. The Berstein perspective: I. The problems of degrees of freedom and context conditioned variability. In *Human motor behavior: An introduction,* edited by J. A. S. Kelso, 239-270. Hillsdale, NJ: Lawrence Erlbaum.

Twitchell, T. E. 1958. The grasping deficit in infantile spastic hemiparesis. *Neurology* 8:13-21.

Van Dyke, D. C., and C. A. Gahagan. 1988. Down syndrome: Cervical spine abnormalities and problems. *Clinical Pediatrics* 27(9):415-18.

van Gorp, E., and R. Baker. 1984. The incidence of hearing impairment in a sample of Down's syndrome schoolchildren. *International Journal of Rehabilitation Research* 7(2):198-200.

Vogtle, L. 1990. Abnormal development of upper extremity kinesiology—A theoretical concept. Handout.

Vogtle, L., and M. Boger. 1989. Components of function. Handout presented to the Neuro-Developmental Treatment OT Instructor Task Force, Chicago.

Volpe, E. P. 1986. Is Down syndrome a modern disease? *Perspectives in Biology and Medicine* 29(3):423-36.

Wagner, R. S., A. R. Caputo, and R. D. Reynolds. 1990. Nystagmus in Down's syndrome. *Ophthalmology* 97(11):1439-44.

Wann, J. P. 1991. The integrity of visual-proprioceptive mapping in cerebral palsy. *Neuropsychologia* 11:1095-106.

Warshowsky, J. 1981. A vision screening of a Down's syndrome population. *Journal of the American Optometric Association* 52(7):605-07.

Weisz, S. 1938. Studies of equilibrium reactions. *Journal of Nervous and Mental Disorders* 88:150-162.

Whaley, W. J., and W. D. Gray. 1980. Atlantoaxial dislocation and Down's syndrome. *Canadian Medical Association Journal* 123:35-37.

Whiteman, B., G. B. Simpson, and W. C. Compton. 1986. Relationship of otitis media and language impairment in adolescents with Down syndrome. *Mental Retardation* 24(6):353-56.

Wilbarger, P., and Wilbarger, L. 1991. *Sensory defensiveness in children aged 2-12: An intervention guide for parents and other caretakers*. Santa Barbara, CA: Avanti Educational Programs.

Williams, J. P., G. M. Somerville, M. E. Miner, and D. Reilly. 1987. Atlanto-axial subluxation and trisomy-21: Another perioperative complication. *Anesthesiology* 67:253-54.

Wilson, J. M. 1977. *Oral motor function and dysfunction in children*. Chapel Hill, NC: University of North Carolina.

_____. 1984. Cerebral palsy. In *Clinics in physical therapy: Pediatric neurologic physical therapy*, edited by S. K. Cambell, 353-415. New York: Churchill-Livingstone.

Windsor, M. M. 1986. Incorporating sensory integration principles into treatment of children with cerebral palsy. *AOTA Developmental Disabilities Special Interest Section Newsletter* 9:3-4.

Wing, L. 1991. The relationship between Asperger's syndrome and Kanner's autism. In *Autism and Asperger syndrome*, edited by U. Frith. Cambridge: Cambridge University Press.

Wishart, J. G. 1991. Learning difficulties in infants with Down syndrome. *International Journal of Rehabilitation Research* 14:251-55.

Wolf, L. S., and R. P. Glass. 1992. *Feeding and swallowing disorders in infancy*. Tucson, AZ: Therapy Skill Builders.

Wolkowicz, R., J. Fish, and R. Schaffer. 1977. Sensory integration with autistic children. *Canadian Journal of Occupational Therapy* 44:171-75.

Yancey, C. L., C. Zmijewski, B. H. Athreya, and R. A. Doughty. 1984. Arthropathy of Down's syndrome. *Arthritis and Rheumatism* 27(8):929-34.

Zausmer, E. 1975. Principles and methods of early intervention. In *Down syndrome (mongolism): Research, prevention and management*, edited by R. Koch and F. F. de la Cruz, 137-144. New York: Brunner/Mazel.

_____. 1990a. Early developmental stimulation. In *A parent's guide to Down syndrome: Toward a brighter future*, edited by S. M. Pueschel, 93-102. Baltimore, MD: Paul H. Brookes.

———. 1990b. Fine motor skills and play: The road to cognitive learning. In *A parent's guide to Down syndrome: Toward a brighter future,* edited by S. M. Pueschel, 141-151. Baltimore, MD: Paul H. Brookes.

訳者略歴

高橋 智宏（たかはし ともひろ）【第1章～第4章の翻訳，および全体の監訳】

1981年3月	労働福祉事業団 九州リハビリテーション大学校作業療法学科卒業
1981年4月	社会福祉法人別府整肢園訓練課に作業療法士として勤務
1985年4月	労働福祉事業団 九州リハビリテーション大学校作業療法学科に教官として勤務
1998年12月	南カリフォルニア大学大学院修士課程修了（作業療法学専攻）
2004年5月	特定非営利活動法人ピーサス設立 理事長に就任
2005年4月	久留米大学大学院医学研究科個別最適医療系先進医療対象疾患学専攻 単位取得後退学
2006年11月	高齢者通所介護・基準該当施設 楽めい舎開設
2007年1月	児童デイサービス キャピット開設
2011年4月	こども発達支援センター ミィーティアス開設
	・重度心身障害児（者）通園施設B型 アスタス
	・生活相談センター フォスク
	・児童デイサービス キャピット
	・児童健全育成事業 アーソナビ・アンビシャス広場

佐野 幹剛（さの よしたけ）【第5章，第6章の翻訳】

1987年3月	労働福祉事業団 九州リハビリテーション大学校作業療法学科卒業
1987年4月	社会福祉法人別府整肢園訓練課に作業療法士として勤務
1995年4月	労働福祉事業団 九州リハビリテーション大学校作業療法学科に教官として勤務
1999年3月	北九州大学外国語学部第二部英米学科卒業
2003年3月	福岡県立大学大学院生涯発達専攻心理臨床分野修了
2004年4月	東筑紫学園 専門学校九州リハビリテーション大学校作業療法学科に教官として勤務

神経発達学的治療と感覚統合理論
―セラピストのための実践的アプローチ―

2001年6月15日　初版　第1刷発行
2011年6月15日　　　　第4刷発行

著　者　Erna I. Blanche
　　　　Tina M. Botticelli
　　　　Mary K. Hallway
監訳者　高橋　智宏
訳　者　佐野　幹剛
発行者　木下　攝
発行所　株式会社協同医書出版社
　　　　東京都文京区本郷3-21-10　〒113-0033
　　　　電話（03）3818-2361　ファックス（03）3818-2368
　　　　郵便振替　00160-1-148631
　　　　URL　http://www.kyodo-isho.co.jp/
印刷 製本　株式会社三秀舎

ISBN4-7639-2104-5　　　　定価はカバーに表示してあります

JCOPY〈（社）出版者著作権管理機構 委託出版物〉

本書の無断複写は著作権法上での例外を除き禁じられています．複写される場合は，そのつど事前に，（社）出版者著作権管理機構（電話 03-3513-6969，FAX 03-3513-6979，e-mail: info@jcopy.or.jp）の許諾を得てください．
本書を無断で複製する行為（コピー，スキャン，デジタルデータ化など）は，「私的使用のための複製」など著作権法上の限られた例外を除き禁じられています．大学，病院，企業などにおいて，業務上使用する目的（診療，研究活動を含む）で上記の行為を行うことは，その使用範囲が内部的であっても，私的使用には該当せず，違法です．
また私的使用に該当する場合であっても，代行業者等の第三者に依頼して上記の行為を行うことは違法となります．